神经外科诊疗常规与显微技术应用

主编 朱季子 徐吉光 沈 恒 王晓亮 王 宽 史占华

SHENJING WAIKE

ZHENLIAO CHANGGUI YU

XIANWEI JISHU YINGYONG

黑龙江科学技术出版社

图书在版编目（CIP）数据

神经外科诊疗常规与显微技术应用 / 朱季子等主编
. -- 哈尔滨：黑龙江科学技术出版社, 2018.2
ISBN 978-7-5388-9638-1

Ⅰ.①神… Ⅱ.①朱… Ⅲ.①神经外科学—诊疗②神
经外科手术—显微外科学 Ⅳ.①R651

中国版本图书馆CIP数据核字(2018)第062214号

神经外科诊疗常规与显微技术应用

SHENJING WAIKE ZHENLIAO CHANGGUI YU XIANWEI JISHU YINGYONG

主　　编	朱季子　徐吉光　沈　恒　王晓亮　王　宽　史占华
副主编	张学君　戴巧英　赵　彬　郭志钢　黄　锐　徐　宁
责任编辑	李欣育
装帧设计	雅卓图书
出　　版	黑龙江科学技术出版社
	地址：哈尔滨市南岗区公安街70-2号　邮编：150001
	电话：（0451）53642106　传真：（0451）53642143
	网址：www.lkcbs.cn　www.lkpub.cn
发　　行	全国新华书店
印　　刷	济南大地图文快印有限公司
开　　本	880 mm×1 230 mm　1/16
印　　张	12
字　　数	368 千字
版　　次	2018年2月第1版
印　　次	2018年2月第1次印刷
书　　号	ISBN 978-7-5388-9638-1
定　　价	88.00元

前　言

　　神经系统是统率和协调全身各系统器官的重要部分，对人们的生命和社会活动有重要的影响。近年来新的诊疗技术不断涌现，大大促进了神经外科学的发展，许多神经系统疾病的诊疗需要更加规范化、科学化，这对于临床医生来说不仅需要现代化的辅助诊断检测技术，还需要全面掌握神经外科基础知识和临床技能。因此，我们组织编写了这部《神经外科诊疗常规与显微技术应用》。

　　本书共十五章，重点介绍了神经外科常见疾病的外科常规诊疗方法及神经外科显微技术的应用。本书是由全国各地具有丰富临床经验的神经外科专家、教授和高资历医师共同编写而成，表达了现代神经外科疾病的诊治新观点，希望能满足各级医院诊疗之需。作者们在繁忙之中，以严谨的治学态度，为本书的编写倾注了大量的心血和精力，在此，一并致以衷心的感谢。

　　由于本书参编人数较多，文笔不尽一致，加上篇幅和编者时间有限，虽经反复多次校稿，但书中疏漏之处在所难免，望广大读者提出宝贵意见和建议，以便再版时修订，谢谢。

编　者

2018 年 2 月

目　录

第一章

神经外科疾病体格检查与诊治基本原则

第一节 意识障碍及其检查

意识是大脑高级神经中枢活动的综合表现，包括意识内容和觉醒状态两个方面。前者主要指清醒状态下对自身和环境的认知能力，后者主要指精神活动，包括语言、记忆、视觉、情感、知觉、计算等。神经生理学研究认为正常意识的维持，需要脑干网状结构不断地将各种内外感觉冲动经丘脑广泛地投射到大脑皮质，这一上行性网状激活系统发生弥漫性损害或功能抑制时，便可引起意识障碍。

一、以意识内容改变为主的意识障碍

这类意识障碍以意识内容改变为主，多由大脑皮质病损所致，分为以下两种：

（一）谵妄

谵妄是一种最常见的精神错乱状态，表现为意识内容清晰度降低，虽有基本的反应和简单的心理活动，但注意力涣散，记忆力减退，对周围环境的理解和判断失常。具体表现在患者对时间、地点、人物的定向力完全或部分发生障碍。谵妄状态常有错觉和幻觉，幻觉内容多生动而逼真，以形象性的人物或场面为主，如见到猛兽、神鬼或战争打斗。在这些感知障碍影响下，患者多有紧张、恐惧或兴奋不安，不能静卧，来回走动，甚至出现躁狂或攻击他人的行为，或大喊大叫。思维方面表现言语不连贯，或喃喃自语，有时有轻度失语和失写。谵妄或精神错乱状态多在晚间增重，也可具有波动性，发作时意识障碍明显，间歇期可完全清楚。持续时间可数小时、数日甚至数周不等。

（二）醒状昏迷

醒状昏迷是一种特殊类型的意识障碍。患者表现为双目睁开，眼睑开闭自如，眼球无目的地活动，似乎意识清醒，但其知觉、思维、情感、记忆、意识及语言等活动均完全丧失，对自身及外界环境不能理解，对外界刺激毫无反应。患者不能说话，不能执行各种动作命令，肢体无自主运动，呈现一种意识内容丧失，而觉醒—睡眠周期保存，称为醒状昏迷。病变部位可以是大脑皮质、白质的广泛性损害，而脑干的功能相对保留。醒状昏迷包括三种情况：

1. 去皮质综合征 皮质损害较广泛的缺氧性脑病、脑炎、外伤等，在恢复过程中皮质下中枢及脑干因受损较轻而先恢复，而皮质因受损较重仍处于抑制状态。患者能无意识地睁眼闭眼，眼球能活动，瞳孔光反射、角膜反射恢复，四肢肌张力高，病理反射阳性。吸吮反射、强握反射、强直性颈反射均可出现，甚至喂食也可引起无意识的吞咽，但无自发动作，对外界刺激不能产生有意识的反应，大小便失禁，存在睡醒—睡醒周期。身体姿势为上肢屈曲，下肢呈伸性强直，称去皮质强直。而去脑强直则为四肢均呈伸性强直，是为两者的区别。

2. 无动性缄默 又称睁眼昏迷。病变在脑干上部和丘脑网状激活系统，大脑半球及其传出通路则无病变。患者能无目的地注视检查者及周围的人，似觉醒状态，但缄默不语，肢体不能活动。检查时见肌肉松弛，无锥体束征，大小便失禁，但存在睡醒—睡醒周期。

3. 持续性植物状态　大片脑损害后仅保存间脑和脑干功能的意识障碍，并且持续 3 个月以上，称为植物状态。患者保存完整的睡醒—睡醒周期和心肺功能，对刺激有原始清醒，但无内在的思想活动。关于植物状态判断标准见表 1－1。

表 1－1　植物状态的诊断标准

1. 有反射性或自发性睁眼，但对自身和周围环境的存在缺乏认知能力
2. 检查者和患者不能进行任何形式的沟通和交流
3. 患者无视觉反应
4. 不能说出令人理解的语言和做出有意义的词语口形
5. 哭笑和皱眉蹙额变化无常，与相应刺激没有关系
6. 存在睡醒—睡醒周期
7. 脑干和脊髓反射如吸吮、咀嚼、吞咽以及瞳孔对光反射、头眼反射、强握反射和腱反射均存在
8. 没有自主动作、模仿动作以及刺激后的躲避行为
9. 血压和心肺功能良好，膀胱和直肠功能失控

二、以觉醒状态改变为主的意识障碍

（一）嗜睡

嗜睡表现为病理性的持续过度延长的睡眠状态。呼唤或刺激患者肢体时，患者可被唤醒，勉强能回答问题和配合检查，刺激停止后又进入睡眠。嗜睡往往是严重意识障碍的早期表现。

（二）昏睡

患者在较重的疼痛刺激或较响的声音刺激下方可醒来，并能做简单模糊的答话，刺激停止后又进入昏睡，是一种较嗜睡深而又较昏迷浅的意识障碍。

（三）昏迷

昏迷是一种严重的意识障碍，根据病情通常将昏迷分为以下阶段：

1. 轻度昏迷　又称浅昏迷或半昏迷。患者没有睁眼反应，语言丧失，自发运动少。但强烈的疼痛刺激可见患者有痛苦表情、呻吟、防御动作、呼吸加快等。吞咽反射、咳嗽反射、角膜反射、瞳孔对光反射、眼脑反射、跖反射均存在。

2. 中度昏迷　对外界各种刺激均无反应，对强烈的疼痛刺激或可出现防御反射。眼球无运动，角膜反射减弱，瞳孔对光反射迟钝，呼吸减慢或增快，脉搏、血压也有改变。伴有或不伴有四肢强直性伸展。

3. 深度昏迷　全身肌肉松弛，强烈的疼痛刺激也不能引出逃避反应，眼球固定，瞳孔显著扩大，瞳孔对光反射、角膜反射、眼前庭反射、吞咽反射、咳嗽反射、跖反射全部消失。呼吸不规则，血压或有下降，大小便失禁等。

上述昏迷程度的区分只是临床粗略的界定，近年来趋向于用评分方法来评定昏迷深浅的程度，目前最常用的方法是 Glasgow—Pittsburgh 评分表，较为方便实用（表 1－2）。

4. 脑死亡　脑死亡是指全脑（包括大脑、小脑和脑干）功能的不可逆性丧失，又称过度昏迷。脑死亡后，心跳也终将停止，故现代医学观点认为一旦发生脑死亡，就意味着生命的终止。脑死亡主要见于原发性脑器质性疾病，如颅脑损伤、脑卒中、颅内占位性病变等。我国尚未制订脑死亡的标准，本节内容并不具有法律意义，仅供临床参考表 1－3。

表 1－2　Glasgow－Pittsburgh 评分表

检查项目	临床表现	评分（总分35分）
A. 睁眼反应	自动睁眼	4
	呼之睁眼	3
	疼痛引起睁眼	2

检查项目	临床表现	评分（总分35分）
	不睁眼	1
B. 言语反应	言语正常（回答正确）	5
	言语不当（回答错误）	4
	言语错乱	3
	言语难辨	2
	不语	1
C. 运动反应	能按吩咐动作	6
	对刺痛能定位	5
	对刺痛能躲避	4
	刺痛肢体有屈曲反应	3
	刺痛肢体有过伸反应	2
	无反应（不能运动）	1
D. 对光反应	正常	5
	迟钝	4
	两侧反应不同	3
	大小不等	2
	无反应	1
E. 脑干反射	全部存在	5
	睫毛反射消失	4
	角膜反射消失	3
	眼脑及眼前庭反射消失	2
	上述反射皆消失	1
F. 抽搐情况	无抽搐	5
	局限性抽搐	4
	阵发性大发作	3
	连续大发作	2
	松弛状态	1
G. 呼吸状态	正常	5
	周期性	4
	中枢过度换气	3
	不规则低换气	2
	呼吸停止	1

注：35～28：轻型；27～21：中型；20～15：重型；14～7：极重型。

表1-3　脑死亡的临床诊断标准

自主呼吸停止，需要人工呼吸机维持

不可逆性深昏迷，无自主肌肉活动，对外界刺激如疼痛、声音闪光等毫无反应，但脊髓反射可以存在（如强烈刺激足底，患者可能有膝部屈曲）

脑干反射完全消失，对光反射、角膜反射、睫状脊髓反射、吞咽反射、咳嗽反射、前庭眼反射、强直性颈反射等消失。瞳孔散大并固定于中位

脑电活动消失，呈平直线。脑电图必须按操作规程严密观察，在12h内2次（每次间隔6h以上）观察的结果都是平直线，或脑电图动态观察持续平直线达6h以上

其他辅助检查如经颅多普勒超声提示颅内血流停止，体感诱发电位提示脑干损害

上述症状持续24h，经各种抢救无效

可除外急性药物中毒、低温所致的昏迷、内分泌系统障碍、水电或酸碱平衡紊乱、血糖异常等

年龄在6岁以上（对6岁以下儿童，诊断应尤为慎重）

三、觉醒和内容均有改变的意识障碍

此种意识障碍主要是指意识模糊，是一种常见的轻度意识障碍，有觉醒和内容两方面的障碍，表现为淡漠倦睡、注意力不集中、思维欠清晰、定向障碍等。意识模糊的轻、中、重分级可参考下面量表（表1-4）。

表1-4　意识模糊的评定量表

内容	轻度	中度	重度
呼名和问候	相当的反应	反应减弱	无反应
语调	活泼性差	断续模糊	听不清
自发运动	有目的但不正常	有动作无目的	无动作无目的
自动说话	简单	只能说疼等语	只有呻吟
注意力	能追视	能随声音转眼	无
时间定向	知道昼夜	有昼夜概念	不知道
人物定向	能识别医生护士	能识别周围一人	不识人
地点定向	知道医院名称	知道医院和家的区别	全不知道
季节定向	知道季节	分不清季节	全无季节概念
计算力	能运算	运算有错	不能运算
自己的姓名	能说出	说不完全	不能说出
出生年月日	能说出	说不准确	不能说出
意愿	有某些意愿	只能点头	无

四、特殊类型的意识障碍

闭锁综合征又称去传出状态，系脑桥基底部病变所致。患者大脑半球和上部脑干的网状激活系统均无损害，意识保持清醒，对语言的理解无障碍，可用眼球运动示意。患者不能讲话，脑桥以下脑神经瘫痪和四肢瘫，易被误认为昏迷，临床上应注意鉴别。主要见于脑干的血管性病变（大部分为脑桥腹侧部的梗死或出血），亦可见于脑桥的脱髓鞘病变、炎症和肿瘤。

五、昏迷患者的检查步骤

昏迷患者病情已经处于危急之中，接诊时应首先注意有无呼吸道阻塞、外伤出血、休克、脑疝等，如有这些情况，则应首先进行紧急处理，等患者生命体征平稳之后，再向家属或陪护人询问病史及发病过程。其次进行全面、系统而又有重点的体格检查、实验室检查及特殊检查，寻找昏迷的病因。

（一）昏迷患者的病史采集

对昏迷的患者，在检查之前首先应重点询问以下内容：①昏迷是首发的主要症状还是在某些疾病过程中逐渐发生的，若为后者，则昏迷前必定有其他疾病的症状，可帮助病因诊断。②有无外伤史或其他意外。③有无中毒（一氧化碳）、服用毒物以及药物过量应用（大量镇静安眠药）。④有无可引起昏迷疾病的既往史，如癫痫、高血压、糖尿病和肝、肾、肺疾病，以及对这些疾病的治疗经过。⑤昏迷发生后到接诊时的处理经过。⑥昏迷发生的急缓、背景及伴随症状。

（二）一般状态的检查

1. 体温　昏迷前有发热，应考虑中枢神经系统或其他部位的感染。昏迷后发热，则应考虑丘脑下部体温调节中枢的障碍，此外脑干出血、椎—基底动脉血栓也易引起昏迷和发热。体温过低时可能见于

酒精中毒、低血糖、巴比妥类药物中毒、脱水或末梢循环衰竭等。

2. 脉搏 脉搏缓慢有力，可能见于颅内压增高；脉搏过于缓慢，如减至 40 次/min 左右时，可能见于房室传导阻滞；脉搏增快，特别是高于 160 次/min 时，可能见于心脏异位节律。

3. 血压 血压明显增高者可能见于脑出血、椎—基底动脉血栓形成等；血压降低者可能见于心源性休克、外伤性内脏出血、肺梗死、糖尿病性昏迷、药物过敏、安眠药中毒、酒精中毒等。

4. 呼吸 要注意呼吸的频率、节律和深度。脑的不同部位损害可出现特殊的呼吸形式，有助于推断脑功能损害的范围和程度。如大脑广泛损害为潮式呼吸，中脑被盖部损害为中枢神经源性过度呼吸，脑桥首端被盖部损害为长吸气式呼吸（充分吸气后呼吸暂停），脑桥尾端被盖部损害为丛集式呼吸（四、五次呼吸后呼吸暂停），延髓损害为共济失调式呼吸（呼吸频率及幅度不时改变，间以呼吸暂停）。颅内压增高时呼吸可减慢，在发生钩回疝时可见到上述从神经轴首端向尾端进行的呼吸节律变化。

5. 口味异常 呼气时的气味也可能成为明确病因的线索。酒精中毒者带有酒味，糖尿病酸中毒有腐败性水果味或丙酮味，尿毒症者有尿臭味，肝昏迷者有腐臭味或氨味。

6. 皮肤 缺氧时可使皮肤发绀，一氧化碳中毒时皮肤呈樱桃红色，休克、贫血、心肺功能不全及尿毒症时皮肤呈苍白色，败血症、流行性脑膜炎时皮肤可有瘀点，抗胆碱能药物中毒或中暑时皮肤干燥，休克或有机磷中毒时皮肤多汗。

（三）神经系统检查

1. 头颅 有无颅脑损伤、头皮的撕裂和血肿以及颅底骨折的证据如血液或脑脊液从耳道、鼻孔中流出。

2. 脑膜刺激征 有无颈项强直，Kernig 征和 Brudzinski 征是否阳性。如有脑膜刺激征，可考虑脑膜炎、蛛网膜下隙出血、脑出血或后颅凹肿瘤。

3. 脑神经症状和体征 ①瞳孔：两侧瞳孔散大，可见于酒精和阿托品中毒、糖尿病性昏迷、以及脑干损伤的晚期症状。两侧瞳孔缩小可见于吗啡、鸦片类中毒以及脑桥被盖部病损。一侧瞳孔散大在排除动眼神经麻痹后应考虑脑疝的发生。一侧瞳孔缩小，可见于 Horner 征。②眼球位置：大脑侧视中枢到脑干的侧视中枢是交叉的，交叉前病变两眼向病灶侧凝视，交叉后病变（一侧脑桥病变时）两眼向病灶对侧凝视，但刺激性病灶可有不同的眼位运动。丘脑底部和中脑首端病损，眼球转向内下方。下部脑干病变可出现眼球水平或垂直性自发浮动现象。③对光反射：瞳孔对光反射的灵敏度常与昏迷程度成正比，消失时预后极差。④角膜反射：角膜反射消失表明昏迷程度较深。一侧消失时，考虑同侧三叉神经和延髓的病变。⑤眼底：颅脑损伤或脑出血后 12 ~ 24h 可出现视盘水肿变化，而严重视盘水肿可为长期颅高压的结果，应考虑有无肿瘤及其他占位病变。蛛网膜下隙出血时可有视网膜浅表出血。若视网膜有广泛的渗出物和出血则应考虑有无糖尿病、尿毒症、高血压等。

4. 运动功能 主要检查有无肢体瘫痪，方法为：①将患者上肢或下肢垂直上举然后下落，瘫痪侧的上肢或下肢表现为急速落下，非瘫痪侧上肢或下肢则保持一定的上举位。②观察下肢有无外旋，瘫痪侧往往外旋。③测试左右侧肢体肌力的区别，若四肢运动功能完全丧失，则表明两侧大脑半球、脑干下部病损严重。

5. 反射 主要检查深反射、浅反射（腹壁反射、提睾反射）及病理反射，尤其注意左右有无差别。两侧反射不对称，提示有局灶性病变。如果深浅反射均减低甚至消失，提示昏迷程度的加深，病理反射的存在提示有锥体束损害。

六、昏迷的可能病因判断

昏迷时许多症状的不同组合，临床上应给予不同的病因考虑：

1. 如脑膜刺激征（＋），局灶性神经症状（－）

（1）突然起病，以剧烈头痛为前驱症状，可能为蛛网膜下隙出血。

（2）以发热为前驱症状，可能为脑炎、脑膜炎。

2. 如脑膜刺激征（＋）或（－），局灶性脑症状（＋）

（1）与外伤有关，可能为颅脑外伤、硬膜外血肿、硬膜下血肿。

（2）突然起病，可能为脑出血、脑梗死。

（3）以发热为前驱症状，可能为脑脊髓炎、脑脓肿。

（4）缓慢起病，可能为脑瘤、慢性硬膜下血肿。

3. 如脑膜刺激征（－），局灶性脑症状（－）

（1）昏迷短暂，可能为癫痫、晕厥、脑震荡。

（2）有明确中毒原因，可能为酒精、安眠药和一氧化碳中毒等。

（3）有系统性疾病征象，可能为肝性昏迷、肺性脑病、尿毒症、心肌梗死、休克、重症感染等。

（朱季子）

第二节　语言障碍及其检查

语言是人类大脑所特有的功能，交流思想的重要工具。语言障碍包括失语症、失用症、失认症和构音困难。

一、失语症

失语症指神志清楚、意识正常、发音和构音没有障碍的情况下，大脑皮质言语功能区发生病变，而使说话、听话、阅读和书写能力残缺或丧失。

（一）失语症分类

1. 运动性失语　又称表达性失语或 Broca 失语。患者表现为不能说话，或只能讲出一两个简单的字词，能理解别人的语言，也能理解书写的文字，但不能正确读出。此型失语由左侧额下回后端的盖部及三角部皮质即语言运动中枢病变引起。

2. 感觉性失语　又称听觉性失语或 Wernicke 失语。患者不能理解别人的语言，自己却说话流利，但内容失常，用词欠当，严重时不知所云，也不能正确回答问题，答非所问。患者常能够书写，写出的内容常有错误遗漏，抄写能力则相对不受影响。本型失语常由左侧颞上回后部病变引起。

3. 命名性失语　又称遗忘性失语，患者对物品和人名的称呼能力丧失，但能叙述某物是如何使用的，也能对别人称呼该物的名称对错做出正确判断。本型失语是由左侧颞中及颞下回后部（37 区）病变引起。

4. 失写　又称书写不能，患者虽无手部肌肉瘫痪，但不能书写、或写出的句子有错误，抄写能力仍保存。单独发生的书写不能较少见，常并发其他类型的失语如运动性或感觉性失语。病变在优势侧额中回后部。

5. 失读　患者并无失明，但丧失对视觉符号的识别，对词句、图画不认识。失读常并发失写，表现为不能阅读，不能自发地书写，也不能抄写。病变在优势侧顶叶角回。

（二）失语症检查

1. 语言表达能力检查　①自发谈话：自发语言是否减少、病史能否自述、用词是否正确、用词错误后是否有自知力。②回答问题：包括对病史的进一步询问、一年内季节和月份的叙述，甚至对自己一生经历或一段小故事的叙述等。③复述：要求患者"我说什么你也说什么"。从常用词到少用词、抽象词、短句，再到长的复合句。

2. 语言理解能力检查　主要是要求患者执行口头指令和单词的听辨认。口头指令从最简单的"张嘴"到含语法词的多步骤指令。单词的听辨认是要求患者从几种物品（或图画、身体部位）中指出检查者说的词是哪个。患者因有肢瘫或失用难以执行指令或指物时，可用"是，否"题检查。对检查者说的一句话表示"是"（对）还是"不是"（不对）。是否句也应包括从最熟悉的问句"你的名字是×××，对吗"到含语法词的句子。

3. 书面文字理解能力检查　①读报上文章讲出大意，或读字卡上的词并配物做相对应的词、物解释。②朗读文字指令并做执行动作。

4. 书写能力检查　①自发书写：嘱患者写出姓名、年龄、地址及全家状况，看其有无困难或出现漏字、错字。②听写：检查者一字一字地念出一段话，让患者写出。③抄写：嘱患者抄出报纸一段文字，看其有无错误。

二、失用症

（一）失用症分类

失用症又称为运用不能症，指大脑局部损害致大脑高级功能障碍而产生的症状，是一种后天已经掌握的技能的运用障碍，主要见于左侧顶叶缘上回、胼胝体和额叶病变。失用症分为：

1. 双侧性失用　指双侧肢体尤其是上肢出现的失用。
2. 一侧性失用　指局限于身体一侧的失用。
3. 节段性失用　指局限于身体某一部分的失用。
4. 选择性失用　指局限于某一功能的失用。

（二）失用症检查

（1）检查者给予口头指令，测试其执行简单动作的能力，如闭眼、伸舌、举手等。
（2）检查者做某些动作令患者模仿。
（3）给患者梳子、牙刷等实际物品，嘱其做某种动作，如梳头、刷牙、划火柴、倒水入杯等。
（4）检查者观察患者在日常生活中的自发动作，如穿衣、脱袜、梳头、刷牙、吃饭、表示再见。
（5）嘱患者做一些想象的动作，如倒水、点烟、洗脸等。
（6）检查患者自发画画、临摹画、摆火柴棍、摆积木、空间分析测验、三维结构、难题重建等结构能力及书写、构音等能力。

三、失认症

（一）失认症分类

失认症是指大脑局部损害所致的一种后天性认识障碍，分为：

1. 视觉性失认　指对视觉对象的认识不能，患者不能对所看到的、摆在面前的物品正确认识并做出正确反应，多见于双侧枕叶病变。

2. 听觉性失认　指患者听力正常，能听到各种声音，但不能认识或不能辨别各种原来自己所熟悉的声音，见于两侧听觉联络皮质尤其是优势侧颞叶的损害。

3. 触觉性失认　指患者的触觉、温度觉、本体感觉正常，但闭目后不能通过用手触摸的方法认识手中原来熟悉的物体，但若睁眼看到或用耳听到该物体发生的声音就能认识，见于两侧大脑半球顶叶角回、缘上回的病变。

4. 体像障碍　指对本人自体结构的认识发生障碍，包括自体空间失认或人体自身的失认，本质上是一种综合的、复杂的失认症，见于非优势侧（右侧）顶叶病变。

（二）失认症检查

1. 视觉性失认　观察是否能辨认物品、颜色和面孔，是否能阅读等。
2. 听觉性失认　观察是否能辨认日常生活声音及乐曲等。
3. 触觉性失认　观察是否能在闭目后对手中的日常用品通过抚摸辨认。
4. 体像障碍检查
（1）自体部位和偏身失认：如认为自己的肢体不复存在，宛若失去偏身，是为半侧身体失认症。如否认自己身体的某个部分存在，是为自体部位失认。多见于右侧顶叶病变。

（2）Gerstmann 综合征：以双侧性手指失认（不能辨认手指），左右失定向（左右不分）、失写（写字和抄写困难）和失算（笔算困难）为主要表现，多见于优势侧角回、缘上回病变。

（3）疾病感缺失、偏瘫漠视与偏瘫失认：患者对自己疾病无感知称疾病感缺失，对自己的偏瘫不关心和不注意称偏瘫漠视，对自己的偏瘫全然否认则为偏瘫失认。见于右侧半球的 Rolando 后区损害。

（4）视空间失认：指对自己和周围空间物体的正确联系发生障碍，不能归于视力异常和视野缺损，分为：①半侧空间忽视：患者在进行各种活动时忽略其损伤大脑半球对侧的空间，多为左侧。严重时刮脸、修饰、穿衣均限于右边一侧，吃饭也只吃病灶同侧一半等，阅读书写也只限于病侧一半，这类症状称为半侧空间忽视。病灶多位于右侧大脑半球顶枕部。②地理感缺失：为地理关系认知障碍。患者不能将所看到的、所经历的与所记忆的地理关系密切联系起来，致在一个熟悉的地方迷失方向，为顶叶病变所致。

四、构音困难

失语症需与构音困难进行鉴别。构音困难是指神经系统器质性疾病引起的发音不清而用词准确，与发音清楚但用词不正确或不能正确表达意思的失语不同。构音障碍见于多种原因。

（一）上运动神经元损害的构音困难

一侧构音器官接受两侧上运动神经元的控制和支配，单侧上运动神经元损害，并不造成永久性构音困难，双侧上运动神经元损害，如假性延髓性麻痹、肌萎缩侧索硬化症、多发性硬化、中脑肿瘤或血管病，可出现构音困难。此类构音障碍的特点是：构音肌瘫痪，舌较正常小而硬，言语含混不清，特别是唇音（如拨、泼、模、佛等音）及齿音（如知、吃、滋等）受到影响最重，常伴有吞咽困难、饮水返呛及情感障碍。

（二）下运动神经元损害的构音困难

1. 运动性脑神经核病变所致的构音障碍　常以舌肌麻痹为先，舌运动受限，发音缓慢而含混，不能发出得、特、勒等舌音，有唇音障碍，继之发生软腭麻痹而有鼻音。疑核完全损害而致咽喉肌功能丧失则构音完全不能。

2. 脑神经（周围神经、神经根）麻痹引起的构音障碍　多发性神经炎可致软腭局限性损害，出现构音困难，呈鼻音。喉返神经麻痹时出现声带肌麻痹，而致构音困难。感染性多发性神经根炎可出现软腭、咽部和声带麻痹，也可有发音障碍。

（三）大脑基底节损害的构音困难

此类构音困难是由于构音器官肌张力增高、震颤等因素引起。特点是言语徐缓、节律慢、音节紊乱，常有断缀，见于肝豆状核变性、手足徐动症和舞蹈病等。帕金森病则为语音低、音节快而不连贯，语音单调及语言反复。

（四）小脑系统损害的构音困难

此类构音困难是由于构音器官肌肉运动不协调或强迫运动造成，又称共济失调性构音困难，表现为言语显著拖长，有不平均的音强，呈暴发性语言，有时可发出一连串的音节或词句。吟诗状（分节性）语言系由于说话时重音配置异常并被均匀地分隔成许多不连贯的阶段故名，见于小脑疾患。

（五）肌肉病变所致的构音困难

1. 重症肌无力　表现为连续说话后语音不清，休息后好转，可伴有重症肌无力的其他症状。

2. 进行性肌营养不良症　如面肩肱型肌营养不良时可有口轮匝肌萎缩，舌肌偶有萎缩，故有唇音、舌音构音障碍等。

3. 萎缩性肌强直症　有颜面肌、舌肌、软腭麻痹，口轮匝肌萎缩，也可出现构音障碍。

（朱季子）

第三节　神经外科疾病诊断程序

神经外科疾病包括颅脑、脊髓和周围神经的损伤、感染、肿瘤、畸形、血管性疾病、其他（如需要外科治疗的功能性疾病等）六大类。临床表现总体上可归为共性和局灶性症状，前者有颅内高压、脑膜刺激征和脑与脊髓压迫症等，后者包括神经功能改变或缺失、癫痫等。但由于神经系统解剖和病理生理的复杂性，同病不同症、同症不同病的状况常见，准确诊断是疾病正确治疗的前提。只有明确了病变的部位、性质和原因，才能有的放矢地进行治疗，需要手术治疗者，也方能选择恰当的手术入路。切不能以症为病，轻易随症施治。

神经系统疾病的诊断要遵循一定的步骤：首先需询问、搜集病史，再行有重点的神经系统体格检查，理清患者的症状、体征和病程演变过程。继而"顺藤摸瓜"，进行定向、定位和定性3个方面的诊断分析：①定向诊断：判定患者是否为神经系统疾患，是不是神经外科疾病。②若属于神经外科范畴，则推导其症状、体征与神经系统解剖、生理有何关联，为神经系统哪个部位病变，即定位诊断（level diagnosis）。③分析病变是否存在前述共性症状和（或）局灶性症状，病灶考虑系统性病变还是弥散性抑或是局灶性病变，并结合辅助检查判断病变的可能性质，即定性诊断（qualitative diagnosis）。见图1-1。

采集全面、详细、准确的病史资料是神经系统疾病诊断的第一步，其可靠性直接影响医师对疾病的判断。问诊时应以患者的主要病痛（主诉）作为线索，按各症状发生的时间顺序加以记录。例如症状何时开始，有无明确诱因；为阵发性还是持续性；逐渐加重抑或时有好转；何种情况下得以缓解，缓解程度如何；什么情况下会发作或加重；该主诉症状发展（发作）到高峰时有无其他伴发症状；何时何地做过何种治疗；这些治疗对病程有何种影响等。细致的病史采集可以获得更多的病情，对于临床分析助益良多。以颅脑损伤后出现局限性癫痫者为例：若右手先开始抽动，稍后才右下肢抽动，最后达到或未达到全身抽搐；均提示损伤部位在左侧大脑半球中央前回中下部；若先有右手感觉异常发作而后才有抽搐，则病灶可能在左半球中央后回中下部。又如一例因"幕下占位"入院的儿童，若主诉先为一段时间的共济失调症状，继而出现颅内压增高及脑干损害体征，表示病变自小脑向前生长，多考虑系小脑病变，如髓母细胞瘤等；反之，如先出现脑桥神经核症状（眩晕、眼震、面瘫及外展麻痹等），之后出现四脑室阻塞症状及共济运动障碍，则表示病变起自脑干，向小脑方面发展。

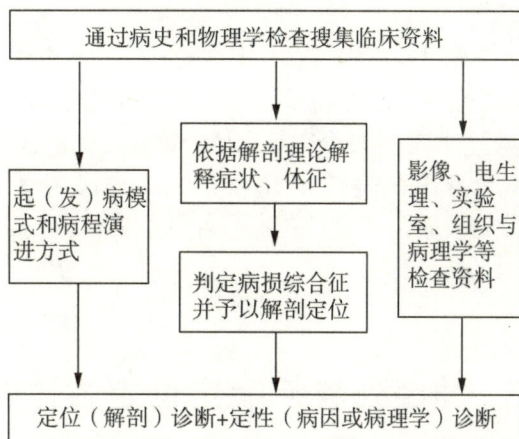

```
          ┌──────────────────────────────┐
          │  通过病史和物理学检查搜集临床资料  │
          └──────────────────────────────┘
                        │
        ┌───────────────┼───────────────┐
        ▼               ▼               ▼
  ┌──────────┐   ┌──────────────┐  ┌──────────┐
  │起（发）病模 │   │依据解剖理论解 │  │影像、电生│
  │式和病程演 │   │释症状、体征   │  │理、实验 │
  │进方式     │   └──────────────┘  │室、组织与│
  └──────────┘          │          │病理学等 │
                        ▼          │检查资料 │
                  ┌──────────────┐  └──────────┘
                  │判定病损综合征 │        │
                  │并予以解剖定位 │        │
                  └──────────────┘        │
        │               │               │
        └───────────────┼───────────────┘
                        ▼
        ┌──────────────────────────────────┐
        │定位（解剖）诊断+定性（病因或病理学）诊断│
        └──────────────────────────────────┘
```

图1-1　神经外科疾病诊断步骤

神经系统疾病的诊断的第二步是对患者进行包括神经系统检查在内的、有重点的体格检查。实际临床工作中，对所有患者均进行详尽的、包罗各项神经系统功能的全面检查是不现实的，实际上也没有这个必要。十分详细的专科检查只在当对患者可能存在某种神经系统疾病存有疑问时，才根据需要有选择地进行。但是，重点而全面的神经系统检查是医师获取病变信息的基本手段，也是定位诊断必不可少的环节。所以无论患者患有神经系统哪个部位的和何种性质的疾病，都需要对患者中枢和周围神经系统有一个全面的了解，即进行所谓"常规的神经系统检查"。

常规的（或者说最低限度的）神经系统检查应包括如下项目：①一般观察：包括患者的意识、言语等高级智能活动情况，步态有无共济失调或偏瘫等。②脑神经检查：重点应检查瞳孔等眼征。③运动功能检查：包括四肢肌力、肌张力、共济和协调运动、指鼻试验、跟—膝—胫试验、轮替动作和反击征等。④神经反射检查：深浅反射检查应包括上肢肱二、肱三头肌腱反射，桡腕反射，腹壁反射，下肢跟、膝腱反射，足底反射等。病理反射检查包括 Hoffmann 征、Babinski 征等。⑤感觉功能检查：可对比身体两侧的痛、触觉，音叉振动觉与关节肌肉觉。⑥脑膜刺激征：即检查项部有无强直或阻抗、有无 Kerning 征等。

神经系统疾病的诊断的第三步是：结合研究实验室、影像学、神经生理、脑功能辅助性检查资料，最后确定病灶定位和定性诊断，根据可能性大小排序。需要指出的是：在神经影像学、神经电生理学等学科高度发展的今天，辅助检查确实为临床医生确定或排除疾病诊断提供了许多有益的帮助，但须知道：实验室检查和辅助检查和体格检查的关系是"一鸟两翼"的关系。认真细致的问诊和查体以及缜密的临床诊断思维，加强临床观察、及时捕捉病情变化，继而做出合理的判断是神经外科医师的基本功。无论何时何地、检查手段如何先进，"辅助"检查的选择终究是临床医师诊断思维的体现，下大包围、撒大网检查绝对不利于医师临床思维的提高，过度依赖某些价格比较昂贵或有创伤性的特殊检查，无形之中也加重了患者的经济负担、痛苦和风险性。

掌握正确神经系统疾病的诊断程序是神经科医师的基本功。而熟练掌握、解释和鉴别各种神经体征的解剖定位和临床意义则需要反复的临床实践，不断积累。因此，对于收治的或者参与手术的患者，医师不能简单依赖护理观察记录或者汇报。神经外科疾病患者病情时常瞬息改变，"时间就是大脑"，及时观察、对比不同时段的症状和体征改变对于及时诊断和鉴别诊断都相当重要。例如，在观测蝶鞍区病变患者的视野变化时，如先发现双颞侧上象限盲，而后变为双颞侧偏盲，提示病变由视交叉的下方向上生长，鞍内肿瘤的可能性大。反之，如先观察到双颞侧的象限盲，而后变为双颞侧偏盲，则表示病变自上而下生长，应考虑鞍上病变、三脑室附近病变如颅咽管瘤等，而鞍内肿瘤的可能较小。再如对于颅内肿瘤患者，起始症状多提示病灶的原发部位，后来的症状则说明病变扩展的方向。这些均容易理解和掌握，但实际上，除肿瘤本身引起的局部病灶性症状外，往往还有一些因脑组织移位和血液循环障碍所产生的远距离症状（远隔症状），即所谓假性定位征。这些就需要仔细分析加上经验的积累，方能练就一双"火眼金睛"。

总之，神经外科疾病的临床表现纵有千姿百态，但若能从疾病本质认识入手，广开思路，既抓住其共性，又重视个体易变性，通过综合分析、逻辑思维，自然会达到全面而精确的诊断目的。当然，诊治时更不能忽视治疗上的"整体观"，即患者是个完整个体，诊疗时，不仅要能正确诊治患者所患的神经外科专科疾病，也不能忽视患者全身各系统功能评估。手术前、后，给予各种必要的药物和支持性治疗措施，纠正患者生理、代谢及营养失调，减轻患者术后各种不良反应，这才是"以人为本"的科学诊疗观。

（朱季子）

第四节　神经外科疾病定位定性诊断基础

神经外科临床诊治的首要问题是如何通过神经系统症状、体征对疾病做出正确的定位、定性诊断。神经功能与解剖结构有一定对应关系，脑和脊髓、脑神经、感觉系统、运动系统、反射系统等特定结构或部位的损害病变会导致相应的结构功能的变化，而临床表现通常是神经系统结构或部位受损的反映。通过特定的功能损害与解剖部位在空间上的对应关系和在时间上的演变过程，结合其他相关临床表现逆推病变侵害的部位和扩展的范围。因而，熟悉解剖生理及其相互联系，对解析神经外科疾病的症状体征尤为重要。为了便于分析，对神经系统临床症状体征进行总结归纳为临床综合征，熟悉这些综合征对定位诊断会有所帮助。限于篇幅，本节仅涉及临床常见的、基本的中枢神经系统损害定位表现和最基本的综合征，供读者参考。

一、定位诊断

定位诊断即为解剖诊断，即要理清病变是位于中枢神经（脑和脊髓）还是周围神经；判断病变是在颅内还是椎管内，是局限性还是弥漫性。对于颅内病变，应分析病变在脑膜内、外，还是脑实质。如在脑内更要进一步判定在灰质还是白质及病变侧别，是局限于某单一脑叶，还是波及多个脑叶，有无间脑、基底核或脑干受累的症状与体征。如考虑系颅底病变，应考虑定位于颅前窝、颅中窝还是颅后窝，或者跨界生长。幕下病变则要理清问题在小脑、中脑导水管、第四脑室、脑干还是寰枕区。椎管内病变则应行纵、横两方面定位，既要确定病灶的上界、下界，又要判定病变是在髓内、髓外，硬膜内、硬膜外。髓内病变还应准确推断所累及的结构与节段范围。

（一）大脑半球病变的定位诊断及相关综合征

总体上讲，大脑半球病变临床表现包括智能异常和行为异常两方面。

1. 额叶病变　可引起记忆障碍乃至不同程度痴呆。额叶前部病变表现为情感、智能、精神、行为和人格障碍；额叶后部（中央前回）刺激性症状为癫痫发作，破坏性病变可致对侧肢体运动障碍。若病变累及中央前回之前的运动皮质区，会造成对侧强握反射和摸索反射（Fulton 综合征）；额叶底面病变早期引起以呼吸间歇、血压升高等植物功能紊乱为主的刺激性症状，破坏性病变可致愤怒、木僵等精神障碍；扣带回前部病变会引起瞳孔扩大、脉搏徐缓、呼吸减慢等。运动性语言中枢位于额下回后部，病变表现为运动性失语；书写中枢位于额中回后部，病变表现为失写症；眼球凝视中枢位于额中回后部书写中枢之前，刺激性病变引起双眼向健侧同向凝视，破坏性病变引起向患侧同向凝视；排尿中枢位于额中回，受损表现为尿失禁。额叶病变损害严重时除可表现为痴呆外，还可影响基底核和小脑引起假性 Parkinson 氏病和假性小脑体征等。

2. 颞叶病变　会出现人格改变，可同时伴有记忆障碍、颞叶癫痫发作，耳鸣、幻听等听觉障碍，象限盲、内脏感觉异常等。颞上回前部病变会导致乐感丧失，听话中枢位于颞上回后部，病变引起感觉性失语；颞中回和颞下回病变表现为对侧躯干性共济失调，深部病变还可并发同向上 1/4 象限视野缺损；颞横回刺激性病变表现为耳鸣和幻听，破坏性病变为听力减退和对声音的定位障碍；颞叶内侧病变表现为颞叶癫痫、钩回发作，破坏性病变表现为记忆障碍；颞叶广泛损害表现为人格、行为、情绪及意识的改变及复合性幻觉、幻视，逆行性遗忘等记忆障碍。

3. 顶叶病变　顶叶前部（中央后回）刺激性症状可致对侧感觉异常和局限性感觉性癫痫，破坏性病变致对侧偏身感觉障碍。缘上回、角回连同颞叶的上部与语言功能有关，损害可致失语。顶上小叶病变导致复杂的皮质觉障碍，如实体觉、两点辨别觉和立体觉丧失。主侧顶下小叶角回病变致失用、失写、失读，计算不能，手指失认，左、右侧认识不能（Gerstmann 综合征）。累及顶叶的病变还可导致偏身感觉障碍、肌肉萎缩和发育障碍（Silverstein 综合征）。

4. 枕叶病变　主要出现视觉障碍。因病变不同，可表现为视野缺损、象限盲和偏盲（可伴"黄斑回避"）。视中枢受刺激时，可发生幻视，在病变累及邻近的颞顶叶时更为明显。双侧枕叶视皮质受损可致皮质盲，但瞳孔对光反射存在，或虽已失明但患者否认（Anton 征）。

5. 胼胝体病变　胼胝体膝部病变出现上肢失用，体部的前 1/3 病变表现为失语及面肌麻痹，中 1/3 病变表现为半身失用和（或）假性延髓性麻痹，胼胝体压部病变时出现下肢失用和（或）同向偏盲，胼胝体广泛损害时会出现嗜睡、淡漠、记忆障碍等。

6. 半卵圆区（白质）病变　半卵圆中心指大脑皮质与基底核、内囊之间的大块白质纤维。前分病变会出现对侧肢体单瘫和运动性失语；中部病变多会出现远端重于近侧的对侧皮质感觉障碍；后部病变会出现对侧同向偏盲和听力障碍等。

7. 边缘系统病变　可导致自主神经紊乱（如内脏功能障碍）、情绪改变、记忆障碍和本能行为（饮食、睡眠、性本能及躲避危险行为等）异常。若病变同时累及额叶、颞叶和边缘系统，会造成近事遗忘和虚构症（Korsakoft综合征）。若病变累及颞叶、海马、钩回和杏仁核，会表现为情绪、食欲、性欲亢奋（Kluver Bucy综合征）。

8. 基底核区病变　纹状体（豆状核和尾状核）病变时出现手足徐动症（舞蹈病）、静止性震颤（Parkinson综合征）。内囊前肢因有额桥束通过，病变时出现双侧额叶性共济失调；膝部因有皮质脑干束通过，病变时出现对侧中枢性面、舌瘫；后肢由前向后依次通过皮质脊髓束、丘脑皮质束、视放射和听辐射等结构，病变时分别引起对侧肢体偏瘫、对侧半身深浅感觉障碍、偏盲和听觉障碍。内囊病变对侧的偏身感觉缺损、偏瘫、偏盲合称内囊综合征，多见于高血压脑出血、壳核—内囊出血等。

（二）间脑病变的定位诊断

间脑可分为背侧丘脑（丘脑）、后丘脑、上丘脑、底丘脑和下丘脑五个部分，是仅次于端脑的中枢高级部位。

1. 丘脑　为皮质下感觉中枢，刺激性症状引起对侧半身丘脑痛，呈弥散性，多伴有痛觉过敏和痛觉过度，难以准确定位；破坏性症状为对侧半身深浅感觉障碍，深感觉障碍重于浅感觉，远端重于近端，还可引起对侧半身共济失调、舞蹈病、多动症和丘脑手等。

丘脑综合征（Dejerine—Roussy syndrome）包括：①病变对侧肢体轻瘫。②病变对侧半身感觉障碍（以深感觉为主）。③病变对侧半身自发性疼痛。④同侧肢体共济运动失调。⑤病变同侧舞蹈样运动，多见于丘脑肿瘤，但完全典型者少见。当肿瘤向前内侧发展时精神障碍较明显；向下丘脑发展则内分泌障碍较为突出；向丘脑枕发展除出现病变对侧同向偏盲外，还因影响四叠体可能出现瞳孔不等大、眼球上视障碍、听力障碍等症状。

2. 后丘脑　病变累及外侧膝状体出现对侧同向偏盲，累及内侧膝状体出现听力减退；丘脑枕病变造成对侧同向注视麻痹和丘脑手。

3. 上丘脑　由松果体、后联合和缰三角组成，与生物昼夜节律调节有关。病变累及松果体出现性早熟及尿崩。

4. 底丘脑　是丘脑与中脑被盖之间的过渡区，病变累及丘脑底核（Luys nucleus）致偏侧投掷症（Hemiballismus），表现为对侧上、下肢（通常上肢症状重于下肢）剧烈而持续的舞动或投掷动作。

5. 下丘脑　与内脏和代谢活动有关，病变可引起水、电解质和渗透压调节，糖、脂与内分泌代谢、体温调节、觉醒和睡眠、自主神经功能紊乱以及感情、记忆、行为等障碍。

下丘脑网状结构损害会出现无语无动缄默症（akinetic mutism）。颅脑损伤、三脑室肿瘤和丘脑肿瘤均可引起间脑癫痫，表现为自主神经系统发作症状（如面部潮红、大汗淋漓、心悸、胃肠不适等），偶有尿意，但无抽搐。腹内侧核损害会引起肥胖，正中隆起损害影响青春期发育并致性功能障碍，称肥胖性生殖无能综合征（Frohlich syndrome）。

（三）脑干损害的定位诊断

脑干自下而上由延髓、脑桥和中脑三部组成，常见神经外科相关疾病为血管性病变、肿瘤等。这些病变累及相应平面的若干神经核和纤维束，导致相应的临床症状。脑干病变的表现主要包括：①脑神经损害：后组脑神经损害对应延髓平面，中组脑神经损害对应桥延或脑桥平面，第Ⅲ、Ⅳ对脑神经损害对应中脑平面。②传导束损害：包括感觉、运动与平衡障碍。③意识—觉醒障碍。④自主神经功能紊乱：如高热、针尖样瞳孔、无汗等。⑤不同平面的脑干损害对应一些特征性呼吸节律改变：如周期性呼吸（间脑）、中枢性过度换气（中脑上端）、长吸气（脑桥上端）、共济失调性呼吸（延髓上端）等。部分典型的脑干损害综合征及其临床特点如下：

1. 延髓内侧综合征　如为单侧损伤，又称舌下神经交叉性偏瘫，通常由椎动脉的延髓支阻塞所致。主要受损结构及临床表现为：对侧上、下肢瘫痪（锥体束受损），对侧上、下肢及躯干意识性本体感觉和精细触觉障碍（内侧丘系受损），同侧半舌肌瘫痪（舌下神经根受损）。

2. 延髓外侧综合征　又称Wallenberg综合征。损害位于延髓上部侧方、椎动脉的延髓支或小脑下后动脉供血区。主要受损结构及临床表现为：同侧头面部痛、温觉障碍（三叉神经脊束受损）；对侧上、下肢及躯干痛、温觉障碍（脊髓丘脑束受损）；同侧软腭及咽喉肌麻痹、吞咽困难、声音嘶哑（疑核受损）；同侧 Horner 综合征，表现为瞳孔缩小、上睑轻度下垂、面部皮肤干燥并潮红及汗腺分泌障碍（下丘脑至脊髓中间外侧核的交感下行通路受损）；同侧上、下肢共济失调（小脑下脚受损）；眩晕、眼球震颤（前庭神经核受损）。

3. 脑桥基底部综合征　如为单侧损伤，又称展神经交叉性偏瘫，由基底动脉的脑桥支阻塞所致。主要受损结构及临床表现为：对侧上、下肢瘫痪，同侧眼球外直肌麻痹（展神经根受损）。

4. 脑桥背侧部综合征　通常因小脑下前动脉或小脑上动脉的背外侧支阻塞，引起一侧脑桥尾侧或颅侧部的被盖梗死所致。以脑桥尾侧被盖损伤为例，主要受损结构及临床表现为：同侧眼球外直肌麻痹，双眼患侧凝视麻痹；同侧面肌麻痹（面神经核受损）；眩晕、眼球震颤；同侧头面部痛、温觉障碍；对侧上、下肢及躯干痛、温觉障碍；对侧上、下肢及躯干意识性本体觉和精细触觉障碍；同侧 Horner 综合征（下丘脑至颈段脊髓中间带外侧核的交感神经下行通路受损）；同侧上、下肢共济失调（小脑下脚和脊髓小脑前束受损）。

5. 大脑脚底综合征　如为单侧损伤，又称动眼神经交叉性偏瘫（或 Weber 综合征）。由大脑后动脉的分支阻塞所致。主要受损结构及临床表现为：同侧除外直肌和上斜肌以外的所有眼球外肌麻痹，瞳孔散大（动眼神经根损伤）；对侧上、下肢瘫痪（皮质脊髓束受损）；对侧面神经和舌下神经核上瘫（皮质核束损伤）。

6. Benedikt 综合征　累及一侧中脑被盖部腹内侧。主要受损结构及临床表现为：对侧上、下肢及躯干意识性本体觉和精细触觉障碍；同侧除外直肌和上斜肌外的所有眼球外肌麻痹，瞳孔散大；对侧上、下肢意向性震颤，共济失调［小脑丘脑纤维（为已交叉的小脑上脚纤维）和红核受损伤］。

（四）颅底病变的定位诊断及相关综合征

1. 颅前窝　额叶底部肿瘤如局限性蝶骨嵴或嗅沟脑膜瘤时，因病变压迫同侧视神经，使周围蛛网膜下隙闭塞，而引起 Forster—Kennedy 综合征。表现为病变同侧视神经萎缩，对侧视神经盘水肿，可伴同侧嗅觉丧失。

2. 颅中窝　蝶鞍区病变可引起视交叉综合征，眶上裂、眶尖病变分别引起眶上裂综合征和眶尖综合征，海绵窦区病变可致海绵窦综合征，岩部病变引起岩尖综合征、三叉神经旁综合征、蝶—岩综合征等。

（1）视交叉综合征：表现为双颞侧偏盲，可伴视神经萎缩和蝶鞍改变，同时亦伴垂体内分泌紊乱。多见于垂体腺瘤向鞍上生长。

（2）眶上裂和眶尖综合征：眶后部及视神经管肿瘤等眶上裂和眶尖区域病变所致。

①眶尖综合征（Rollei 综合征）：为Ⅲ、Ⅳ、V_1、V_2 支和Ⅵ脑神经受累所致，表现为视神经盘萎缩或水肿、上睑下垂、眼球固定、角膜反射消失、眼神经和上颌神经分布区感觉障碍。

②眶上裂综合征（Rochon—Duvigneaud 综合征）：除无视神经变化外，余同眶尖综合征。

（3）海绵窦综合征：病变累及Ⅲ、Ⅳ、Ⅴ、Ⅵ脑神经，表现为眼球固定、瞳孔散大、角膜反射消失，可并发突眼及眼静脉回流障碍。常因血栓性静脉炎、鞍区动脉瘤和鞍内肿瘤累及海绵窦引起。

（4）颞骨岩部病变。

①岩尖综合征（Gradenigo 综合征）：同侧Ⅴ脑神经受累致面部麻木或疼痛，Ⅵ脑神经受累致眼球内斜、复视。常因乳突炎症扩散、鼻咽部或鼻窦的恶性肿瘤沿颅底裂隙侵蚀所致。

②三叉神经旁综合征（Raeder Paratrigeminal 综合征）：病变位于岩骨前段三叉神经半月节附近，三叉神经受累致面部疼痛，颈动脉交感丛受累致同侧 Horner 征。

③蝶-岩综合征（Jacob 综合征）：蝶骨和岩骨交界处病变引起Ⅲ、Ⅳ、Ⅴ、Ⅵ脑神经麻痹，表现为同侧眼肌麻痹和三叉神经感觉障碍，累及视神经可致视力障碍。

3. 颅后窝　内耳道病变可致内耳道综合征；脑桥小脑角病变可致脑桥小脑角综合征；颈静脉孔区病变可致 Vernet 综合征、Collet—Sicard 综合征、Vilaret 综合征等；枕骨大孔附近病变可致颅脊管综合征。

（1）内耳道综合征：内耳道病变时，同侧面神经受累出现外周性瘫痪，同侧前庭神经受累引起耳鸣、耳聋、眼球震颤和平衡障碍。

（2）脑桥小脑角综合征：脑桥小脑角位于小脑和脑桥的外侧（小脑—脑桥池）和岩骨嵴内1/3之间。该部位有耳蜗神经、前庭神经、面神经、三叉神经及前庭小脑束通过。耳蜗神经损害出现耳鸣、耳聋；前庭神经损害出现眩晕、恶心、呕吐；面神经损害出现同侧周围性面瘫；三叉神经感觉支损害出现同侧面部感觉减退；前庭小脑束损害出现同侧共济失调。常见于听神经瘤和该区域的脑膜瘤等。

（3）颈静脉孔综合征（Vernet综合征）：IX、X、XI脑神经通过颈静脉孔的内侧部，多为颅内原发病变引起此三根脑神经麻痹，此外还可见于颈静脉球瘤、颈动脉体瘤和多发性脑神经炎。

（4）颅脊管综合征：枕骨大孔区病变侵犯颅后窝和高位椎管，累及小脑、延髓、后组脑神经和上颈髓所致，表现为上部颈神经根症状、枕颈部疼痛（$C_2 \sim C_3$）、强迫头位、后组脑神经损害、延髓症候群等。

（五）小脑病变的定位诊断

小脑的功能主要是调节下行运动通路的活动，保持平衡和控制肌张力，保证精细、技巧性动作协调完成。故小脑损害不会引起随意运动丧失（瘫痪），但对运动性学习和运动具有重要意义。另外，小脑虽接受多种感觉传入冲动，但对有意识的感觉和刺激辨别却无甚意义。

小脑损害的典型临床症状与体征有：眩晕、呕吐、共济失调、眼球震颤和意向性震颤。

1. 小脑半球　该区域病变同侧肢体共济失调、粗大的水平眼震、辨距不良、轮替障碍、指鼻和跟—膝、胫试验阳性、搜索样语言、同侧半身肌张力降低等。

2. 蚓部　该区域小脑蚓部病变主要表现躯干性共济失调、平衡不稳，呈醉汉步态。而小脑半球病变则在患侧肢体共济失调、肌张力低、腱反射迟钝，走路向患侧偏斜，也易向患侧倾倒。

3. 齿状核　受损可出现运动过多和肌阵挛。

4. 小脑脚　小脑下脚（绳状体）病变出现同侧小脑性共济与平衡障碍，眼球震颤及书写障碍；小脑中脚（脑桥臂）病变出现同侧额叶性共济障碍；小脑上脚（结合臂）病变出现同侧小脑性共济障碍，对侧红核病变引起不自主运动，头偏向患侧。

5. 弥漫性小脑病变（小脑半球和蚓部同时受损）　慢性小脑弥漫性变性时，主要出现躯干和言语共济失调，而四肢共济失调不明显。这可能是由于新小脑功能有所代偿之故。急性弥漫性小脑病变时，除有严重的躯干和四肢共济失调以及言语障碍，还伴有肌力下降、肌张力降低、腱反射减弱。

（六）脊髓病变的定位诊断

脊髓病变的定位诊断分为"纵"定位与"横"定位两方面，前者系判断病变是存在于延髓颈髓移行直至马尾的某个平面；后者是判定病变在脊髓横断面上的白质、灰质等哪个具体部位。

脊髓病变的上界可根据根性症状、传导束性感觉缺失平面、腱反射变化、自主神经症等来确定；脊髓病变的下界可根据瘫痪及反射的变化、发汗试验、反射性皮肤划痕症、足部立毛反射等来判定；横定位主要需鉴别髓内病变、髓外硬膜下病变及硬膜外病变，可根据有无根痛、感觉运动障碍发展方向、有无肌肉萎缩、锥体束征及尿便障碍出现早晚顺序及病程发展快慢来鉴别。MRI等影像学检查可以提供脊髓病变横定位及纵定位的直接征象。

1. 脊髓病变的左右侧定位　早期多为脊髓半侧受累，晚期可能出现脊髓双侧损害表现。除了脊髓丘脑束在相应的节段交叉到对侧（上升两个平面左右后交叉）外，其余都在同侧。

2. 脊髓病变的腹背侧定位　腹侧病变以运动障碍为主。背侧病变以感觉（尤其是深感觉）受累为主。

3. 脊髓病变的内外定位　髓外病变多从一侧开始，伴有根痛、肌力减退或肌萎缩，早期出现锥体束征，尿便障碍和感觉缺失出现的晚。髓内病变早期就会出现尿便障碍、感觉缺失或感觉分离。髓外压迫性病变因很少侵入髓内，以横向发展为主并形成脊髓横断性损害，髓内压迫性病变纵向生长多见，故呈多节段受累。皮质脊髓束和脊髓丘脑束的内部排列顺序从外向内依次是骶、腰、胸和颈（下肢在外，颈胸在内）。脊髓后索的排列顺序从外向内依次是颈、胸、腰和骶（下肢在内，颈胸在外）。了解这些排列关系，可以根据肢体运动和深浅感觉受累的先后顺序，对髓内和髓外病变做出临床定位：髓外病变时下肢首先出现症状，颈膨大以上的髓内病变上肢先有症状。

4. 脊髓损伤的一些表现

（1）完全性脊髓横贯性损害：主要表现为截瘫、各种感觉丧失和尿便障碍三大症状。

（2）脊髓半侧损害：Brown—Sequard 综合征。即伤侧平面以下位置觉、振动觉和精细触觉丧失，同侧肢体硬瘫，损伤平面（或低 1~2 个节段）以下的对侧身体痛、温觉丧失。临床所遇到的脊髓半切综合征多不典型，故当发现一侧肢体运动障碍和深感觉障碍，对侧浅感觉障碍明显时也应考虑本症。

（3）脊髓前角损害：主要伤及前角运动神经元，表现为这些细胞所支配的骨骼肌呈弛缓性瘫痪，肌张力低下，腱反射消失，肌萎缩，无病理反射，但感觉无异常。如脊髓灰质炎。

（4）中央灰质周围病变：若病变侵犯白质前连合，则阻断脊髓丘脑束在此的交叉纤维，引起相应部位的痛、温觉消失，而本体感觉和精细触觉无障碍（因后索完好）。这种现象称感觉分离，如脊髓空洞症或髓内肿瘤。

5. 脊髓节段性损伤

（1）高颈段（C_1~C_4）损害：主要表现为四肢上运动神经元性瘫痪，病损平面以下全部感觉丧失，尿便障碍；膈肌受刺激或麻痹会有呃逆或呼吸困难；可有颈部根性疼痛，即颈痛向枕部放射。

（2）颈膨大（C_5~T_2）损害：截瘫、感觉平面和尿便障碍；上肢呈下运动神经元性瘫痪，下肢呈上运动神经元性瘫痪。C_8~T_1 侧角受损可以出现 Horner 征。

（3）胸髓（T_3~T_{12}）损害：双上肢正常，双下肢呈上运动神经元性瘫痪，病变平面以下各种感觉缺失，尿便障碍。

（4）腰膨大（L_1~S_2）损害：截瘫，病变平面以下各种感觉缺失，尿便障碍；双上肢不受累及。双下肢呈下运动神经元性瘫痪。损害平面在 L_2~L_4 膝反射消失，在 S_1~S_2 踝反射消失。

（5）圆锥（S_3~S_5 和尾节）和马尾（L_2 以下的 10 对脊神经）损害：单纯圆锥损害无下肢瘫痪。早期出现尿便障碍，会阴部感觉缺失，神经根痛少见。马尾损害时下肢可有下运动神经元性瘫痪。早期不出现尿便障碍，根性疼痛明显，感觉障碍不对称。临床上圆锥和马尾病变多相关联，表现为马尾圆锥综合征。

二、定性诊断

病变的解剖定位确定以后还应对病变的性质进行判断，称为定性诊断。病史特点、实验室检查、影像学检查共同为病变的性质的推测提供依据。神经外科疾病常见的病理性质和病因如下：

1. 损伤 多具备明确的外伤史。一般急性起病，如颅内血肿、脑挫裂伤等；患者症状往往在 6~8h 达高峰，但亦有部分患者可能经历较长时期后方出现症状，如慢性硬膜下血肿。应注意甄别是否伴有胸、腹等多发性损伤。

2. 肿瘤 起病多较为缓慢，总体上呈进行性加重趋势，少数病程可有短暂缓解。颅内肿瘤早期可仅有局灶性神经损害，后期可伴有颅内压增高。脊髓肿瘤有脊髓压迫、神经根受刺激和脑脊液循环阻塞表现。老年患者需注意鉴别中枢神经系统转移瘤。

3. 血管病变 血管病变有颅内动脉瘤、脑动静脉血管畸形、脑卒中等。起病多急骤，症状可在数秒至数天内达高峰。脑血管病变多与动脉硬化、高血压、心脏病、糖尿病等疾病相关。

4. 感染 急性或亚急性起病，症状通常在数日内达高峰，血液和脑脊液实验室检查可进一步明确感染的性质和原因。部分感染性疾病，如脑脓肿、脊髓硬膜外脓肿、脑囊虫病等需要外科治疗。

5. 其他 如需要外科处理的颅脑、脊柱脊髓先天性畸形，如脑积水、脊柱裂、枕骨大孔区畸形、扁平颅底等；多于儿童或青年期缓慢起病，进行性发展。

定性诊断时应注意患者一般表现和病史。如对幼年发病患者，要观察有无先天异常。通过鉴别诊断排除一些概率较小或不相符合的情况，即可将病变性质的考虑缩至最小范围，由此取得临床诊断。基于这种初步的、相对粗糙的诊断，再进一步选择相应的核实性检查。选择检查时应先做无创性检查，不能达到要求时再做一些侵袭性的检查项目。只有取得结论性的证据以后才算得到了确实诊断，但这还不是目的，尚需接受治疗的考验，在实际治疗中还可对诊断进行各种各样的修正和补充完善，直到最后诊疗结束。

神经系统疾病的定位诊断和定性诊断不可截然分开，某些神经系统疾病，在确定病变部位的同时也可推断出病变的性质，如内囊附近的损伤，多由动脉硬化并发高血压性血管疾病所致。因而在多数情况下，神经系统疾病的定位、定性诊断是相互参考同时进行的。最后需要指出的是，临床过程仅反映疾病的一般过程与规律，不能完全反映个别案例情况，因此定性诊断的详细内容仍应结合有关疾病。

（朱季子）

第五节　神经疾病的规范化与个体化治疗

神经外科疾病的规范化治疗首先要做好医师队伍的规范化建设。只有让我国目前约 1 万名神经外科医生都成为正规军，我们整个神经外科的疾病诊疗行为才能实现真正意义上的规范化。目前中国神经外科医师协会受卫生部委托开展的神经外科医师专科准入考核就是从源头上把好这一关。《卫生部专科医师——神经外科医师培养原则》指出："由于神经外科学是处理人体最高中枢问题的科学，因此对神经外科医师的培训标准要有更高的要求。应该在有完善条件（包括人力资源、设备条件、病源、成就）的单位成立'中国神经外科医师培训基地'，以达到正规化培养合格的神经外科专业医师的目的。"培训体系的完善、临床路径的推行、手术技术的规范化、显微技术的推广都是改善提高疗效的重要环节和重要保障，普及知识和技术也是学会和协会需要重点完成的一项内容。本书附录部分对近年来国内、国际上已经颁布的指南和专家共识做了索引，可供读者阅读查询时参考。

神经外科学是一门十分深奥的学科，随着技术的进步，其内涵和外延不断扩展，亚专业的划分越来越细。一个医生不可能对所有专业的病种都达到精通程度。国际上已制订治疗规范、指南、共识，这些方案和共识凝聚众多医学工作者的经验和教训，可以为患者提供相对合理、规范的治疗方法，从而使患者得到更好的治疗效果。因而，开展既符合国际标准又符合中国国情的神经系统疾病治疗规范化和个体化的临床研究势在必行。早在 2006 年，受卫生部的委托，中华医学会神经外科分会制订出版了本专业的《临床诊疗指南》和《临床技术操作规范》，这两份文件对规范诊疗行为起到了重要作用。之后一批适合国人情况的规范、指南和专家共识也相继出台。2009 年，为规范临床诊疗行为，提高医疗质量和保证医疗安全，卫生部组织有关专家研究制订了颅前窝底脑膜瘤、颅后窝脑膜瘤、垂体腺瘤、小脑扁桃体下疝畸形、三叉神经痛、慢性硬脑膜下血肿等神经外科 6 个病种的临床路径。2011 年底，卫生部又继续推进临床路径相关工作，再次组织有关专家研究制订了颅骨凹陷性骨折、创伤性急性硬脑膜下血肿、创伤性闭合性硬膜外血肿、颅骨良性肿瘤、大脑中动脉动脉瘤、颈内动脉动脉瘤、高血压脑出血、大脑半球胶质瘤、大脑凸面脑膜瘤、三叉神经良性肿瘤和椎管内神经纤维瘤等神经外科 11 个病种的临床路径的临床试点工作。

规范化治疗是提高神经外科整体治疗水平的基本要求。只有专业化、规范化，才能不偏离正确的治疗方向。例如，对颅内肿瘤的规范化治疗是指对肿瘤的治疗要按照原则执行，不管是手术、放疗、化疗都要治疗到位，不能脱离或违背治疗原则。但是，提倡规范化治疗不是说治疗都是千篇一律，搞"一刀切"，由于恶性脑胶质瘤的临床治疗充满挑战，要求临床医师必须追踪脑胶质瘤基础与临床研究的最新进展，不断更新概念，勇于探索。这就使得在临床诊治过程中不能生搬硬套，需要对每一个患者的具体问题进行具体分析，为每一位患者量体裁衣，制订个体化治疗方案，才可能达到一个较好的治疗效果。目前的靶向治疗和基因研究都是个体化治疗道路上的有益尝试。

按照唯物主义观点，事物不是一成不变的，医疗理念和技术手段也是在不断发展之中。所谓的治疗规范仅是目前医疗条件下，最为科学、合理的治疗方案。如颅内动脉瘤的治疗，20 世纪 90 年代以前，颅内动脉瘤只有手术夹闭一种治疗，对于复杂不能夹闭的动脉瘤，则选择采用近端阻断、孤立、瘤体切除或塑型、血管重建等手段。但随着介入治疗技术与弹簧圈、支架的出现与发展，现在血管内介入治疗与手术夹闭共同成为颅内动脉瘤两种主要手段，这也意味着颅内动脉瘤的治疗策略已逐渐发生了改变。同时，由于技术进步、显微技术的发展，扩大了急性期进行动脉瘤夹闭的指征，急性期治疗已是目前治疗的主流。但是医师不能因为有了临床路径、规范化治疗指南，反而束缚了合理的创造性、开拓性的研究工作。

近年来，聚焦于循证医学的治疗指南迅速增加，这为提高群体患者治疗效果起到了很好的作用。指南采用的方法是将问题简单化，为广大一线医生提供容易操作的治疗规则，但却忽略了个体化治疗的主旨。这就涉及个体化治疗的问题，由于"保护性医疗（defensive medicine）"和对治疗安全和费用的考虑，神经外科医师面临的是一个个实实在在同时又千变万化的个案，需要在较短的时间内做出"生死抉择"，这在指南中常常找不到对应的治疗策略。此外，对于尚无定论的医学问题，也需要医师结合临床具体实际加以决断。仍以颅内动脉瘤为例，目前脑动脉瘤治疗的主要方法是手术夹闭和血管内介入栓塞治疗。但随之而来的问题是对于一个特殊的案例，哪种技术更为安全有效、何时采用更为合理、如何评价治疗效果。一些问题在现阶段仍颇具争议，我们尚无法完全回答，仍需要大样本、多中心、随机、双盲、严格对照地研究评估。而颅内肿瘤的治疗就显得更为迷茫，首先它具有众多的分类，同类甚至同亚型肿瘤也具有迥异的分子生物与细胞生物学特征，某些生物标记与位点的异常表达，单纯生物治疗、化疗具有明显的治疗效果，可以单独使用或特殊病例联合普通放射治疗，能明显控制肿瘤的生长与复发；某些生物标记与位点的异常表达，可能对同样的化疗、生物治疗不敏感，甚至耐受，而放射治疗也可能具有较高的耐受性，仅能短期控制其生长与复发，此时，可能就需要短期放射治疗后，进行单次大剂量毁损的伽马刀治疗补量或低分次立体定向放射治疗，才能提高远期治疗效果；另一些病例甚至需要特殊生物靶位封闭治疗后，才能呈现放、化疗的敏感性，而需要生物靶向治疗联合放、化疗来提高其治疗效果。因此，对于后两者盲目的放、化疗只能枉增患者治疗中的不良反应，这就更显示个体化医疗的重要性。

此外，一份合理的个体化治疗方案还需考虑患者的整体情况，而不是仅仅局限于某种疾病本身。例如，随着人口老龄化，帕金森症等在60岁以上人群中高发的神经系统疾病逐渐增加。不当的治疗可能导致帕金森病的病程发展加速，使得患者症状加剧而过早丧失劳动能力或导致残疾。帕金森病患者规范化治疗是必须的。但对于帕金森患者，医师除了需要设法解除患者疾病本身的困扰外，尚需要对其给予心理关注和社会关注。对帕金森的治疗不仅仅是疾病本身的药物治疗，还要抗抑郁治疗改善患者的幸福感，功能锻炼增加患者的活动能力。帕金森病患者中抑郁症的患病率是20%～50%，工作能力、生活能力的减退，形象的损害，脑中多巴胺的减少，都有可能导致帕金森病患者抑郁的产生。许多帕金森患者还深受抑郁的折磨，严重的甚至有自杀倾向。帕金森病会表现为面无表情、语言减少、反应慢等的症状，与抑郁症的症状有相似之处，很容易被忽视。早期发现尤为重要，这需要医师、患者及其家庭与社会的共同努力。

总之，对于神经外科疾病，总的原则是"目前业界无争议的，采取规范化治疗，对于目前尚无定论的或有争议的，参照循证医学的观点，保证患者获得目前医疗条件下，最为科学的、个体化的治疗方案"。做到规范化与个体化相结合，理论与实践相结合，医师临床工作中要活学活用，要掌握具体的规范化和个体化用药原则，更重要的是学会正确的临床思维方法。开展神经外科疾病治疗的规范化研究，特别是在治疗理念上达成共识；同时鼓励在治疗手段上不断创新，针对不同患者，进行个体化治疗，发挥现有手段到极致。对于有争议的，在全国乃至全球范围内，开展治疗样本协作统计及前瞻性疗效对比研究，这样才能更好地发展神经外科医学事业。

（朱季子）

第二章

神经外科手术基础

第一节　手术主要器械设备

一、手术基本设备

神经外科手术设备包括可控手术床、头架、双极电凝器、手术显微镜、超声吸引器、手术用激光等。显微神经外科是现代神经外科的基础，显微手术器械包括显微手术剪刀、自动牵开器、显微针持（镊）等。随着高新技术的发展，现代神经外科在诊断和治疗上的方法和手段得到不断更新。

1. 多功能可控手术床　手术时术者最好坐在带扶手的专用手术椅操作，手术床的高度适应术者坐位时的双手高度。患者头被固定，为满足观察到各个角度的术野，需随时调整患者的头、体位。

2. 头架和脑牵开器　如下所述：

（1）头架：有不同类型，其中 Mayfield 头架有三个头钉，位置适宜。

（2）脑自动牵开器：由一组球面关节组成，内由一钢线穿连在一起，长 30～40cm，一端固定不同规格的脑压板，另一端固定在头架或连接杆上。当扭紧钢线时，其臂硬挺，使前方脑板固定在所需位置。手术中牵开脑组织的时间不要过长，每 10～15min 后放松脑压板 3～5min，间断抬压脑组织，牵开脑的压力低于 2mmHg（0.27kPa）比较安全。

3. 双极电凝器和冲洗器　如下所述：

（1）双极电凝器：是神经外科手术重要的止血基本设备。其长度要求 8～25cm，尖端直径 0.25～1.50mm。双极电凝镊还是一把良好的分离器，可用作分离组织。一般为枪状，不阻挡视线，增加了术野的可视范围。

（2）显微冲洗器：在电凝和使用高速钻时，需不断地冲生理盐水，以降低钻头温度和防止双极镊的尖端粘连。

4. 高速开颅钻　其动力有电和压缩气体两种，电钻的钻速不如气钻，但电钻可有正反两个方向旋转适用于临床。高速钻的优点是其运转时几乎无力矩，在启动、停止以及改变速度时钻头稳定，可确保手术安全。直径较小的钻头可用于钻孔，穿线固定骨瓣。磨钻头用于磨除蝶骨嵴、前床突、内耳道等部位颅骨。开颅器（铣刀）顶部的剥离端非常精细，可以把硬脑膜自颅骨内板分离，锯下骨瓣。术者应以右手持笔式握钻柄，并将腕部靠在手托上，以求稳定。

5. 吸引器管　手术的全过程都需使用，用于清除术野的积血、冲洗水和脑脊液，也可用来牵开组织及做钝性分离。其顶端必须光滑，以防损伤细小的血管和神经。其柄上有一侧孔，用于调节压力，在大出血的紧急情况下，堵住吸引器侧孔，使吸力最大，及时吸除积血，保证术野清洁，以利止血。手术者手持吸引器的姿势以持笔式为好，拇指或示指位于吸引孔处，根据需要调节孔开放的大小。

6. 显微手术器械　如下所述：

（1）手术显微镜：主要由照明系统以及可供升降、前后左右调节的多关节支架和底座三部分组成。除吻合血管外，一般显微神经外科手术，放大 5～10 倍可以满足手术的要求，物距 300～400mm，另有冷光源照明、摄像系统等。

（2）显微镊：由钛合金制作，质量轻，外表光滑，不易腐蚀，不磁化，具备足够弹性。分离组织时，先将镊尖端并拢插入组织，然后靠其弹性自动分开，上述动作反复进行，达到分离组织的作用。

（3）显微剪和蛛网膜刀：显微剪刀应锋利，关闭和开启要灵活自如。用显微刀切开颅底蛛网膜下隙池的蛛网膜、分离神经和血管周围的组织粘连时，其刀尖不应插入刀刃的1/3，免损伤下面组织结构。

（4）显微针持：为吻合血管和神经持针用，以直柄针持常用。针持应用应熟练准确，必须在实验室反复地练习。在小的、深部术野中完成缝合、打结等操作。显微手术外科使用的缝合线为6-0~10-0尼龙线。颅内大血管可用7-0~8-0尼龙线，小的血管可用9-0线。

（5）显微分离器：除双极电凝镊外，专用的显微分离器（也称剥离器）有铲式和球面式不同形状。镊尖端并拢插入被分离组织，依靠其自身弹性，镊尖端分开，反复动作即可达到分离组织的作用。

二、显微神经外科设备与技术

显微神经外科技术从20世纪50年代以来逐渐成熟。随着神经影像学突破性的发展，显微神经解剖和显微手术器械及手术技巧的提高，神经外科手术范围日益扩大。在显微神经解剖及特殊器械的辅助下，手术的精细程度达到新的高度，患者术后生存质量显著提高。显微神经外科是由大体神经外科向微侵袭神经外科发展的主线，它的方法和理论为微侵袭神经外科奠定了一定基础，在当前和可预见的将来仍然是治疗疾病的主要手段。在给患者带来巨大好处的同时，也延长了神经外科医师的手术生命。

显微神经外科理论认为：蛛网膜为间皮成分，这些结缔组织在脑池形成纤维及小梁，它们成为蛛网膜的支架并与蛛网膜下隙中血管外膜相连。显微镜提供了观察接近生理状况活体蛛网膜下隙的机会，同时可以观察神经血管的细致结构。蛛网膜对于神经外科手术的重要性在显微镜使用后被进一步认识，尤其是分离动脉瘤、动静脉畸形（ateriovenous malformation，AVM）和肿瘤的过程中蛛网膜及脑池的应用。

显微神经外科要求术者的手、眼在显微镜条件下建立反射，动作协调，具有特殊的操作技巧及难度，因此，对显微神经外科医师必须要有一定时间严格的实验室训练。

显微技术要求医师利用脑池的自然间隙解剖及暴露病变，手术过程要爱惜组织，尽其所能减少不必要的脑组织暴露和损伤。其操作原则为：①保持身体稳定：坐位手术，身体和术区保持自然的相对位置是减少疲劳保持操作稳定准确的最简单的办法，尽量减少或不参与外科操作肌肉群的活动，使其保持松弛，减少疲劳和颤抖，节省术者体力。②保持手的稳定性：手托的应用对保证手术精细操作的准确性非常重要，手托应尽可能靠近术野，术者手臂肩膀和后背肌肉放松。③移动视线，手眼协调：能通过自身本体觉和眼的余光来判断手和器械的位置。④减轻疲劳：术前避免剧烈活动。

三、神经内镜设备

神经内镜也被称为脑室镜，作为微创神经外科的重要技术手段，可明显减少手术创伤，改善深部术野照明，放大术野解剖结构图像，扩大视角以减少手术盲区。在神经外科各个领域得到广泛应用。

早在1910年，Lespinase即用膀胱镜电灼侧脑室内的脉络丛以治疗脑积水，但由于设备简陋，死亡率高，故很难推广应用。1986年，Giffith提出了"内镜神经外科"概念，得益于照明系统、实时摄像监视、激光技术、硬和软的内镜、各种手术器械以及微球囊等的改进和应用，内镜在神经外科得到了广泛开展。神经内镜按质地分为硬质和软质（可屈曲性）两大类。按结构和功能又可分为两类：一类为具有操作孔道的内镜，可以通过其孔道对病灶进行切割、钳夹、烧灼和止血等操作，这类大多为硬质内镜；另一类为无操作孔道的内镜，可通过特殊设计的外加导管而实现前者的功能，常单纯地用于对脑深部病变的观察或进行治疗，该类内镜有硬质或软质的。由于手术全过程都在直径大于8mm的内镜下操作，所以手术创伤极小，恢复快。内镜手术可用于止血、活检和肿瘤切除等。

单纯神经内镜术方面，已常用于脑积水、颅内囊性病变和脑室系统病变等。应用内镜定向穿刺进入侧脑室，再经室间孔进入第三脑室，用射频或激光在第三脑室底部开窗，再用球囊导管将其扩大而形成造瘘，脑脊液通过瘘口流入大脑脚间池，进入正常的脑脊液循环和吸收，形成内分流术，克服了以往脑室—腹腔（心房）分流术后常见分流管堵塞和感染的弊端；将颅内囊性病变（蛛网膜囊肿、脑实质内囊肿和透明隔囊肿等）与邻近的脑池或脑室穿通，使原来封闭的囊腔与蛛网膜下隙或脑室相通；对于脑室系统病变，囊性瘤可引流清除，实质性肿瘤也可活检和直接切除，如可完整摘除窄蒂的脉络丛乳头状瘤，可仅经钻孔穿刺达到清除和引流脑内血肿目的。

内镜辅助的显微外科手术方面，利用内镜的光源及监视系统，可对显微镜直视术野以外的区域进行观察，不但能增加术野的暴露，避免病灶的遗漏，而且亦减轻了正常脑组织牵拉的程度，从而降低手术并发症和减轻术后反应。可用于动脉瘤夹闭术、三叉神经血管减压术、经鼻—蝶入路脑垂体瘤切除术等；对囊性脑瘤可行肿瘤活检、抽吸囊液减压，并可行肿瘤的内放射治疗；直视下用 CO_2 或 YAG 激光是治疗脑深部中线结构病变及脑室内、基底核、丘脑和脑干等部位肿瘤的良好方法。还可在立体定向指引下，用内镜直视下进行颅内占位病变的活检，可克服单纯立体定向活检的盲目性，尤其是大大降低了对位于颅底和颅内中线部位肿瘤活检的风险。

神经内镜可用于椎管内病变的检查和治疗。对脊髓空洞症患者，分离粘连与分离膜性间隔，并进行空洞分流术，可避免对脊髓的损伤并取得良好的疗效。还可用于对脊髓血管畸形、肿瘤以及椎间盘摘除术、脊髓栓系松解术、脊膜膨出等的诊断与治疗。

内镜手术亦存在一定的局限性：①受管径限制，视野狭小，难以观察手术部位全貌，若对周围组织的毗邻关系了解有限，易导致误判或操作上的失误。②需有一定空间才能观察和操作，在脑实质内无间隙可供操作，且图像显示不清，无法判断内镜所达到的位置，易误伤血管及脑组织，镜头接触血液等易致视野模糊。③目前可配套使用的手术器械有限，手术操作有一定困难。④内镜各种连接装置、配件多，操作过程中不易保持无菌条件，易致术后感染。

四、当代神经外科手术辅助设备

1. 超声吸引器　近年来，随着切割式超声手术刀的问世，超声外科吸引（CUSA）和超声驱动手术刀（UAS）已成为现代手术的新工具。CUSA 原理是利用超声高频机械振荡所产生的能量作用于软组织，使病变组织产生空化作用，将其碎裂成糊状或溶胶状，随即以负压吸引进行清除，从而逐渐地消除病变组织或除去多余的组织（如脂肪）等，而且不易破坏血管，在手术中可明显地减少出血，又无过热等缺点。因此，CUSA 是目前医学界公认的一种较为理想的外科手术切割器械。但因显微手术术野小，为防止视野的死角，需要弯柄超声吸引器，振动功率降低，影响对质地硬的病变的切除。

2. 氩氦刀　也称氩氦超导手术系统，是近年来研制成功的治疗脑肿瘤等病变的高精度仪器，属于目前唯一经皮冷冻治疗的设备。氩氦刀并非真正的手术刀，它采用计算机全程监控，对病变进行准确定位，并直接或经皮穿刺的微创方法治疗病变。应用于脑肿瘤（尤其是恶性肿瘤）的手术，可于短时间内损毁瘤细胞，又可让冷冻的瘤体以手术方式被切除，在切除脑动静脉畸形中应用也可很好地控制出血。

3. 手术用激光　Rosomoff 于 1966 年首先将激光引入脑肿瘤的手术切除。激光与手术显微镜、立体定向技术及神经内镜的有机结合，为神经系统肿瘤的治疗提供了更多的方法。激光是激光器产生的一种电磁波光电辐射，它既具有波的性质，有一定的波长和频率，又具备光子流现象，有一定能量的粒子。在谐振腔，工作物质与激励源相结合，形成了激光辐射，对照射组织在数毫秒内可产生数百甚至上千摄氏度的高温，从而引起生物组织的蛋白质变性、凝固性坏死，甚至出现炭化或汽化等物理性改变。激光集中能量瞬间作用，对肿瘤周围正常组织影响极少，距激光焦点 1mm 以外的组织细胞都不会造成损伤。二氧化碳激光主要用于切除颅底脑膜瘤、神经纤维肿瘤、颅咽管瘤、椎管内脊髓外瘤和中枢神经系统脂肪瘤，还可用于切开蛛网膜。氩激光和二氧化碳激光适用神经切断性手术，如脊髓侧索切断术、后根神经节损毁术。氧激光等适于治疗血运丰富的肿瘤和中枢神经系统血管性疾病。

（徐吉光）

第二节　术前准备与术前评估

手术既是一个治疗过程，又是一个创伤过程。因此，手术前的准备，就是要采取各种措施，尽量使患者接近生理状态，以便使患者更好地耐受手术。

一、术前准备

术前准备工作主要包括两个方面：①心理方面的准备。②提高手术耐受力的准备。

一般性术前准备同普通外科。对神经外科比较特殊的术前准备，应注意：①若颅内压增高显著，应先行脱水治疗并尽早手术，若为第三脑室或颅后窝占位，头痛加剧，出现频繁呕吐或意识不清者，提示有严重颅内压增高，应行脑室穿刺外引流或脑室分流术，以缓解梗阻性脑积水，改善患者的病情，然后尽快手术。②脑疝患者除急行脱水利尿外，有脑积水者，应立即行脑室穿刺引流，使脑疝复位，缓解病情。如果效果不明显，而病变部位已明确，应考虑急诊开颅手术，解除危及生命的病变；③有些颅内血管性疾病，如颈动脉海绵窦段、颈内动脉床突上段动脉瘤，要在术前 2~3 周开始做颈内动脉压迫训练，以促进侧支循环的建立。对于鞍区病变，特别垂体功能低下者，术前 2~3d 开始应用肾上腺皮质激素类药物，以减少或防止术后发生垂体危象。

二、术前评估

（一）全身情况

（1）精神状态。

①是否紧张和焦虑，估计合作程度。

②了解患者对手术及麻醉的要求与顾虑。

③精神症状者，应请精神科会诊。

（2）体温上升或低于正常：表示代谢紊乱，情况不佳，对麻醉耐受差。

（3）血压升高：明确原因、性质、波动范围，同时了解治疗及疗效，是否累及心、脑、肾等器官，是否要进行处理再行手术。

（4）Hb < 80g/L 或 > 160g/L，麻醉时患者易发生休克、栓塞等危险，需在术前给纠正。

（5）血细胞比容以保持在 30%~35%，有利于氧气释放。

（6）中性粒细胞增高及 ESR 增快：提示体内存在急性炎症，越严重麻醉耐受越差，术前需纠正。

（7）血小板小于 $60 \times 10^9/L$，凝血异常者，术前给予诊断和纠正。

（8）尿糖阳性：应考虑有无糖尿病，需进一步检查。

（9）尿蛋白阳性：应考虑有无肾实质病变，产科结合血压，考虑是否有妊娠期高血压疾病。

（10）少尿、尿闭：应考虑有严重肾功能衰竭，麻醉耐受极差，因很多药物需肾排出，术后易出现急性肾功能衰竭。

（11）基础代谢高：麻醉药用量大，氧耗大，麻醉不易平稳，反之，麻醉药用量小，麻醉耐受差，基础代谢率（%）=0.75 ×（脉率 +0.74 × 脉压）−72，正常范围为 −10%~10%。

（12）凡全身情况异常或主要器官障碍，术前、中、后均可请相关学科会诊。

（二）呼吸系统

术前有呼吸系统感染较无感染者发生呼吸系统并发症高出 4 倍。

（1）急性呼吸系统感染（包括感冒），禁忌择期手术，一般感染得到充分控制 1~2 周后施行，临床上常以患者不发热、肺部无炎症而行手术，如急症手术，加强抗感染，同时麻醉医师避免吸入麻醉。

（2）肺结核（特别是空洞型）、慢性肺脓肿、重症支气管扩张症，应警惕在麻醉中感染，沿支气管系统在肺内扩散或造成健侧支气管堵塞，或出现大出血而起窒息，麻醉时一般用双腔支气管插管分隔双肺。

（3）手术患者并存呼吸系统慢性感染和肺通气功能不全并不罕见，其中以哮喘和慢性支气管炎并存肺气肿为常见，为减少并发症，术前应充分准备：①肺功能试验。②戒烟2周以上。③应用抗生素，治疗肺部感染。④控制气管和支气管痉挛，如拟交感药及甲基黄嘌呤或应用色甘酸钠治疗哮喘及肾上腺皮质激素的应用，还应准备处理可能出现的危象。⑤胸部叩击和体位引流，雾化吸入，促使痰液排出。⑥纠正营养不良，逐步增加运动，提高肺的代偿能力。⑦治疗肺源性心脏病。

（4）术前一般需做肺功能试验的有：①每天吸烟大于1包。②慢性咳嗽，不论有痰无痰。③肥胖。④支气管哮喘。⑤支气管炎或肺气肿。⑥神经或肌肉疾病。⑦累及肋骨或胸椎的关节炎或骨骼畸形。⑧所有需要进行胸或腹部手术的患者，包括累及腹壁肌肉的手术，如腹壁或腹股沟的修补术。

（三）心血管系统

心脏病患者能否耐受手术，主要取决于心血管病变的严重度和患者的代偿能力以及其他器官受累情况和需手术治疗的疾病等。术前应具有完整的病史，如体格检查、相应的特殊检查及心功能检查记录，同为心脏病，其严重程度不同，对麻醉和手术的耐受也各异（表2-1）。如房间隔缺损或室间隔缺损未伴肺动脉高压，心功能较好（Ⅰ、Ⅱ级）者，其对麻醉和手术的耐受与无心脏病者并无明显差别。有些心脏病患者，难以耐受血流动力学的波动，则须先行心脏手术，情况改善后再行非心脏手术为宜，如重度二尖瓣狭窄。

表2-1　心功能分级及其意义

心功能	屏气试验	临床表现	临床意义	麻醉耐受力
Ⅰ级	>30s	普通体力劳动负重，快速步行，上下坡无心慌、气急	心功能正常	良好
Ⅱ级	20~30s	能胜任正常活动，但不能跑步或做较用力的工作，否则出现心慌、气急	心功能较差	处理如果正确恰当，耐受力仍较好
Ⅲ级	10~20s	需静坐或卧床休息，轻度体力活动后即出现心慌、气急	心功能不全	麻醉前充分准备，术中避免增加心脏负担
Ⅳ级	10s	不能平卧、端坐呼吸，肺底可闻及啰音，任何轻微活动即出现心慌、气急	心功能衰竭	耐受力极差，手术须推迟

目前，临床上常用的一些主要指标都是反映左心功能的，如心指数（cardiac index，CI）、左室射血分数（left ventricular ejection fraction，LVEF）和左室舒张末期压（left ventricular end diastolic pressure，LVEDP）。

1. 心律失常　如下所述：

（1）窦性心律不齐：多见于儿童，一般无临床重要性，窦性心律不齐是由于自主神经对窦房结节奏点的张力强弱不匀所致。迷走神经张力较强时易出现心律不齐，当心律增速时，不齐则多转为规律。但如见于老年人可能与冠心病有关或提示患者可能有冠心病。

（2）窦性心动过缓：注意有无药物（如β受体阻滞药、强心苷类药）影响。一般多见于迷走神经张力过高，如无症状，多不需处理。如为病态窦房结所致，则宜做好应用异丙肾上腺素和心脏起搏的准备。窦性心动过缓时出现室性期前收缩可在心率增快后消失，不需针对室性期前收缩进行处理。有主动脉关闭不全的患者如出现心动过缓则可增加血液反流量而加重心脏负担，宜保持窦性心律于适当水平。

（3）窦性心动过速：其临床意见决定于病因，如精神紧张、激动、体位改变、体温升高、血容量不足、体力活动、药物影响、心脏病变等，分析原因后评估和处理。对发热、血容量不足、药物和心脏病变引起者，主要应治疗病因，有明确指征时才采用降低心率的措施。

（4）室上性心动过速：多见于非器质性心脏病，亦可见于器质性心脏病、甲状腺功能亢进和药物毒性反应。对症状严重或有器质性心脏病或发作频繁者，除病因治疗外，在麻醉前控制其急性发作，控制后定时服药预防其发作。

（5）期前收缩：一过性或偶发性房性期前收缩或室性期前收缩不一定是病理，但如发生40岁以上的患者，尤其是发生和消失与体力活动量有密切关系者，则患者很可能有器质性心脏病，应注意对原发病的治疗，一般不影响麻醉的实施。室性期前收缩系频发（大于5次/min）或呈二联律、三联律或成对出现，或系多源性，或室性期前收缩提前出现落在前一心搏的 T 波上（R—on—T）易演变成室性心动过速和室颤，需对其进行治疗，择期手术宜推迟。

（6）阵发性室性心动过速：一般为病理性质，常伴有器质性心脏病。如发作频繁且药物治疗不佳，手术需有电复律和电除颤准备。

（7）心房颤动：最常见于风湿性心脏病、冠心病、高血压性心脏病、肺源性心脏病等，可致严重血流动力学紊乱、心绞痛、晕厥、体循环栓塞和心悸不适。如果不宜进行或尚未进行药物复律或电复律治疗，麻醉前宜将心室率控制在 80 次/min 左右，至少不宜大于 100 次/min。

（8）传导阻滞：①右束支传导阻滞：多属良性，一般无心肌病，手术与麻醉可无顾虑。②左束支传导阻滞：多提示有心肌损害，常见于动脉硬化高血压、冠心病患者，一般不致产生血流动力学紊乱。③双分支阻滞：包括右束传导阻滞合并左前分支或左后分支阻滞、左束支传导阻滞，多为前者。左前分支较易阻滞，左后分支较粗，有双重血供，如出现阻滞多示病变重。双分支阻滞有可能出现三分支阻滞或发展为完全性房室传导阻滞。对这类患者宜有心脏起搏准备，不宜单纯依靠药物。④Ⅰ度房室传导阻滞：一般不增加麻醉与手术的困难。⑤Ⅱ度房室传导阻滞：Ⅰ型（莫氏Ⅰ型）HR < 50 次/min，宜有心脏起搏的准备，Ⅱ度房室传导阻滞Ⅱ型（莫氏Ⅱ型），几乎属于器质性病变，易引起血流动力学紊乱和阿—斯综合征，宜有心脏起搏的准备。⑥Ⅲ度房室传导阻滞：施行手术，应考虑安装起搏器或做心脏起搏的准备。

2. 先天性心脏病的术前估计和准备　如下所述：

（1）房缺、室缺如果心功能Ⅰ、Ⅱ级或无心力衰竭史，一般手术麻醉无特殊。

（2）房缺、室缺伴肺动脉高压，死亡率高，除急症手术外，一般手术应推迟。

（3）房缺、室缺并存主动脉缩窄或动脉导管未闭，应先治疗畸形，再择期手术。

（4）房缺、室缺伴轻度肺动脉狭窄，不是择期手术的禁忌，但重度者术中易发生急性右心衰竭，禁忌择期手术。

（5）法洛四联症，择期手术危险性极大，禁忌择期手术。

3. 缺血性心脏病患者　若围手术期发作心肌梗死，其死亡率高，故术前应明确。

1）是否存在心绞痛及严重程度。

（1）病史中如有下列情况应高度怀疑并存缺血性心脏病：糖尿病、高血压、肥胖、嗜烟、高血脂、左室肥厚（心电图示）、周围动脉硬化、不明原因的心动过速和疲劳。

（2）缺血心脏病的典型征象有：紧束性胸痛，并向臂内侧或颈部放射，运动、寒冷、排便或饮餐后出现呼吸困难、端坐呼吸，阵发性夜间呼吸困难，周围性水肿，家族中有冠状动脉病变史，有心肌梗死史和心脏扩大。

（3）对临床上高度怀疑有缺血性心脏病的患者，术前应根据患者具体情况做运动耐量试验超声心动图检查，或行冠状动脉造影等。

2）是否发生心肌梗死，明确最近一次的发作时间

（1）心肌梗死后 3 个月手术者再梗死发生率为 27%，6 个月内手术为 11%，而 6 个月后手术再梗外发生率为 4% ~5%。

（2）对有心肌梗死的患者，择期手术应推迟到发生梗死 6 个月以后再进行。同时在麻醉前应尽可能做到：①心绞痛症状已消失。②充血性心力衰竭的症状已基本控制。③心电图无房性期前收缩或每分钟大于 5 次的室性期前收缩。④尿素氮小于 17.8mmol/L，血钾大于 3mmol/L。

3）心脏功能评级及代偿功能状况：随着疾病治疗水平的提高，并考虑到不同患者心肌梗死范围和对心功能影响不一，现认为不宜硬性规定一律间隔 6 个月。术前主要评价患者的心肌缺血和心功能情况，处理时要注意心功能的维护，尽可能保持氧供需平衡。

4. 对近期（2 个月内）有充血性心力衰竭以及正处于心衰中的患者　不宜行择期手术，急症手术当属例外，有的急症手术本身即是为了改善患者的心力衰竭而进行（如对有心力衰竭的妊娠期高血压疾病患者施行剖宫产手术）。

5. 心脏瓣膜患者的麻醉　危险主要取决于病变的性质及其心功能的损害程度。

（1）尽可能识别是以狭窄为主还是以关闭不全为主，还是两者皆有，一般以狭窄为主的病变发展较关闭不全者迅速。

（2）重症主动脉瓣狭窄或二尖瓣狭窄极易并发严重心肌缺血、心律失常（房扑或房颤）和左心衰竭，易发生心腔血栓形成和栓子脱落，危险性极高，禁忌施行择期手术。

（3）心瓣膜关闭不全，对麻醉手术耐受力尚可，但易继发细菌性心内膜炎或缺血性心肌改变，且可能猝死。

（4）对各类心脏瓣膜患者术前常规用抗生素，以预防细菌性心内膜炎。

（5）心脏瓣膜病患者术前应给予抗凝治疗，以预防心脏内血栓脱落等并发症。如属急诊术前需用鱼精蛋白终止抗凝。

6. 高血压　高血压手术麻醉安危取决于是否并存继发性重要脏器损害及程度，包括大脑功能、冠状动脉供血、心肌功能和肾功能。如心、脑、肾等重要器官无受累的表现，功能良好，则手术与麻醉风险与一般人无异。高血压择期手术一般应在血压得到控制后施行，现认为收缩压比舒张压升高危害更大，故更重视对收缩压的控制。对多年的高血压，不要很快降至正常，应缓慢平稳降压，舒张压力大于110mmHg（14.63kPa）应延期手术；一般高血压患者，治疗目标为小于140/90mmHg（18.62kPa/11.97kPa），糖尿病或肾病者应小于130/80mmHg（17.29kPa/10.64kPa），未经治疗的高血压，术中血压不稳，波动大，急剧增高时可致卒中，伴左心室肥大的高血压患者本身已存在心肌缺血的基础，严重低血压易致心肌梗死。抗高血压药物，一般用至手术当日清晨。

（四）内分泌系统疾病

1. 糖尿病　若术前适当治疗，所有轻型和多数重型患者都可以控制血糖，纠正代谢紊乱，改善或消除并发症，使麻醉和手术顺利进行。

择期手术术前控制标准：①无酮血病，尿酮阴性。②空腹血糖8.3mmol/L以下，在6.1～7.2mmol/L，最高勿超过11.1mmol/L。③尿糖为阳性或弱阳性。④纠正代谢紊乱，无"三多一少"。⑤合并酮症酸中毒患者绝对禁止麻醉手术，需紧急处理，待病情稳定数月后再行手术。⑥手术日晨不应使用口服降糖药，最好使用胰岛素将血糖维持至最佳水平。

急症手术术前控制标准：①尿酮消失。②空腹血糖控制和维持在8.3～11.1mmol/L。③酸中毒纠正。紧急手术术前检查、准备、治疗和麻醉手术同时进行。

术前胰岛素治疗指征：①除不影响进食的小手术，轻型糖尿病患者均应术前2～3d开始合理使用。②对术前使用长效或中效胰岛素的患者，术前1～3天应改用胰岛素。③酮症酸中毒患者。

2. 妇女月经期　不宜此时行择期手术。

（五）肝功能

（1）多数麻醉药物对肝功能都有暂时性影响，手术创伤和失血、低血压和低氧血症、长时间使用缩血管药等，均使肝血流量减少和供氧不足，严重可引起肝细胞功能损害，尤其对原已有肝病的患者其影响更加明显。

（2）肝功能不全评估分级：见表2-2。

表2-2　肝功能不全评估分级

项目	肝功能不全		
	轻度	中度	重度
血清胆红素（mmol/L）	25	25～40	40
血清蛋白（g/L）	35	28～35	28
凝血酶原时间（s）	1～4	4～6	6
脑病分级	无	1～2	3～4
每项危险估计	小	中	大

①1～3分为轻度肝功能不全，4～8分为中度肝功能不全，9～12分为重度肝功能不全。

②肝病并发出血或有出血倾向时，提示有多种凝血因子缺乏或不足。

③当凝血酶原时间延长，凝血酶时间延长，部分凝血活酶时间显著延长，纤维蛋白原和血小板明显减少提示 DIC，禁忌任何手术。

（3）肝病患者的麻醉手术耐受力估计

①轻度肝功能不全，影响不大。

②中度肝功能不全，耐受力减退，术中后易出现严重并发症，择期需做较长期的严格准备。

③重度肝功能不全，如肝硬化（晚期），常并存严重营养不良、消瘦、贫血、低蛋白血症、大量腹腔积液、凝血功能障碍、全身出血或肝性脑病，危险性极高，禁忌任何手术。

④急性肝炎，除紧急抢救手术外，禁忌施行手术。

（4）保肝治疗

①高糖类，高蛋白饮食，以增加糖原储备和改善全身情况。

②间断给予清蛋白，以纠正低蛋白血症。

③小量多次输新鲜全血，纠正贫血和提供凝血因子。

④给予大剂量 B 族维生素、维生素 C、维生素 K。

⑤改善肺通气。

⑥限制钠盐，利尿或放出腹腔积液，注意水、电解质平衡。

（六）肾功能

（1）对急、慢性肾病而言，任何麻醉药、手术创伤和失血、低血压、输血反应、脱水、感染和使用抗生素等因素，都可以导致肾血流明显减少，产生肾毒性物质，加重肾功能损害。

（2）慢性肾功能衰竭或急性肾病，禁忌行任何择期手术，慢性肾功能衰竭人工肾透后，可以手术，但对于麻醉手术的耐受仍差。

（3）慢性肾病并发其他疾病，术前应尽可能给予正确判断和治疗，如高血压或动脉硬化、心包炎或心脏压塞、贫血、凝血机制异常、代谢和内分泌紊乱。

（4）术前准备：原则是维持正常肾血流量和肾小球滤过率。具体如下：①补足血容量，防止低血容量性低血压引起的肾缺血。②避免用缩血管药，必要时可选多巴胺。③保持充分尿量，术前均需静脉补液，必要时并用利尿剂。④纠正酸碱电解质平衡紊乱。⑤避免用对肾有明显毒害的药物。⑥避免用通过肾排泄的药物。⑦有尿感，术前须控制。⑧有尿毒症，术前人工肾或腹膜透析，在术前最后一次透析后应行一次全面的血液和尿液检查。

（七）水、电解质和酸碱平衡

术前需了解水、电解质和酸碱平衡状态，如异常应适应纠正。

（八）特殊患者术前估计与准备

1. 慢性酒精中毒　如下所述：

（1）对疑有慢性酒精中毒，手术推迟。

（2）对酒精中毒，需全面了解重要器官的损害度，对正出现的戒断综合征及其疗效进行评估。

（3）在戒酒期间禁行择期手术。

（4）急诊手术前，可给予地西泮类药物，是目前治疗震颤谵妄的最佳药物，同时给予大量 B 族维生素和补充营养。

（5）对偶然大量饮酒致急性酒精中毒患者，如急诊手术，对各种麻药的耐受性并不增加特异性，但对麻药的需要量可能明显减少。

2. 饱胃患者　如下所述：

（1）急诊手术，6h 内摄入食物的成人不可进行麻醉，这是最低限度的时间。

（2）在紧急下（如威胁生命、肢体或器官的情况），若延缓手术的劝告不被患者接受，此时手术医师应在病史上注明其后果。

（3）只有很少的紧急情况需要立即手术，可以不考虑患者这一情况，其中包括气道梗阻、出血不能控制、颅内压迅速增高、主动脉瘤破裂和心脏压塞等。

（徐吉光）

第三节　神经外科麻醉

一、神经外科手术常用麻醉

（一）麻醉方法

1. 全身麻醉　气管内插管全身麻醉是神经外科手术首选的麻醉方法，麻醉诱导和气管插管期是关键步骤，要求诱导平稳无呛咳、插管应激反应小，避免颅内压增高和影响脑血流。麻醉维持期常采用静吸复合麻醉，间断给予非去极化肌肉松弛药，术中持续适度过度通气，维持 Pa（CO_2）30 ~ 35mmHg（3.99 ~ 4.66kPa）之间。静脉容量治疗要求达到血流动力学和脑灌注压稳定的目的，根据术中具体情况和实验室检查判断是否需要输血治疗。麻醉苏醒期要求做到快速平稳苏醒，以便于对手术患者神经功能的早期评估。需拔除气管导管时注意避免剧烈呛咳以免引起颅内出血，保留气管导管的患者也需要避免呛咳和躁动，可以给予适度镇静治疗。

2. 局部麻醉　在患者合作情况下，单纯局部麻醉可以用于钻孔引流术、简单颅脑外科手术、神经放射介入治疗、立体定向功能神经外科手术等。头皮的局部浸润麻醉是关键，目前推荐使用长效酰胺类局部麻醉药盐酸罗哌卡因，常用 0.5% 罗哌卡因 20 ~ 40ml，起效时间 1 ~ 3min，达峰值血浆浓度时间为 13 ~ 15min，感觉阻滞时间达 4 ~ 6h，具有对心脏毒性和神经毒性低、镇痛效果确切和作用时间长的特点。

（二）麻醉药物

1. 静脉麻醉药　如下所述：

（1）咪达唑仑：具有抗焦虑、催眠、抗惊厥和顺行性遗忘等作用，常用于镇静或全麻诱导。全身麻醉诱导经静脉给药，剂量为 0.1 ~ 0.4mg/kg，呼吸暂停发生率 10% ~ 77%，需引起重视。临床剂量咪达唑仑可降低脑氧耗量、脑血流和颅内压，对脑缺氧有保护作用，不影响脑血流自动调节功能，可有效预防和控制癫痫大发作。咪达唑仑对脑电图也呈剂量相关性抑制。

（2）依托咪酯：为非巴比妥类静脉镇静药，具有中枢镇静催眠和遗忘作用，可以降低脑代谢率、脑血流量和颅内压，具有脑保护作用，由于其心血管效应小、血流动力学稳定，因此脑灌注压维持良好，尤其适用于心血管功能不全的神经外科手术患者。依托咪酯用于全麻诱导剂量为 0.15 ~ 0.30mg/kg。长时间输注可抑制肾上腺皮质功能，故不宜连续静脉输注。

（3）丙泊酚：为一种高脂溶性的静脉麻醉药，具有起效快、代谢快、苏醒迅速完全、不良反应少、持续输注后无蓄积作用等特点，用于全身麻醉诱导和中到重度镇静维持。单次静脉诱导剂量为 2.0 ~ 2.5mg/kg（复合其他镇静药、老年、体弱或颅内高压患者应减量），初始分布半衰期（2 ~ 8min）非常短。麻醉维持需联合阿片类药物，一般采用静脉泵注 4 ~ 12mg/（kg·h）或靶控输注 3 ~ 6μg/ml。临床剂量的丙泊酚可降低颅内压、脑血流量和脑需氧量，增加脑缺血的耐受和减轻脑缺血再灌注脂质过氧化反应。同时丙泊酚具有明显的抗惊厥特性，可以用于癫痫患者控制癫痫发作。丙泊酚对脑电图也呈剂量相关性抑制，大剂量使脑电图呈等电位。

（4）右美托咪定：高选择性 α_2 肾上腺素能受体激动剂，具有中枢性抗交感作用，一定的镇痛、利尿和抗焦虑、抗唾液腺分泌作用，能产生近似自然睡眠的镇静作用。最大特点是临床剂量对呼吸无抑制，具有脑保护作用，可用于围手术期麻醉合并用药，尤其是术中唤醒麻醉。麻醉诱导剂量经推注泵 0.5 ~ 1.0μg/［kg（10 ~ 15min）］，麻醉维持剂量为 0.2 ~ 0.4μg/（kg·h）。

2. 吸入麻醉药 所有吸入麻醉药呈浓度相关性脑血流量增加和降低脑氧消耗，由于毒性和麻醉效能原因，如安氟醚现已不再应用。

（1）异氟烷：对脑血流动力的影响呈剂量—效应相关，当浓度大于1MAC时，异氟烷增加脑血流量和颅内压，这种作用可被过度通气抑制，但异氟烷能减少脑氧消耗，尤其在脑缺血时可提供一定程度的脑保护作用。

（2）七氟烷：具有起效快、清醒快和对呼吸道无刺激的优点，可用于儿童和成人快速吸入诱导。七氟烷对脑血流的影响与异氟烷相似，吸入0.5～1.0MAC（最低肺泡有效浓度）使脑血流和颅内压轻度增加，在大于1.5MAC时出现暴发性抑制、影响脑血流自动调节功能。临床剂量的七氟烷未见引起异常的癫痫样脑电的报道。

（3）地氟烷：具有血气分配系数低、起效时间短和药效缓和的特点，可以直接扩张脑血管，增加脑血流量及颅内压，降低脑氧代谢率。吸入大于2MAC地氟烷时，脑血管自身调节功能消失。

3. 麻醉性镇痛药 如下所述：

（1）芬太尼：临床最常用的麻醉性镇痛药，对脑血流、脑代谢率和颅内压影响较小。反复注射或大剂量注射易在用药后3～4h发生延迟性呼吸抑制，不利于术后早期拔除气管导管。

（2）舒芬太尼：镇痛作用是芬太尼的5～10倍，作用时间是芬太尼的2倍。可使颅内压增高，作用影响强于芬太尼，机制可能是其降低血压反射性扩张脑血管，增加脑血流而增高颅内压。

（3）瑞芬太尼：超短效阿片类药，注射后起效迅速、代谢消除快，无蓄积，经体内非特异性酯酶水解，停药后没有镇痛效应。

4. 肌肉松弛药 绝大多数非去极化肌肉松弛药对脑组织没有直接作用，可以在神经外科手术应用，但高血压和组胺释放引起脑血管扩张可增高颅内压，而低血压（组胺释放和神经节阻滞）可降低脑灌注压。麻醉诱导时可选用罗库溴铵，起效快适于气管插管。维库溴铵和顺阿曲库铵组胺释放作用小，可优先考虑术中应用。有条件建议应用肌松监测仪指导肌松剂应用，但对一些特殊神经外科手术慎用或不用肌松药为佳。

（三）麻醉监测

神经外科手术常规监测与其他外科手术相同，但由于其自身疾病和手术的特殊性，术中有时需要做一些特殊监测。

1. 颅内压的监测 围手术期监测颅内压有助于对颅内高压的发现和及时处理，通常由神经外科医生在术前行腰椎穿刺脑脊液测压或脑室脑脊液压，后者由于操作简单、监测可靠，更能被大多数患者选用，因此被视为颅内压监测的"金标准"。另外还有研究通过植入压力传感器测定颅内压，包括硬膜外压力、硬膜下压力、脑室压力和脑组织压力。

2. 尿量和水、电解质的监测 神经外科手术经常使用渗透性脱水剂和利尿剂降低颅内高压，手术时间较长，术前需置入尿管，术中应每半小时或一/h测定一次尿量，以了解出量指导补液，同时掌握电解质的变化，维持内环境的平衡。

3. 神经电生理监测 神经电生理监测应用于神经外科手术可以及时发现手术对神经组织的影响，实时反馈手术信息，指导手术进程，提高患者术后生存质量。目前应用于临床的神经电生理监测技术有脑电图（electroencephalogram，EEG）、肌电图（electromyography，EMG）、躯体感觉诱发电位（somatosensor evoked potential，SEP）、运动诱发电位（motor evoked potential，MEP）、脑干听觉诱发电位（brainstem auditory evoked potential，BAEP）、视觉诱发电位（visual evoked potential，VEP）等。术中应用神经电生理监测技术不影响手术操作，受外界干扰小，通过术中监测并且可以预测、判断手术后神经功能，对于大脑功能区手术、颅后窝手术、脊髓手术、脑血管手术及微创神经外科手术有着重要意义，但影响因素较多，需要多方密切配合。

4. 近红外光谱脑氧监测 脑组织对缺氧缺血耐受性很差，长时间缺氧将导致神经系统并发症，导致患者生存质量下降。因此在神经外科手术有必要实时监测脑组织的氧合状况，以达到脑保护、防治脑缺氧的目的。近红外光谱（near infrared spectroscopy，NIRS）是近年发展起来的一种检测方法，可以直接、实时、无损地得到患者脑组织的氧饱和度［rSc（O$_2$）］，目前鉴于其具有一定技术要求还未能作为常规监测实施。

二、术前麻醉评估

1. 全身情况　麻醉医师术前应访视患者，了解患者的全身情况，结合病史资料、体格检查和实验室检查结果，综合评估患者的全身情况和麻醉风险。根据美国麻醉医师协会（American Society of Anesthesiologists，ASA）分级，将患者全身状况分为 6 级，即目前临床常用的 ASA 分级。

ASA 分级：

Ⅰ级　正常健康。除局部病变外，无系统性疾病。

Ⅱ级　轻度系统性疾病，无功能受限。

Ⅲ级　重度系统性疾病，日常活动受限，但未丧失工作能力。

Ⅳ级　重度系统性疾病，随时存在生命危险（丧失生活能力）。

Ⅴ级　病情危重，生命难以维持的濒死患者。

Ⅵ级　确证为脑死亡，其器官拟用于器官移植手术。

Ⅰ、Ⅱ级患者一般可以较好耐受手术麻醉，Ⅲ级及以上的患者麻醉风险大，应谨慎评估，综合全身情况和手术指征，判断手术时机。

2. 颅内压　颅内高压的定义为颅内压力（intracranial pressure，ICP）持续大于 15mmHg（2.00kPa），临床表现为头痛、恶心、呕吐、视神经盘水肿、神志意识状态改变等，严重时导致患者神经系统功能损伤和形成疝，危及生命。CT 和 MRI 检查表现中线移位、脑室大小改变和脑水肿。临床上引起颅内高压的原因有很多，如脑脊液回流不畅、脑血流量增加、脑组织体积增大、体液增多、血—脑脊液屏障破坏（血管源性脑水肿）等。

3. 神经精神系统功能　神经外科手术患者术前评估还需记录患者的精神意识状态，是否呈嗜睡、昏迷或伴有癫痫状态，同时注意是否伴有缺氧、呼吸道是否通畅，术前体格检查应注意神经系统功能评估，是否伴有特定的神经功能减退、是否伴有偏瘫失语、是否伴有感觉运动障碍。

4. 术前用药评估　对伴有颅内高压患者术前多应用脱水、利尿治疗，应注意体液和电解质平衡紊乱；中枢介导的内分泌紊乱疾病如垂体瘤应注意有无应用皮质激素引起的血糖增高。对癫痫状态术前要使用抗癫痫药或镇静药控制发作，注意监测抗癫痫药的血药浓度。神经外科手术患者术前怀疑或已存在颅内高压避免应用术前用药，以免引起呼吸抑制，导致高碳酸血症，增高颅内压危及生命。而对于颅内动脉瘤、动静脉畸形的特殊患者术前需要镇静，有时需要持续镇静至麻醉诱导前。

三、常见疾病的麻醉管理

（一）颅内占位手术的麻醉管理

颅内占位病变的原因是多种性的，病变部位可位于颞部、额部、顶枕部等，临床表现主要取决于病变的位置、生长速度和颅内压变化，多表现为头痛、抽搐、认知功能减退、部分神经功能减退。

1. 术前处理及用药　术前访视患者重点评估是否有颅内高压及神经系统病变，颅内压正常患者可给予苯二氮䓬类药物（口服或肌内注射咪达唑仑）。特殊用药如皮质激素或抗癫痫药应持续至术前。

2. 术中监测　除一般气管内插管全身麻醉常规监测外，必要时应监测有创动脉血压和中心静脉压，便于动态观察血压变化、采集动脉血样做血气分析指导调节 Pa（CO$_2$），以及通过中心静脉通路输注液体，必要时泵注血管活性药物。位于特殊部位的占位应进行神经电生理监测，精确切除病变部位，减少手术造成的中枢损伤，如巨大垂体瘤切除应监测视觉诱发电位，可以有效避免视神经损伤。

3. 麻醉特点　颅内占位手术的麻醉重点在于调控脑血流量、预防低氧血症，维持脑功能，麻醉用药选择不升高颅内压的药物。

（1）避免颅内压进一步升高进而影响脑血流，尤其在麻醉诱导和气管插管阶段。诱导前可以应用渗透性利尿剂、激素或脑室穿刺，引流脑脊液，改变颅内顺应性，诱导时可以配合适当的过度通气来降低颅内压，保持一定的麻醉深度，减少应激反应，可以选用丙泊酚、芬太尼配合非去极化肌松剂插管，对于循环不稳定患者可以应用依托咪酯替代丙泊酚。

（2）维持适当的动脉血压，血压过高使脑血流增加，加重脑水肿，导致颅内压增高；血压过低也会影响脑灌注压，进而造成脑功能受损。

（3）根据血气分析结果指导 Pa（CO_2），维持 Pa（CO_2）在 $30 \sim 35mmHg$（$3.99 \sim 4.60kPa$）之间。过低的 Pa（CO_2）可能引起脑缺血和血红蛋白释放氧气障碍。

（4）严重脑水肿和颅内高压的患者术中液体入量应控制，避免应用含糖溶液造成脑缺血损害。术中应用了渗透性利尿剂、高渗性脱水药的患者注意电解质的变化，根据术中实际出血情况决定是否输血。

（5）根据手术进程合理选择停药时机，没有发生神经系统并发症的患者清醒、自主呼吸恢复良好可以拔除气管导管，避免呛咳引起颅内出血或脑水肿。保留气管导管患者注意给予镇静避免躁动。

（二）颅内血管疾病手术的麻醉管理

1. 动静脉畸形　颅内动静脉畸形是先天性血管异常，临床出现症状时往往是在畸形血管破裂后，表现为蛛网膜下隙出血或颅内血肿，严重的伴有脑水肿、颅内高压甚至脑疝。疾病的严重程度取决于血管破裂后出血量、血肿部位、脑疝程度以及抢救是否及时。目前治疗方式有血管内栓塞治疗、放射治疗以及手术切除畸形血管。

麻醉多选用气管内插管全身麻醉，由于术中手术时间较长、出血量较多，麻醉管理比较复杂，重点在于循环管理和脑保护。

（1）术前建立多条大静脉通路，对血管畸形范围大、病变程度严重的手术患者术前需准备血液制品和术中应用血液回收机，还可以术前先行栓塞治疗以减少术中出血，这类患者术中要求建立中心静脉通路和有创动脉血压监测，动态观察血压变化，利于及时处理血压波动。

（2）术中根据手术进程和需要施行中度控制性降压，降低畸形血管壁张力和脑血流，减少术中出血。常用药物有钙通道阻滞剂尼莫地平、血管扩张剂硝酸甘油或硝普钠等，应用控制性降压时需注意降压幅度不宜超过基础血压30%，降压时间不宜过长，尽量在短时间将血压降至所需水平，恢复正常血压后要观察防止颅内压反跳升高、脑出血和脑水肿。

（3）避免颅内压进一步升高，术中给予甘露醇和行适当的过度通气，维持 Pa（CO_2）在 $25 \sim 30mmHg$（$3.33 \sim 3.99kPa$），有利于减轻脑水肿、降低颅内压。过度地降低 Pa（CO_2）进一步加重畸形血管周围脑组织缺氧，加重脑损害。

（4）病变范围大、手术时间长注意施行脑保护措施，必要时给予低温治疗。

2. 动脉瘤　颅内动脉瘤多发生在大脑 Willis 动脉环的前部，临床上大多数患者因为发生动脉瘤破裂，出现急性蛛网膜下隙出血而发现，典型的症状表现为突发头痛伴有恶心、呕吐，容易致残或死亡，治疗后也有发生再次出血和血管痉挛的可能，再次出血破裂的死亡率高达60%。

（1）术前处理及用药：术前评估重点是了解患者动脉瘤是否破裂、是否伴有颅内高压，根据临床症状及 CT 扫描结果可以做出判断。在没有颅内高压而神志正常的患者，在避免抑制呼吸循环的前提下，为了消除患者紧张情绪，防止发生动脉瘤破裂或再出血，可以给予镇静至麻醉诱导前，常用口服或肌内注射咪达唑仑。

（2）术中监测：动脉瘤手术中可能发生动脉瘤破裂或再出血，使血液丢失过多，因此术中需备血液回收机及开放多条粗大静脉通道，建立中心静脉压监测和有创动脉血压监测，指导液体入量和动态观察血压变化。视手术需要做控制性降压处理减少出血，维持适当低的平均动脉压或收缩压，但平均动脉压不应低于 $50mmHg$（$6.57kPa$）避免脑灌注压过低发生脑功能障碍。术中 Pa（CO_2）维持在 $25 \sim 30mmHg$（$3.33 \sim 3.99kPa$），过度通气引起颅内压过度降低会增加动脉瘤的跨壁压和壁应力，增高瘤体破裂风险。

（3）麻醉特点：动脉瘤手术麻醉重点在于避免瘤体破裂或再出血、避免加重脑缺血或脑血管痉挛。
①麻醉诱导过程应平稳，在不过度降低血压的同时适当加深麻醉深度，避免发生呛咳、体动等气管

插管反应,必要时可联合应用小剂量的β受体阻滞剂或钙通道阻滞剂。

②麻醉维持过程中,在分离瘤体时行控制性降压是有益的,可以减少出血,良好暴露手术野,利于夹闭动脉瘤。可以通过加深麻醉深度及应用血管扩张剂如硝普钠、钙通道阻滞剂如佩尔地平等做控制性降压,维持适当较低的平均动脉压。注意低血压时间不宜过长,避免发生脑功能障碍,期间可以给予轻度低温措施(冰袋、冰帽)保护脑功能。

③术前应备好血液回收机及血液制品,术中根据中心静脉压、出血量和尿量指导液体入量,为防止脑血管痉挛,适当扩充容量,保持中心静脉压(central venous pressure,CVP)大于 5cmH$_2$O(4.49kPa)、血细胞比容(hematocrit,HCT)为30%~35%。避免输注葡萄糖溶液,其代谢产生水分引起脑水肿,可以选用平衡盐溶液和代血浆制品。

④做好控制性呼吸管理,适当地降低 Pa(CO$_2$)有利于降低颅内压,术中维持在 25~30mmHg(3.33~3.99kPa),一旦发生脑血管痉挛就不必做过度通气。

⑤术中一旦发生动脉瘤破裂,主动施行控制性降压,利于及时阻断供血动脉或暴露瘤颈夹闭,同时积极快速输血、输液,维持血容量,维持基本生命体征平稳,必要时给予血管活性药物处理。

6)手术结束根据患者神经功能状况决定是否拔除气管导管,拔除气管导管时注意保持患者安静、不躁动,避免再出血。

(三)颅后窝手术的麻醉管理

颅后窝手术具有特殊性,常累及脑干、延髓,手术可能损伤脑干生命中枢,同时支配颅面的周围神经集中于此,因此手术较为复杂。常见的颅后窝疾病包括小脑半球肿瘤、小脑蚓部肿瘤、第四脑室肿瘤、脑桥小脑角肿瘤及脑干肿瘤。手术需要特殊体位,多为侧卧位或俯卧位,部分采用坐位,坐位对颅后窝双侧病变手术有突出优势,但给麻醉管理和监测带来困难,增加了气颅、静脉空气栓塞发生的风险。

1. 术前处理　术前访视患者重点在于评估全身情况,尤其是发病以来的循环和呼吸功能状况,同时应注意有无强迫头位及颈部活动受累,这些评估对选择手术入路和手术体位具有重要意义,另外还需了解病变的位置、大小及对周围组织的压迫情况。术前循环、呼吸功能不稳定、脑脊液梗阻、颅内高压等情况需重视,患者处于危象,麻醉风险较大需做特殊处理。

2. 术中监测　除常规标准监测外,有创动脉压和中心静脉压的监测对术中发生并发症的判断和处理具有重要意义。另外 Pa(CO$_2$)的变化对监测静脉空气栓塞的发生也具有重要价值,术中维持适当的过度通气,维持 Pa(CO$_2$)在 30~35mmHg(3.33~3.99kPa)之间。术中应用脑神经监测技术,可以最大程度地切除病变,同时保护神经功能,降低神经病理学损害。

3. 麻醉特点　如下所述:

(1)麻醉诱导要求平稳,避免血压波动过大、呛咳及屏气等影响颅内压和脑灌注压不良因素,选择丙泊酚等具有脑保护作用的麻醉药物;插管过程中不宜过度后仰头部,避免延髓过度受压。

(2)麻醉深度维持适当,保持血流动力学稳定,选择麻醉效能好、易于调控及具有降低脑代谢的麻醉药物,避免进一步增加颅内压,可以应用丙泊酚联合七氟烷平衡麻醉方法。

(3)术中液体入量:根据中心静脉压、尿量指导,适当补液,首选平衡盐溶液,也可输注代血浆制品,维持尿量2ml/(kg·h)。

(4)手术体位:不论是侧卧位、俯卧位还是坐位,要注意体位摆放不当对患者造成损伤,尽量保持患者舒适,术前应在患者清醒状态下施行体位试验,取得患者配合。

(5)颅后窝手术发生空气栓塞的风险较大,尤其是坐位手术发生概率增加,由于头高于心脏水平,重力作用使开放的静脉压力低于大气压,空气易从损伤的静脉口、静脉血窦进入静脉系统形成气栓,严重者可引起急性肺动脉气体栓塞症甚至肺动脉梗死、死亡。全身麻醉下,往往首先表现为 Pa(CO$_2$)急速降低,但也可伴血流动力学改变症状,如突然的低血压、心率增快、心律失常等。一般只有较大量气体进入静脉才会有明显临床表现。一旦判断发生空气栓塞,应及时处理,维持血流动力学稳定,及早关闭颅腔、中断气源,通过中心静脉通路回抽出进入的空气,如果持续的循环停止应立即将患者置于平卧位进行高级生命支持步骤复苏。

（四）垂体腺瘤手术的麻醉管理

垂体腺瘤多具有分泌激素功能，临床表现依据肿瘤压迫正常垂体组织产生进行性不同内分泌功能紊乱，常见的分泌激素的垂体腺瘤有 ACTH 腺瘤、TSH 腺瘤、GH 腺瘤、PRL 腺瘤等。直径在 10mm 以下的肿瘤通常在显微镜下经蝶骨入路手术，这类手术方式常见；直径大于 20mm 的肿瘤通常行双额开颅手术。

1. 术前处理及用药　术前访视注意不同患者内分泌功能变化，详查激素水平，功能低下者应注意补充，这类患者手术麻醉耐受差，而腺垂体功能亢进者如肢端肥大症等具有特殊面容，可能有困难插管，术前应做好评估。术前用药没有特殊要求，可以给予咪达唑仑稳定患者情绪，减小心理应激。

2. 术中监测　常规气管内插管全身麻醉监测，根据血气分析结果调节麻醉机参数，尽量保持患者呼吸参数符合正常生理水平；特殊患者围手术期需进行激素水平动态监测，如 ACTH 和皮质醇水平，当肿瘤切除后可能发生 ACTH 水平降低，应及时补充。并发糖代谢紊乱的患者注意监测血糖和尿糖变化，及时纠正。

3. 麻醉特点　经颅手术入路同一般开颅手术，经蝶入路微创手术具有手术时间短、刺激强度大的特点，因此麻醉用药选择短效、镇痛强度大的药物为宜。

（1）术前评估患者是否有困难插管，判断有困难插管患者可以应用纤支镜插管或表面麻醉加清醒插管。

（2）气管导管选用 U 形异型导管或加强型气管导管，避让开患者口唇及其上方空间，配合显微外科手术特点，创造良好手术条件；气管导管需带有气囊，防止围手术期各种分泌物流入口腔后进入气道，保障呼吸道管理安全。

（3）麻醉应用全凭静脉麻醉方法，选用丙泊酚联合瑞芬太尼，麻醉可控性强，术毕患者清醒快、恢复质量高，利于早期拔管。拔除气管导管前需吸引干净口腔内分泌物。为预防术后恶心呕吐，可给予止吐药。

（五）脊柱手术的麻醉管理

施行脊柱手术的疾病原因有多种，常见的有先天性畸形如脊柱侧弯、创伤及退行性病变引起的神经根或脊髓压迫症、肿瘤及感染等，通过脊柱手术可以解除畸形、解除脊髓压迫以及切除肿瘤或引流脓肿、血肿等。

1. 术前处理及用药　术前访视患者重点在于评估是否存在心肺功能障碍和通气障碍，伴有高位截瘫的患者首先评估生命体征，记录神经功能障碍情况。了解手术方式，术中需要做唤醒麻醉的手术如脊柱侧弯矫形手术术前需与患者进行良好沟通；创伤患者明确诊断后与外科医生沟通手术时机，尽可能恢复神经功能；仔细评估患者的头颈部情况，做好特殊插管准备。术前诊断为退行性病变的患者多有明显疼痛，术前用药可以考虑给予阿片类镇痛药，但术前伴有通气障碍或困难气道的患者应避免给予阿片类药物。

2. 术中监测　除了常规监测外，对一些特殊手术需要做特殊监测，如有创动脉血压监测和中心静脉压监测等，需要做控制性降压处理时利于动态观察血压和容量变化。术中需要做唤醒麻醉的患者，麻醉方法选择以短效药物为主的全凭静脉麻醉，为避免术中知晓发生的事及更好调节麻醉深度，应做麻醉深度监测，如脑电双频指数监测或熵指数监测等。术中如果需要监测脊髓功能，可行躯体感觉诱发电位和运动诱发电位监测，避免手术损伤和功能测定。

3. 麻醉特点　脊柱手术多在俯卧位下手术，手术涉及脊柱多个节段，手术方式复杂、风险较大，对麻醉管理要求较高。

（1）麻醉诱导前评估好患者的气道情况和麻醉耐受性，做好困难插管的准备，采取必要的特殊插管方式。

（2）术中需要俯卧位的手术患者，在摆放体位之前注意气管导管妥善固定，建议选择加强型气管导管，避免导管受压、滑脱。俯卧位时应保护患者头面部、胸部、生殖器等部位压迫性坏死，应用软垫等支撑装置尽量使患者舒适，同时避免关节过度外展造成神经损伤。俯卧位下眼睛受压引起眼压增高以及术中低血压发生时间过长会造成视网膜缺血而失明。

（3）预计术中血液丢失过多，术前需准备血液回收装置及备血液制品，术中根据患者情况和手术需要做控制性降压处理减少手术出血，将平均动脉压控制在 55～65mmHg（7.32～8.65kPa）范围内，掌握好控制性降压指征和明确风险，避免重要脏器灌注不良和失明。

（4）术中出血过多、创面渗血严重时，应注意凝血功能纠正，必要时输注血小板、新鲜冰冻血浆和冷沉淀物。

（5）了解手术方式，术前与术者和患者沟通，术中需要做脊髓功能监测及采用唤醒麻醉方式的手术，麻醉维持用药选择短效麻醉药物，尽可能减少麻醉药物对脊髓功能监测影响及令患者术中按需清醒配合指令性动作，判断脊髓功能状况。

（六）脑外伤手术的麻醉管理

脑外伤可分为开放性和闭合性两类，外伤的严重性与受伤时神经损伤的不可逆程度以及有无继发性损伤有关。常见的脑外伤有颅骨骨折、硬膜下硬膜外血肿、脑挫裂伤、穿通伤等，多数为急症手术，伴有不同程度意识障碍甚至昏迷，若并发其他脏器损伤增加死亡率。一般采取手术治疗，术前 CT 检查可以明确诊断。

1. 术前处理及急救　迅速评估患者呼吸及气道情况、循环状态、神经系统状态，了解有无复合伤及既往慢性病史，对这类外伤患者尤其是重型颅脑损伤患者，应采取有效措施控制呼吸道，保证有效的通气和氧合，及时纠正低血压。

2. 麻醉管理　如下所述：

（1）所有患者应按饱食状态处理，麻醉诱导前尽可能安置胃管，抽出胃内容物，气管插管前正压通气时压迫环状软骨。诱导用药选用起效迅速药物，如丙泊酚、罗库溴铵，伴有循环不稳定患者减少丙泊酚用量或改用依托咪酯。

（2）严重脑外伤患者尽快建立有创动脉血压监测和中心静脉通路，积极纠正低血压，动脉血压过低影响脑灌注压继发脑功能损伤，动脉血压应维持在正常水平，过高血压加剧脑出血而且升高颅内压，处理上可以通过加深麻醉或者给予抗高血压药物。

（3）避免颅内压进一步增高，取头高位 15°，适当地过度通气，维持 Pa（CO_2）在 30～35mmHg（3.33～3.99kPa）之间，去骨瓣前快速给予甘露醇控制脑水肿、降低颅内压。

（4）术中根据中心静脉压指导液体入量，适当限制液体入量避免加重术后脑水肿的发生。但伴有大出血、低血压时应积极输液输血。脑外伤患者多伴有血糖升高，可进一步加重脑损害，因此术中需监测血糖，对于高血糖可以给予胰岛素治疗。

（5）严重脑外伤患者可能伴有凝血功能异常，对这类患者凝血功能的及时监测和维持也是成功治疗该类患者的关键环节，应监测国际标准化比值、激活凝血酶原时间、血小板计数以及 D - 二聚体等，凝血功能异常发生与脑损伤程度相关，可以通过输注血小板、新鲜冰冻血浆和冷沉淀物甚至重组激活Ⅶ因子治疗。

（6）手术结束根据患者神经系统功能情况、术前外伤严重程度、是否有复合伤等判断能否拔除气管导管。术前意识清楚、手术顺利的患者应清醒尽快拔管，尽早评估神经系统功能；严重脑外伤、持续颅内高压患者术后需保留气管导管，镇静带机。

四、术中唤醒麻醉

术中唤醒麻醉指在手术过程中的某个阶段要求患者在清醒状态下配合完成某些神经测试及指令动作的麻醉技术，主要包括局部麻醉联合镇静或真正的术中唤醒全身麻醉（asleep - awake - asleep）技术。通过唤醒麻醉的实施，可以保持患者在唤醒状态下进行脑组织定位和脑功能监测，尽可能合理切除脑功能区病变，同时最大范围保留正常脑组织，减少术后并发症，提高患者生活质量。

　　唤醒麻醉技术目前广泛应用于脑功能区手术，其具体实施的过程即麻醉—清醒—麻醉三个阶段，要求麻醉医生根据手术不同阶段做出不同麻醉深度调节，确保患者在唤醒时达到完全清醒配合脑功能区监测，避免术中发生麻醉相关并发症。

　　1. 术前访视　麻醉医师术前访视时首先要注意患者的合作程度，通过与患者良好的谈话沟通，消除患者的紧张、焦虑情绪，详细解释麻醉具体过程以及可能产生的不适，取得患者的理解配合。同时还应注意患者的神经功能状态以及在此期间的用药情况。术前避免应用镇静药，减少对皮质脑电描记的影响。

　　术中唤醒麻醉的禁忌证包括术前意识不清、精神障碍、交流理解困难、术前严重颅内高压、低位枕部肿瘤、与硬脑膜有明显粘连的病灶及无经验的神经外科和麻醉科医师。

　　2. 麻醉方法与麻醉药物选择　术中唤醒麻醉目前多选用局部浸润麻醉联合全身麻醉，局麻药物采用长效酰胺类药物盐酸罗哌卡因，心脏毒性和中枢神经系统毒性小，以 0.5% 罗哌卡因用于头皮切口 20ml 和颅钉处浸润 5ml；还可以根据不同切口部位做选择性三叉神经感觉支阻滞，包括耳颞神经、颞浅神经、眶上神经、滑车神经、枕大神经、枕小神经，做头皮局部麻醉，每支神经给 0.5% 罗哌卡因 2~5ml，效果更好。神经外科医师局部麻醉技术是关键，完善良好的局部麻醉效果可以减少全身麻醉用药、控制血流动力学稳定，使唤醒阶段患者没有疼痛刺激减少躁动发生。

　　全身麻醉方法多选用全凭静脉麻醉，短效麻醉药物可控性更好，丙泊酚和瑞芬太尼是常用选择，多采用静脉泵注或靶控输注模式。近年来右美托咪定（Dex）的临床应用得到关注，由于其没有呼吸抑制不良反应，提高了在唤醒手术应用的安全性。

　　3. 术中麻醉管理　术中唤醒手术体位多为仰卧位或侧卧位，应注意在麻醉前给予患者体位固定尽量保持患者舒适，在腋下、背部、双腿等放置垫枕，四肢留有一定活动空间，避免唤醒阶段患者因体位不适发生躁动。

　　术中常规监测生命体征，应有呼气末二氧化碳分压 [Pet（CO_2）] 监测，视手术需要决定是否给予有创动脉监测，癫痫患者的有创动脉置管需在发作肢体的对侧。术中联合与麻醉深度密切相关的脑电生理监测指标，如脑电双频指数（bispectral index，BIS）、听觉诱发电位（auditory evoked potentials，AEPi）、麻醉熵（entropy）、麻醉意识深度指数（cerebral state index，CSI）等，可以指导麻醉深度的判断和麻醉药物的输注，有助于提高唤醒的可控性。

　　头皮和头钉处的长效局麻药做局部浸润麻醉可以减少全身麻醉药物用量，在唤醒期间兼具有镇痛作用减轻患者的疼痛和不适。常用 0.5% 罗哌卡因，起效 1~3min，感觉阻滞时间可达 4~6h。全身麻醉药物采用靶控输注丙泊酚和瑞芬太尼，在开、关颅期间疼痛刺激较大，可适当地加大麻醉深度，一般给予丙泊酚 3~6μg/ml、瑞芬太尼 4~6ng/ml，在临近唤醒期间逐渐减浅麻醉深度，适当给予镇痛药如曲马多 2mg/kg 以避免唤醒期间疼痛刺激。唤醒期间以丙泊酚 0.8~1.0μg/ml、瑞芬太尼 1ng/ml 维持。术中应给予格拉司琼或苯海拉明等止吐药，避免因恶心、呕吐给患者带来不适，发生躁动、颅内压升高。右美托嘧啶由于具有镇静、镇痛作用且没有呼吸抑制不良反应，可以联合瑞芬太尼和（或）丙泊酚进行术中唤醒麻醉，常用右美托嘧啶 0.1~0.3μg/（kg·h）输注。

　　唤醒麻醉术中气道管理是难点和关键。早期应用面罩、口咽/鼻咽通气道等保持患者自主呼吸，术中易出现脉搏血氧饱和度下降、高碳酸血症。以后应用气管内插管，但由于气管导管对呼吸道的刺激较强，在唤醒阶段患者难以忍受气管导管的刺激容易发生躁动、呛咳，升高颅内压。目前多推荐应用喉罩，喉罩是介于气管内插管和面罩之间的通气工具，可以保持患者自主呼吸，也可实施机械通气。尤其是第三代双管喉罩即食管引流型喉罩（PLMA）具有较大的杯罩和双罩囊与咽部更加匹配，与呼吸道的密封性更好，其呼吸道密封压比传统的喉罩高 8~11cmH_2O（0.78~1.08kPa，在设计上增加了食管引流管，沿引流管放入胃管，及时排出胃内容物，防止误吸的发生。喉罩的应用加强了呼吸道的管理，但在使用 PLMA 时应密切观察置入后气道压力的变化，避免位置不当、过浅过深、弯曲打折，影响通气效果。

　　4. 术中及术后并发症　术中唤醒麻醉为脑功能区手术定位提供了良好的条件，一方面保持术中合适麻醉深度、血流动力学稳定，另一方面通过患者清醒状态配合完成神经功能评估，为手术成功提供了保障，但术中唤醒麻醉仍然可能出现一些并发症，危害性巨大，包括呼吸抑制、癫痫发作、疼痛、烦躁不安、呼吸道梗阻、恶心呕吐、颅内压增高、低血压或高血压、低温寒战、空气栓塞等，其中呼吸系统并发症最为常见。虽然应用喉罩有效地管理了气道，但仍应警惕喉痉挛的发生，整个围手术期间应注意保持呼吸道的通畅，减少分泌物。对于癫痫发作的患者仅是短暂轻微发作可暂不处理，发生惊厥或全身性发作必须立即处理，包括保持呼吸道通畅、镇静、避免刺激、维持生命功能，可以给予丙泊酚静脉注射或地西泮控制惊厥。术中预防性应用止吐药可以有效减少唤醒期间和术后恶心、呕吐，避免因尿潴留、尿管刺激等不良刺激和疼痛导致患者烦躁不安，提倡完善的镇痛、适度保温以及稳定血流动力学，尽量减少术中术后并发症。同时要注重患者的心理状态，避免导致唤醒手术后引起的严重的创伤后心理障碍（post traumatic stress disorder, PTSD），术前良好的沟通、术后情绪调节、认知行为治疗等有利于这类手术患者心理治疗。

五、术后麻醉管理

神经外科手术患者术后早清醒、早拔管有利于患者神经系统功能早期评估和恢复，这类手术患者术后麻醉管理重点在于合理选择气管导管拔除时机和相关并发症的预防和处理。

1. 气管导管拔除　神经外科手术患者气管导管拔除时机一般选择在较深麻醉状态（意识未完全清醒）、生命体征平稳、自主呼吸恢复良好、吸入空气 5min 脉搏血氧饱和度［SP（O_2）］大于等于 95%，拔管前仔细清理呼吸道分泌物，同时准备好口咽、鼻咽通气道及插管器具，以备再次插管。但对于术前评估气道困难的患者以及行经鼻蝶垂体腺瘤切除手术的患者，要求患者必须意识恢复清楚再拔除气管导管。拔除气管导管动作轻柔，避免患者发生剧烈呛咳引起颅内出血、颅内压增高，可以静脉给予丙泊酚 20～30mg 或利多卡因 1.5mg/kg。

2. 神经外科手术麻醉后常见并发症及处理　如下所述：

（1）呼吸道梗阻、低氧血症：分泌物增多、舌后坠、声门水肿等是常见的呼吸道梗阻原因，严重呼吸道梗阻可以引起急性肺水肿，通过充分吸引分泌物、托下颌、放置口咽或鼻咽通气道可以改善呼吸道通畅。低氧血症发生多见于麻醉药和肌肉松弛剂蓄积、残余作用以及循环不稳定的患者。处理上予以吸氧、呼吸通气支持，适当给予催醒药物、肌肉松弛剂拮抗药物。如果是因为循环不稳定，应同时改善循环支持，必要时给予输液输血或血管活性药物。

（2）高血压或低血压：术后高血压多见于患者术前有高血压史、疼痛、尿管刺激不适、缺氧、二氧化碳蓄积等，应仔细分析判断原因，对因治疗。如是术前高血压正规服药降压患者，可以给予其术前同类降压静脉制剂予以降压处理；因疼痛刺激引起血压增高，可以给予阿片类药物镇痛处理。术后低血压警惕手术部位出血、术中体液丢失容量不足，注意观察引流管中引流物的颜色和引流量。

（3）躁动：术后躁动多由于各种有害刺激诱发或加重，常见原因包括疼痛、气管导管刺激、导尿管刺激等，处理上可给予镇痛药物舒芬太尼、芬太尼或小剂量镇静药物咪达唑仑、丙泊酚等，但要警惕药物过量引起的呼吸、循环抑制。

（4）恶心、呕吐：神经外科手术后恶心、呕吐发生较常见，可静脉给予止吐药物 5—羟色胺受体阻滞剂如恩丹司琼、格拉司琼等，也可联合应用地塞米松、氟哌利多增强止吐效果。

（5）寒战：神经外科手术一般时间较长，术中室温较低、失血失液、大量未加温液体输注引起体温降低、寒战发生，可以通过加强保温措施、减少体热丢失及静脉给予曲马多 1～2mg/kg 缓解寒战发生。

（徐吉光）

第四节　神经外科体表定位标志

人体表面，常从骨或肌的某些组分形成可以看到或触及的凹凸、孔缝，称为体表标志。临床上常利用这些标志作为确定深部器官位置、判断血管和神经走向以及穿刺定位的依据。神经外科相关的一些体表定位标志，对于手术切口的设计、入路的选择具有重要意义。

一、体表标志

额结节：额骨两侧的隆起称额结节，深面分别正对同侧大脑半球额中回。

眉弓：系眶上缘上方弓形隆起，眉弓适对额叶下缘，其深面有额窦。双眉弓内侧之间的平坦部为眉间。

眶上孔：位于眶上缘的前中1/3交界处，也称眶上切迹。眶上血管和神经由此穿过。压眶反射即为按压该处。

颧弓：由颧骨的颞突和颞骨颧突构成的骨弓，其上缘相当于大脑半球颞叶前端下缘，深层为颞肌。颧弓将颅骨侧面分为上方的颞窝和下方的颞下窝。

颞线：顶骨表面的中部的稍下方，自前向后的两条弓状骨线，为上颞线和下颞线，下者略显著，是颞肌的附着点。

顶结节：颞线中央的最隆凸处，称为顶结节。其深面为缘上回；下方2cm适对大脑半球外侧沟的后支末端。两侧顶结节的连线长度是头部的最宽处。某些哺乳动物，顶结节是生长犄角的地方。

翼点：位于颧弓中点上方两横指（3.5～4.0cm）、颧骨角突后方3.5cm处，为额、顶、颞、蝶4骨相接处形成的H形骨缝。此处骨质菲薄，内面有脑膜中动脉额支通过。

乳突：位于耳的后下方，其根部的前内方有茎乳孔，面神经由此出颅。乳突后部的颅底内面有乙状窦沟。

星点：枕、顶和颞骨乳突部汇合处，即顶乳缝与颞鳞缝的相交点。相当于人字缝下端，位于乳突尖后缘向上5mm处，正对乳突上嵴的尾端，其深面为横窦与乙状窦交汇点。

枕外粗隆：位于项后皮肤纵沟的上端，是后枕部中线处突出的骨结。其内面为窦汇。枕外粗隆（枕外隆凸）向两侧的弓形骨嵴称上项线，其下方有与上项线平行的下项线。

颅缝：主要有冠状缝、矢状缝和人字缝。额骨与两侧顶骨连接构成冠状缝，可于两侧翼点之间扪及。两侧顶骨连接为矢状缝，呈矢状位走行，其深面为上矢状窦和大脑纵裂。矢状缝多不位于正中，而是稍微偏右，后接人字缝。人字缝系两侧顶骨与枕骨链接成的骨缝，呈"人"字状。由人字缝和矢状缝交汇的人字点走向两侧乳突基部。

颞鳞缝：前起翼点、后至星点，介于颞骨、额骨与顶骨之间的骨缝。

枕乳缝：枕骨与乳突后缘间的骨缝，属人字缝向枕骨的延伸。

顶乳缝：顶骨与乳突基部的骨缝，属人字缝向顶骨方向的延伸。

颅囟：新生儿颅骨尚未发育完全时，被纤维组织膜充填，称颅囟。前囟最大，位于矢状缝前端与冠状缝相接处，呈菱形，生后1～2岁闭合。后囟在矢状缝与人字缝相接处，出生后约3个月左右即闭合。此外还有蝶骨大翼尖端处的蝶囟，顶骨后下角处的乳突囟，它们都在生后不久闭合。

二、体表投影

采用Kronlein颅脑定位法，确定图示6条标志线，以描述脑膜中动脉和大脑半球背外侧面主要沟、回的位置及体表投影（图2-1）。

脑膜中动脉：动脉干经过④与①交点，前支通过④与②的交点，后支则经过⑥与②交点。

中央沟：投影在④与②交点与⑥和③交点的连线上，介于⑤与⑥间的一段。

中央前、后回：分别投影于中央沟投影线前、后各1.5cm宽的范围内。

外侧裂：其后支在②与中央沟所成夹角的等分线上，此线由④斜向⑥，其中份为颞横回。

Broca区（运动性语言中枢）：在优势半球侧④与②交点前上方。

角回：耳郭上方，在优势半球，是Wernicke区的一部分。

角回动脉：位于外耳道上方6cm。

大脑下缘：由鼻根中点上方1.25cm处向外，沿眶上缘向下后，再经颧弓上缘向后，经外耳门上缘连线至枕外隆凸。

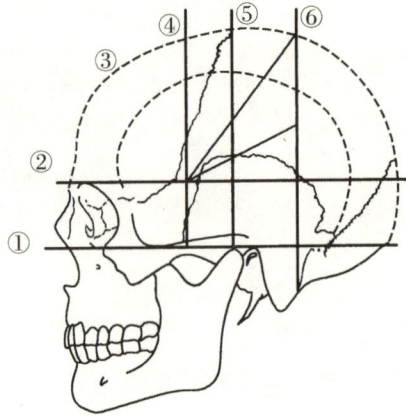

图2-1 颅脑结构表面定位的标志线

①下水平线：通过眶下缘与外耳门上缘的线；②上水平线：经过眶上缘，与下水平线平行的线；③矢状线：是从鼻根沿颅顶正中线到枕外隆凸的弧线；④前垂直线：通过颧弓中点的垂线；⑤中垂直线：经髁突中点的垂线；⑥后垂直线：经过乳突根部后缘的垂线。这些垂直线向上延伸，与矢状线相交

三、脊柱的表面标志

舌骨上缘：平第3颈椎（C_3）棘突。

甲状软骨上缘：在第4、5颈椎（C_4、C_5）椎体之间。

环状软骨：平第7颈椎（C_7）椎体。

隆椎：第7颈椎（C_7）棘突，头前屈时此棘突最为后突。

两侧肩胛冈连线：平第③胸椎（T_3）棘突。

肩胛下角：平第⑦胸椎（T_7）横突。

脐：平第③腰椎（L_3）横突。

两侧髂嵴最高点的连线：正对第4腰椎棘突或第③、第④腰椎（L_3、L_4）棘突间隙。

两侧髂后上棘连线：平第②骶椎（S_2）棘突。

（沈　恒）

第五节　体位与手术入路

一、开颅手术一般原则

1. 术前准备及用药　如下所述：

（1）术前晚上淋浴和洗头：如需要，同时剃头。手术消毒前可用甲紫在头部标画出中线、切口和邻近重要结构的体表位置。

（2）肿瘤患者如果术前应用激素治疗，术前6h增加50%剂量。术前未用者，术前6h地塞米松10mg静脉滴注。

（3）如已经服用抗癫痫药，继续同样剂量。如术前未用抗癫痫药且手术涉及脑组织者，给予抗癫痫药，如苯妥英钠300mg，每4h口服1次（早晨用少量水服下），连用3次。

（4）感染性手术，应在手术前给予抗生素。如为无菌手术，术中可预防性应用抗生素。

（5）推荐使用充气压力靴或长筒弹力袜，避免下肢静脉血栓。

2. **麻醉** 对于一些相对简单的手术，如头皮肿物、颅骨骨瘤、慢性硬膜下血肿钻孔引流可采用局部麻醉，同时静脉给药镇痛。绝大多数神经外科手术需要全身麻醉。

3. **体位** 依手术部位而定，选取体位的原则是争取手术野的良好暴露，有利于术操作，长时间体位摆放不应造成患者身体损害，头部不宜过低过高，避免出血过多或气栓。具体如下：①仰卧位：适用于额、颞和鞍区病变，头部可偏向手术对侧。②侧卧位：适用于颞、顶、枕、颅后窝和脊髓手术，可增加侧卧角度以利暴露。③俯卧位：少用，适用于枕部、颅后窝和脊髓的手术。④坐位：少用，适用于颅后窝和高段颈髓的手术。

4. **手术切口选择** 一般原则是选择入路距离近，同时避开重要结构和功能区，又可获得最佳手术视野（图 2-2、图 2-3）。在神经导航设备、内镜等辅助下，可以选择小切口小骨瓣锁孔入路（key-hole）。幕上开颅皮瓣基底应朝向供血动脉方向，基底宽度一般不小于 5cm，皮瓣不宜过高，横与高比不宜超过 1：1.25。

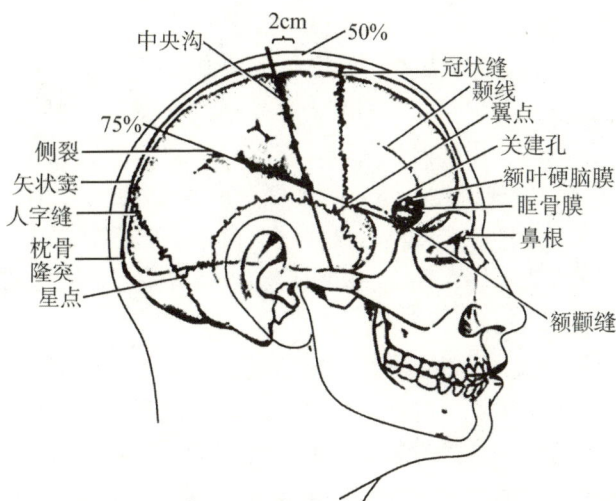

图 2-2 脑重要结构的体表定位

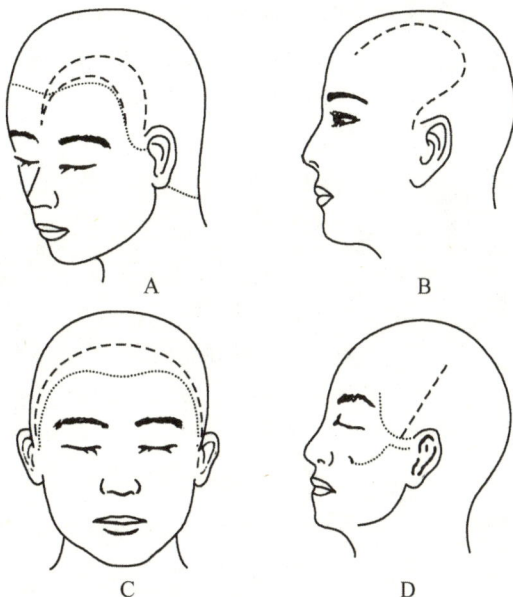

图 2-3 不同手术入路切口
A. 额颞瓣入路；B. 改良翼点入路；C. 双侧额颞瓣
（冠瓣）入路；D. 骨窗开颅手术入路

二、标准开颅术

1. 头皮切开　头部局部麻醉后，术者和助手每人用一只手，手指并拢用纱布压在切口两旁，一次切开皮肤长度不应超过手指范围，深度到达帽状腱膜下，头皮夹止血，手术刀锐性或钝性分开帽状腱膜下至皮瓣基底。皮瓣下填纱布卷翻向下方，盐水纱布覆盖。

2. 骨瓣成形　如骨瓣游离，可切开和仔细推开骨膜或肌肉筋膜。如保留肌蒂和骨膜，可切开远侧骨膜，分别打孔。一般打孔4~5个，如应用铣刀，骨孔可适当减少。不易出血部位先钻孔，近静脉窦和脑膜中动脉处最后钻孔。如怀疑颅内压高，应在钻孔前静脉输注20%甘露醇250ml，降低颅压。在相邻两个骨孔穿入线锯导板，带入线锯锯开骨瓣。肌蒂处可在保护肌蒂下锯开，也可两侧咬骨钳咬开。骨瓣取下后，骨窗边缘涂骨蜡止血。

3. 硬脑膜切开　切开硬膜前，应将术野冲洗干净，骨缘四周悬吊硬膜，避免硬膜塌陷出现硬膜外血肿。骨缘四周铺湿棉条，手术者洗净或更换手套。硬膜可"十"字切开，颅后窝为"Y"形切开，"U"形切开硬膜时基底应在静脉或静脉窦方向。切开中如血管出血，可用银夹止血，尽量避免电凝。造成硬膜回缩，关颅时缝合困难。如硬膜张力高时，可穿刺脑室或肿瘤囊腔，降低颅压，避免切开过程中损伤脑组织。翻开的硬膜应悬吊，用湿棉条覆盖。

4. 脑切开　脑组织切开部位应选择在非重要功能区和距离病变最近的部位。尽量利用脑沟、裂切开脑组织，减少脑组织的损伤。囊性肿瘤或脑内血肿可尝试用脑室穿刺针穿刺病灶，吸除部分内容物，达到减压效果，但不要抽空所有内容物，抽空所有内容物以后寻找病灶时比较困难。穿刺针可以留置以引导病灶的定位，如果穿刺的隧道可以找到，也可拔除。

5. 缝合伤口　手术结束后，应用生理盐水冲洗至清亮为止。并询问血压，不宜在血压低时缝合伤口，以免术后出血；减压性手术，可不缝合硬膜。尽可能严密缝合硬膜，避免皮下积液，如硬膜缺损，可应用骨膜、筋膜或人造硬膜进行修补。游离骨瓣可用粗缝线、钢丝或钛夹固定。带蒂骨瓣可缝合肌肉筋膜和骨膜固定。缝合肌肉、帽状腱膜和皮肤，每隔1cm缝合一针，分层缝合。如留置外引流管，须在切口外引出，外接引流袋。

术中气栓：当板障静脉或硬脑膜静脉窦暴露于空气时，手术都有潜在形成气栓的致命危险。血管内是负压时（头位高于心脏位置）空气可被血管内血液带走，积存于右心房内，静脉回流减少引起低血压，也可引起心律失常。特殊的气栓可发生在卵圆孔未闭或肺动静脉瘘，可产生缺血性脑梗死。头的位置越高，负压越明显，气栓的发生率越高。气栓可发生于任何头部高于心脏的手术。检测方法不同，发生率差距很大，用多普勒检测估计坐位手术的气栓发生率为2.5%~7.0%。有明显气栓危险手术，如坐位手术时，要求心前区多普勒监测并在右心房放置中心静脉导管。①气栓诊断：发生气栓时，最早表现是末梢血P（CO_2）下降。心前多普勒也可提示气栓，血压可呈进行性低血压。②气栓的治疗：发现并闭塞空气进入位置，快速用湿海绵盖住伤口，用骨蜡抹骨缘；尽可能降低患者的头（30°或水平面下）；压迫颈静脉（最好压迫双侧）；使患者左侧卧位（空气积于右心房）；经中心静脉导管从右心房抽吸空气；给患者吸入纯氧；麻醉中不能继续使用一氧化氮（可以加重气栓）；使用升压和扩容药维持血压。

（沈　恒）

第六节　颅底手术入路基本原则

颅底外科是跨神经外科、耳鼻咽喉—头颈外科和口腔颌面外科、整形外科的交叉学科。颅底病变位置深在，解剖关系复杂，毗邻重要的脑神经与颅底血管，还与眶、鼻和鼻窦等邻近器官关系密切，术中常涉及多器官的处理与保护，手术难度很大。因此，颅底手术入路的设计原则是：既能充分显露和切除病变，又同时有效地保护好毗邻重要的结构，并且要注意量化和个体化设计。

一、颅底手术入路的设计原则

根据病灶的位置选择最佳的手术入路。颅底骨质凸凹不平，神经血管相互交错，构成了颅底解剖的复杂性。颅底外科手术可供操作的空间狭小，通常需要充分打开蛛网膜下隙（池），在神经、血管之间分离和切除肿瘤。脑神经和重要动脉、静脉的损伤都会给患者带来严重的术后并发症，术后生活质量下降，甚至造成患者术后死亡。应该强调的是，颅底外科医师制订手术计划时，应正确做出颅底肿瘤术前的评估，要针对每个病例的特点做出个体化的设计方案。除认真选择手术入路外，还要充分估计术中可能发生的意外，并制订出预防和处理的措施。设计颅底手术入路一般遵循以下三个基本原则：

（1）选择尽可能短的手术路径，以缩小操作距离，同时避开重要功能的解剖区域。

（2）充分利用已有的或潜在的自然空隙作为手术通道，如颅底池、硬膜下腔及可牵开的肌肉间隙。

（3）颅骨骨窗的大小、位置合理有效，尽量减少对脑组织的牵拉。采用磨除颅底骨质的方法，来达到减少脑组织牵拉的目的。术中能避免损伤神经、血管，同时入路要求简便、创伤小、易推广，并注重外观和便于颅底重建。在应用新的颅底手术入路前，应先进行解剖研究和设计，并反复验证。为满足上述原则的要求，不仅应熟悉和掌握手术区域各个解剖层次的重要结构，而且必须对这些结构间的相互关系有着非常清楚的认识。

二、颅底外科手术入路应用原则

实施颅底显微手术前，需先明确以下几个主要问题：

1）术前正确估计肿瘤的大小、性质、侵袭方向。

2）对神经影像提示肿瘤周围的改变有正确认识，如要辨认清楚肿瘤的边界、肿瘤与周围组织粘连程度。

3）皮瓣和骨瓣的设计原则选择手术入路时，应选择距离病灶近、避开重要结构和功能区、能获得最佳视野的手术入路，同时还要考虑到皮瓣的血液供应和美容问题。幕上开颅多采用基底朝向供血动脉方向的弧形切口或问号形切口，皮瓣基底宽度不应小于55cm，皮瓣基底与高径的比例最好应超过1∶1.25，切勿采用呈倒烧瓶状皮瓣，以防术后皮瓣边缘缺血坏死。幕下多采用弧形、直线或拐杖形切口。各部位的开颅方法略有不同，如颞部手术多采用瓣前翻、肌骨瓣翻向颞侧，而硬脑膜翻向中线。而额部切口常为皮瓣、肌瓣、骨瓣一同翻向额下方。

4）术中对肿瘤边界的标志要有正确的辨认，术前要准确评估肿瘤的切除程度，术中避免过度切除，并制订预防损伤周围正常组织的措施。对这些问题的回答将明显增加肿瘤全切率，而减少术中的副损伤，提高手术疗效。颅底外科手术应遵循以下原则：

（1）完善的术前计划：在处理颅底病变前，必须了解病变与其毗邻结构的解剖关系，包括相关的颅骨解剖、病变与脑神经、硬膜和血管的关系。神经外科医师应在实验室学习颅底三维解剖，这是每一位颅底显微外科医师必须具备的基本知识。

（2）良好的手术显露：采用最短的手术路径和获得良好的手术显露是手术成功的关键步骤。依据颅底解剖特征，选择路径最短和显露最充分的入路进行肿瘤切除，术中避开重要的神经和血管结构。这要求术者必须具备扎实的显微神经外科技术和熟悉颅底显微解剖。选择合适的颅底手术入路和适当的颅底骨质切除，这要求开颅的骨窗缘必须达颅底，以减少视野死角，达到良好的手术显露，有效地显露病变，这样既可安全地切除病变，又可最大限度地保护神经血管结构。

（3）正确有效的止血术：开颅时各种出血的止血方法（表2-3）。颅骨出血，包括颅骨板障和颅骨导静脉出血可采用骨蜡封闭止血。在出血处均匀涂一薄层骨蜡，然后用纱布和棉片压实，再检查是否还有出血。不要认为厚厚贴上一块可确保"万无一失"，过厚的骨蜡不但相对容易脱落而且易产生异物排斥反应。鞍区肿瘤，尤其是脑干及其周围区域的肿瘤切除，尽量做到少用双极电凝，一般的小渗血用明胶海绵压迫均可达到有效的止血。由于脑组织娇嫩，且组织内血管往往很细，脑内血管出血后易发生退缩，需采用吸引器配合将血管吸出来，同时用双极电凝止血。止血时电凝功率要恰当，另外应选择管径恰当的吸引器，以能够吸出血管而不破坏脑组织为宜，电凝血管要与断裂的血管垂直。

表 2-3　神经外科术中止血方法

出血部位	止血方法
动脉出血	双极电凝
颅骨出血	骨蜡
硬脑膜出血	银夹、缝扎法、双极电凝止血、小纹钳钳夹止血、悬吊止血、吸收性明胶海绵或止血纱布压迫止血
静脉窦出血	吸收性明胶海绵或止血纱布压迫止血，静脉窦的裂伤可以缝合重建静脉窦
皮层静脉出血	电凝或压迫止血

静脉窦损伤的处理原则：控制出血、避免气栓及恢复窦腔。处理这类损伤时，切勿急于探查静脉窦损伤区，应先做好术野的显露，将破裂的静脉窦两端暴露出来，并做好一切止血和输血的准备工作。适当抬高床头，然后揭除受损窦壁上的骨片、血块或临时止血材料，随即用吸引器吸住出血点，迅速查看破口状况，弄清情况后压迫控制出血，根据静脉窦破损情况选用适当修补方法。①小裂伤：可用肌片或吸收性明胶海绵贴附于裂口上，轻压片刻即可止血，然后行"8"字缝合，固定止血材料，以免松动。②线形撕裂伤：采用缝合法，即以细丝线将裂口对位间断缝合。方法是用脑压板平压在裂口上或于受损窦的远近两端加压控制出血，继而边退边缝，至最后 2~3 针时暂不打结，以便排放部分血液冲出腔内血块，然后再打结。③窦壁缺损：系指静脉窦破口不规则并有缺损时，无法直接缝合，以肌肉或吸收性明胶海绵覆盖有陷入窦腔造成栓塞之虑，故须采用翻转附近硬脑膜外层掩盖缝合或以骨膜、筋膜片修补破孔的方法，整复窦壁，再用医用胶加固。④静脉窦横断伤：即静脉窦已断裂为两段，处理极为困难，若属非主要静脉窦则可予以结扎，但若为上矢状窦中后段、右侧横窦或乙状窦，则须予以吻合或修复，以重建窦腔血流。通常可采用大隐静脉、硬脑膜、大脑镰、小脑幕或人工血管材料施行静脉窦成形术。术中适当抬高床头，窦两端暂时断流，要注意防止气栓，必要时需在远近端窦腔放置暂时分流管，保持窦内血液流畅，以免因静脉血回流障碍而发生急性脑膨出。吻合完毕时最后几针不打结，待拔除分流管、排除凝血块之后再打结。

（4）充分利用"自然通道"：如潜在的腔隙、颅底骨、脑底池、可牵开的肌肉及颅底肿瘤的潜在间隙，同时注意避免神经和血管损伤。采用磨除颅底骨质的方法，在扩大显露的同时可减少对脑组织的牵拉，这符合现代微创原则。

5）肿瘤切除的方法和策略：对良性肿瘤原则上应争取全切，且最大限度地保留功能；对恶性肿瘤应在不损伤神经功能的前提下，主张尽可能整块和完全切除肿瘤，避免肿瘤的快速转移，至少要达到充分减压的目的。对有包膜的肿瘤，可先将肿瘤沿表面的包膜向四周分离，然后切开包膜，瘤内分块取瘤。当瘤内张力降低后，瘤壁将自然塌陷，易与周围组织分离，有利于保存神经血管结构。包膜与周围组织粘连紧密，常有下列情况：①粘连区内有血管或神经分支被肿瘤包绕，如果是供瘤血管牵扯，将血管电凝切断后，包膜自然与周围组织分离。②瘤结节嵌入脑组织内，将瘤结节内的肿瘤切除，瘤包膜即松解，易于分离。③肿瘤包膜与大血管或神经粘连紧密，说明肿瘤与神经或血管之间的蛛网膜界面已丧失，切忌盲目分离而损伤血管。④肿瘤有来源于正常的血管参与肿瘤的供血，在重要区域，应采取瘤内取瘤的切瘤方式，逐渐向周围扩大分离切除，注意须在直视下进行操作。

6）保护神经功能，减少并发症：把保护脑神经和脑组织功能，提高患者术后生活质量作为决定手术的主要依据，不能盲目追求肿瘤的全切除率，而忽视术后并发症。由于颅底病变位置深在，手术操作时间长，因此手术应减少脑组织暴露时间和减少对脑组织的牵拉，可采用相应的保护措施：①用湿吸收性明胶海绵和脑棉片覆盖在暴露的脑组织表面，特别是要贴覆在牵拉部分的脑组织表面。②牵拉用的脑压板应表面平滑，且应与所牵脑组织的形状相适应，最好采用自动牵开器固定脑压板，并定期间隙放松脑压板，避免因牵拉而产生牵拉伤，这对于保护脑组织和神经十分重要。③降低颅内压，减轻脑组织张力，以提高脑组织和神经对牵拉的耐受性。如术前腰椎穿刺置管放液、术中充分打开脑池引流脑脊液或术中穿刺脑室、过度换气等。④术中应用脑保护剂，如甘露醇、类固醇激素、钙通道阻滞剂等。

7）有效控制颅内压：充分释放脑脊液，有效地控制颅内压，可改善手术显露，减轻脑组织损伤。选择最佳的入路，充分利用解剖间隙，必要时采用神经导航技术和内镜辅助技术，以达到有效地降低颅内压，使脑组织松弛的目的。术前可采取抬高手术床头和腰椎穿刺置管引流脑脊液，术中可采取脑室穿刺和应用甘露醇等脱水降压药等方法控制颅内压。同时，脑组织牵拉必须有保护措施，尽可能避免对有张力的脑组织牵拉。

8）软组织保留和术后重建：术前必须制订颅底硬脑膜重建、颅底骨重建和软组织重建的合理方案；术中颅底脑膜缺损应修复完整，以防止术后脑脊液漏和感染等并发症。手术切口附近的筋膜、骨膜、肌肉和硬膜及与它们有关的血管（如颞浅动脉、枕动脉）应予保留，组织和血管的保留，不仅有利于术后伤口的闭合，也便于术后颅底重建。

三、常见颅底手术入路

颅底手术入路有几十种，各种手术入路均有其适应证，也有其各自不同的优缺点。多数学者认为现代颅底外科手术入路的设计原则是力求术野暴露充分，颅底重要结构得到保护，同时兼顾面容和功能的恢复。常用的颅底手术入路有：扩大经额入路、颅—眶—颧入路、额颞—经颧入路、颞下—经海绵窦入路、颞下—经岩嵴入路、颞枕—经天幕入路、颞下—耳前颞下窝入路、乙状窦前—幕上下联合入路、枕下乙状窦后—经内耳道入路、枕下乙状窦后—经内耳道上入路、枕下远外侧入路、后正中—经小脑裂入路等。我们根据颅底肿瘤的特点选择眶—额入路、眶颧额颞入路、颞下—经岩骨嵴入路、枕下乙状窦后入路及其改良入路、远外侧—经颈静脉结节，这几种入路能够最大限度地暴露肿瘤，最小范围牵拉脑组织，达到肿瘤的全切除或次全切，同时又不在颜面部留下切口瘢痕，达到兼顾面容的目的。而且从蛛网膜界面分离神经血管，得以最大限度地保护功能。眶—额入路或眶颧额颞入路由于将眉弓、颧弓取下，与以往的经额入路、翼点相比增了颅底的显露，从而减轻对脑组织的牵拉，特别是避免对下丘脑等重要结构的牵拉。

（一）前颅底手术入路

1. 经鼻蝶窦入路 包括口—鼻—蝶入路、鼻小柱—鼻中隔入路、经单鼻孔—经蝶入路。到达区域有蝶窦、垂体窝、上斜坡和中斜坡。优点是无须开颅，硬膜外操作，无外部切口；缺点是手术进路通道长，海绵窦区视觉差，有发生脑脊液漏的危险。

2. 经口—硬腭入路 可到达中、下斜坡及颅颈关节前面等区域。对口咽、鼻咽、蝶窦、斜坡、$C_1 \sim C_3$、垂体、岩骨内颈内动脉、脑干前面、椎—基底动脉、展神经等结构有良好的暴露。优点是硬膜外入路，无须开颅，直接到达斜坡和脑干前面；缺点是手术通道有菌，两侧暴露受限，有发生脑脊液漏和颅颈关节不稳定的危险。

3. 经上颌入路 可到达斜坡、颞下窝等区域。暴露的解剖结构有口咽、鼻咽、蝶窦、上颌窦、斜坡、垂体窝、颞下窝、腭窝、双侧海绵窦中段等。优点是同时暴露斜坡、翼腭窝和颞下窝，硬膜外入路无须开颅；缺点是手术通道有菌，术后面部瘢痕和畸形，牙齿脱落，术后并发感染的概率大。

4. 扩大经额入路 该入路可到达颅前窝、额窦和斜坡等区域。对颅前窝、筛窦、蝶窦、视神经管、视交叉、终板、硬膜内颈内动脉、嗅神经、垂体和斜坡等解剖结构有良好的暴露。优点是可显露从颅前窝至枕大孔广泛区域，可从硬膜外到达颅前窝、鼻窦和斜坡；缺点是嗅觉丧失，有时需牵拉额叶，前颅底重建。

（二）中颅底手术入路

1. 额下入路及其扩展入路 提供对嗅沟、鞍区肿瘤以及 Willis 环前部的动脉瘤、眼动脉瘤的手术途径。经此入路进入蝶窦，称之为经额—蝶窦入路。额下—经蝶入路是额部开颅后将鞍结节及蝶鞍前壁的骨质磨除，使鞍内及蝶窦内的肿瘤被充分显露，使得能够在直视下全切除肿瘤。额下入路有单侧和双侧之分。单侧额下入路又可分做内侧和外侧额下入路两种方式。内侧额下入路，即额底入路；外侧型额下入路，又称为额外侧入路。经额底入路是 Cushing 提出的切除鞍区肿瘤的开颅方法，适用于肿瘤向鞍上发展压迫视神经者。对于鞍内—鞍上型、质地较韧的肿瘤采用额下入路切除肿瘤，其优点是能较充分地显露肿瘤上极与视神经、视交叉及颈内动脉的关系。额下入路的缺点是术中需要牵拉额叶脑组织，易造成对下丘脑及垂体结构的机械性损伤及嗅神经的损伤。

2. 翼点及改良翼点入路　翼点入路也称额颞入路，是进入幕上外侧裂池等脑池的门户，常用来处理鞍区病变。1973 年，Yasargil 首先定义了翼点入路，此入路以最短的路径进入鞍区，比额下入路缩短约 2cm。此入路以翼点为中心，可采用硬膜外、硬膜内及联合入路，能很好地暴露眶上、外侧区、视神经管、眶上裂以及颞前窝。通过咬除蝶骨嵴和分开侧裂显露前、颅中窝交界内侧的视交叉区，可避免过多的牵拉脑组织。

3. 眶颧—额颞下入路　到达区域包括前床突、蝶鞍、鞍旁和鞍背、海绵窦、颅中窝底及上斜坡等。显露结构有视神经、视交叉、垂体柄及垂体、颈内动脉及其分支、终板、下丘脑、脚间窝、基底动脉上段、后床突和鞍背、岩尖及上斜坡等。其优点是入路平中颅底，对鞍旁及颅中窝底显露充分，脑组织牵拉轻，到达蝶鞍和鞍旁的手术距离短；缺点是蝶窦视觉效果差。

4. 额颞硬膜外经海绵窦入路　到达区域和显露结构同额颞硬膜内经海绵窦入路。优点是硬膜外入路对额颞叶损伤小，并发症少；缺点是手术进程可能会受棘手的海绵窦出血限制。

5. 额颞硬膜内经海绵窦入路　到达区域包括：海绵窦、蝶鞍和一侧鞍旁。显露结构有：视神经管、视神经和视交叉、颞骨岩部、海绵窦内结构。优点是手术距离短，易与颞下入路联合；缺点是增加对颞叶的牵拉，有时需牺牲颞极桥静脉。

（三）后颅底手术入路

1. 幕上下联合经岩骨入路　主要到达区域有岩斜区和脑桥小脑三角区，显露的结构包括：脑桥和中脑侧方、单侧Ⅲ～Ⅻ脑神经、椎—基底动脉、后海绵窦。该入路的优点是广泛显露岩斜区，减少脑牵拉；缺点是操作复杂，有损伤静脉窦的危险。

2. 经迷路入路　可显露的区域主要是脑桥小脑三角。显露的结构包括脑桥小脑三角区的神经和血管，包括单侧脑桥、单侧Ⅴ～Ⅺ脑神经、小脑前下动脉。优点是无须牵拉脑组织；缺点是损失听力。

3. 经迷路后入路　也是为了显露脑桥小脑三角，对迷路、面听神经有良好的显露。优点是减少脑组织牵拉；缺点是术野小，有听力丧失的危险。

4. 乙状窦后入路　主要是处理脑桥小脑三角区病变。显露的结构也主要是脑桥小脑三角区内的神经和血管及脑桥外侧等。优点是保留骨迷路；缺点是牵拉小脑，脑干前方受限。

（四）侧颅底手术入路

侧颅底是指与颅中窝相对的颅底下方，由眶下裂、岩枕裂、鼻咽顶所构成的三角形区域，包含了蝶骨体、蝶骨大翼、颞骨岩部及穿行其中的血管和神经。

1. 硬膜外经岩骨前入路　到达区域包括岩斜区、CPA 中央、后海绵窦，可显露的解剖结构有颞骨岩部颈内动脉、内耳道、脑桥和基底动脉、三叉神经、展神经和面听神经。其优点是硬膜外岩尖切除，颞叶牵拉轻，保留听力和平衡功能；缺点是技术复杂，有丧失听力的危险。

2. 颞下窝入路　该入路可到达颞下窝、颅中窝等区域，显露的解剖结构包括：面神经、颞下颌关节、上颌动脉、颈内动脉、脑膜中动脉、三叉神经、颧弓、翼腭窝和斜坡。该入路的优点是硬膜外入路，颞叶牵拉轻，无须面神经前移；缺点是面神经麻痹和颞下颌关节障碍的危险，向后暴露受限。

（五）颅颈交界区手术入路

1. 经颈入路　可到达的区域包括颈动脉三角、下颌后区、岩骨底、斜坡下 1/2，该入路可显露的解剖结构有颈动脉、颈内静脉、面神经、舌咽神经、迷走神经、副神经、舌下神经、椎动脉、上颈椎和岩骨底等。其优点是硬膜外入路，感染机会少；缺点是手术野深，主要用于硬膜外病变的处理。

2. 远侧入路　以切除部分或全部枕骨及寰椎的髁突为手段，增加枕骨大孔及脑桥延髓腹侧面的显露，主要是处理延髓腹侧面和颅颈交界处中线部位病变。该入路充分利用解剖自然间隙，在充分牵开软组织最大限度地磨除阻挡视野骨质的情况下，形成由背外侧指向腹内侧的圆锥形操作空间，减轻了对脑干和神经血管的牵拉。还可以先期控制病变侧的椎动脉，早期切断肿瘤的血供。

（沈　恒）

第七节　神经外科术后并发症防治

神经外科术后并发症对患者的预后有一定影响，严重者可导致患者预后不良，故对术后并发症的判断和处理尤为重要。常见术后并发症有：颅内出血、颅内压增高、尿崩症、术后癫痫、术后感染、脑脊液漏、深静脉血栓等。

一、颅内出血

主要原因为止血不彻底，也可因颅内压降低过快或硬膜与颅骨剥离或头架金属钉穿透颅骨引起术区邻近部位或远隔部位颅内出血。临床经验发现，出血以术野及其邻近部位最多见，其次为同侧颅腔或对侧颅腔。有瘤床出血、脑内出血、脑室出血、硬膜外血肿、硬膜下血肿等。少见为术野远隔部位出血。如右侧听神经瘤手术，可并发右侧幕上硬膜外血肿，甚至左侧幕上硬膜外血肿。表现为术中原因不明的脑膨出或术后不能马上苏醒或苏醒后意识状态再度恶化，出现神经功能缺失、颅高压症等生命体征改变。术中应细心止血，注意硬膜悬吊。缝合硬膜前，应将收缩压升高至140mmHg（18.62kPa）。

术后预防：

（1）术后密切监护生命体征和临床表现，如出现病情变化，应及时做头颅CT检查。

（2）防止高碳酸血症和缺氧，以免二氧化碳在体内蓄积引起脑血管扩张增加再出血机会。

（3）术后早期避免过度脱水，以免造成低颅压，诱发或增加颅内出血量。

（4）保持血压在正常水平并保持稳定，避免突然升高或下降。

（5）对有轻度凝血障碍或出血倾向的患者给予针对性的病因治疗。

术后处理：

术后局部会有渗血，一般给予止血药物治疗3d，如注射用凝血酶1～2IU，肌内注射或静脉注射/静脉滴注，1～2次/d；氨甲苯酸0.2g，加入250ml生理盐水或5%葡萄糖注射液，静脉滴注1次/d。术后血肿是颅脑手术后主要死亡原因之一。若出现血肿表现时，要保持呼吸道通畅，维持生命体征平稳，降颅压处理，并及时复查头颅CT，根据其出血量、中线偏移情况以及意识恶化程度与速度等情况来判断是否需要手术治疗。符合手术适应证时，应及时再次开颅清除血肿。由于神经外科手术术后一般都会出现脑水肿，为控制脑水肿，术后需要抬高头部15°～30°。

此外，还要考虑到患者可能会出现继发性深静脉血栓形成，尤其是下肢。急性期血栓可能会脱落造成肺栓塞，此时需要抗凝治疗，如低分子肝素、华法林、阿司匹林等。抗凝治疗又可能导致手术区出血，因此需要遵循个体化原则权衡术后出血与抗凝治疗的利弊来决定治疗方案；术后可以通过中心静脉压监测来判定是否存在低血容量。需要注意的是适当的低血容量对患者并无大碍，保证灌注压即可。

二、颅内压增高

（一）病因

（1）术后继发性脑水肿：最多见，一般在术后48h达到高峰，维持5～7d，逐渐消退，20～30d可恢复正常。也可能进行性加重，危及生命。

（2）脑积水：脑室系统手术后较为多见，脑内外脑脊液通路因局部脑组织肿胀、脑室出血或残留病灶而阻塞或因脑脊液吸收障碍。

（3）颅内出血。

（4）颅内感染。

（5）静脉窦栓塞，引起静脉回流受阻。

（二）临床表现

1. 生命体征改变　术后出现头痛、呕吐等颅高压症状，严重者出现血压升高，心率、呼吸减慢或节律紊乱。

2. 意识改变　出现不同程度的意识改变，术后清醒、术后 1~2d 出现意识水平进行性下降，如烦躁、淡漠、迟钝、嗜睡甚至昏迷。

3. 术后癫痫　高颅压可影响脑供血，导致缺血、缺氧。

（三）辅助检查

（1）头颅 CT　平扫可见脑积水或脑水肿表现。

（2）头颅 MRI　冠状 MRI 有助于发现矢状窦阻塞。

（3）颅内压监测，如术后行脑室外引流，可做颅内压监测，了解颅内压动态变化。压力在 15~20mmHg（2.00~2.66kPa）者，为轻度增高；压力在 21~40mmHg（2.79~5.32kPa）为中度增高；压力大于 40mmHg（5.32kPa）为重度增高。

（4）脑脊液检查。

（四）处理

1. 一般处理　抬高头部 15°~30°，保持颅内静脉通畅和良好的脑血供。保持呼吸道通畅，包括吸痰，必要时气管切开。

2. 脱水治疗　可用甘露醇、呋塞米或甘油果糖降颅压治疗。

3. 病因治疗　应根据不同病因，积极给予相应处理。

4. 手术治疗　可采取脑脊液外引流、脑室腹腔分流、颞肌下减压、去骨瓣减压及内减压手术等。

三、尿崩症

（一）病因

1. 中枢性尿崩　下视丘—垂体轴异常。

2. 肾性尿崩　肾脏对正常或高于正常的 ADH 耐受性增高，导致过多水及电解质自肾脏丢失。神经外科临床常见中枢性尿崩，通常当临床症状出现时，约 85% ADH 分泌功能已经丧失。

（二）临床表现

中枢性尿崩可见于以下情况：

（1）经蝶垂体瘤术后：常为暂时性，由于损伤神经垂体或垂体柄，可出现以下几种类型的尿崩症：①一过性尿崩：尿量高于正常并伴有烦渴，术后 12~36h 趋于正常。②迁延性尿崩：尿量高于正常且持续一段时间，从数月至 1 年，甚至少数可为永久性。③"三相反应"尿崩：第一期，术后即出现尿崩，由垂体损害致 ADH 水平下降所致，历时 4~5d。第二期，短暂性尿量恢复正常，甚至有类似 ADH 分泌失常所致水潴留，历时也达 4~5d。此由细胞死亡、释放 ADH 所致。如临床上未能发现从多尿期转入此期，仍继续使用血管加压素，可导致严重后果。第三期，由于 ADH 分泌减少或缺乏，出现一过性尿崩或迁延性尿崩。

（2）脑死亡后。

（3）鞍区生殖细胞瘤、颅咽管瘤、前交通动脉瘤等。

（4）脑外伤尤其伴有颅底骨折。

（5）脑炎或脑膜炎。

（6）药物引起酒精和苯妥英钠能抑制 ADH 释放、肾上腺功能不足者补充激素后可引起尿崩。

（三）诊断

有上述病因，并出现以下相应临床表现时，应考虑尿崩症：

（1）尿渗透压 50~150mmol/L，或尿密度在 1.001~1.005 之间。

（2）尿量大于250ml/h。

（3）血清钠正常或偏高。

（4）肾上腺功能正常：肾上腺功能不足者不会引起尿崩，因肾脏分泌尿液时需少量盐皮质激素，肾上腺功能不足者补充激素后可引起尿崩。鉴别中枢性尿崩及肾性尿崩：患者皮下注射垂体后叶素5IU，若为中枢性尿崩，1～2h内尿渗透压加倍。

（5）必要时可做限水试验。

（四）治疗

1. 一般处理　适用于轻度尿崩者。由于患者生理口渴中枢功能正常，可指导患者仅在口渴时饮水，这样一般能弥补损失，不会过度摄入水分。

2. 药物治疗　适用于重度尿崩者，患者无法摄入足够水分。

（1）醋酸去氨加压素（弥凝）：鼻腔喷雾剂，初始10μg，睡前喷鼻，并根据尿量调整用量。维持用药10～40μg（成人）或5～30μg（儿童），分1～2次喷鼻。片剂，每次100～200μg，每天3次，每天总剂量200μg～1200mg。

（2）ADH增强剂（对慢性部分性ADH缺乏有效，完全性ADH丧失无效）：①氯贝丁酯，500mg，口服，每天4次。②氯磺丙脲，100mg，每天3次。③氢氯噻嗪（双氢克尿塞），25mg，每天3次；④卡马西平，0.1g，每天3次。

3. 静脉补液　基本补液用5%葡萄糖盐水。按75～100ml/h静脉滴注，并补充钾离子（K^+），另外，在原有补液基础上，根据尿量增补相应液体，常采用0.45%盐水。

（五）注意事项

（1）术后患者，如术中已用足够液体，术后相应会出现多尿。此时应在原有补液基础上补充约2/3尿量的液体，并采用0.45%盐水。

（2）如静脉补液（或鼻胃管）仍无法弥补液体丧失（通常此时尿量大于300ml/h），可选用下列药物治疗，并根据尿量调整用药剂量、速度。

①精氨酸血管加压素：5IU（水剂），静脉、肌内或皮下注射，每4～6h1次。应避免使用鞣酸血管加压素（油剂），因其吸收和作用时间不稳定。

②血管加压素：开始0.2IU/min，静脉滴注（最大用量为0.9IU/min）。

③醋酸去氨加压素：静脉注射，根据尿量调整。通常成人剂量为1～4μg/次，大于1岁0.4～1.0μg/次，小于等于1岁0.2～0.4μg/次，每日1～2次。

（3）口渴机制不完善者，有脱水或水潴留危险者，可采用如下措施：

①每日记尿量及体重，采用ADH刺激剂，以保持出入水量平衡及正常尿量。

②每周或隔日随访有关实验室检查，包括血钠、血尿素氮。

（4）卧床、昏迷、木僵或脑死亡患者，可采用如下措施

①每小时测出、入水量，每4h测尿密度。如尿量大于等于250ml/h应随时测尿密度。

②实验室检查：每6h测肾功能及尿渗透压。

四、术后癫痫

癫痫发作是神经外科颅脑手术后常见的并发症之一，可能对手术的成功率、术后神经功能的恢复产生不良影响。在临床上，如何有效地防治术后癫痫发作是一个值得关注的问题。

（一）颅脑手术后癫痫的临床特征

颅脑手术后癫痫的定义及分类有多种。按首次抽搐发生的时间分类：①速发抽搐：外科手术后24h内发生的抽搐。②早发抽搐：手术后1周内发生的抽搐。③晚发抽搐：手术后1周或是更长时间发生的抽搐。速发抽搐和早期手术后出现抽搐多为神经系统对颅脑损伤的迅速反应，临床上所指的手术后癫痫发作，一般指手术后晚发抽搐，可以是术后一次发作，也可以多次发作，但是只有术后反复出现的晚期

发作才能代表术后癫痫发作的全部特征。

颅脑手术，特别是幕上开颅手术，有20%~50%患者术后至少发生过一次抽搐，术后发生抽搐的风险相当高。根据病变的性质、部位、术前病情、手术入路等不同因素，颅脑手术后癫痫的发生率文献报道为8%~17%。从神经外科颅脑手术后癫痫的发病情况来看，手术创伤与手术后癫痫发病无疑是相关联的。

1. 术后癫痫发作与基础疾病　颅脑手术后癫痫发作与患者的基础疾病有密切的联系。Foy等随访了1103例颅脑手术患者，提示神经外科幕上手术患者术后5年内癫痫发病率为17%。大部分手术后癫痫（60%~83%）在术后6~12个月内出现，并达到术后癫痫的发病高峰。因颅内病变的病理类型及手术方式不同，术后癫痫的发病率各异。手术后癫痫发生率较高的的病种有脑脓肿（92%）、脑胶质瘤（36%）、脑膜瘤（29%）、幕上动脉瘤（14%）、脑外伤术后（14%），其他颅脑手术后较少发生术后癫痫。在颅内血管性疾病中常见术后癫痫的疾病是动静脉畸形（50%）、大脑中动脉动脉瘤（38%）、脑出血（20%）。

2. 术后癫痫发作类型与部位　术后癫痫约1/4患者表现为部分发作，约1/2患者为全身强直—阵挛发作，约1/4患者表现为部分发作进展至或并发全身性发作。施行颅脑手术，是对脑组织的损伤性操作，可导致脑组织的结构性改变，是术后癫痫发作的原因之一。颅脑术后癫痫的发作与手术损伤部位相关，通过观察术后癫痫的临床发作特征能有助于定位并识别致痫病灶。脑部损伤所致癫痫，以大脑皮质运动区、邻近中央沟的顶叶损伤发生率较高。颞叶损伤，尤其是海马和杏仁核损伤也常发生癫痫，且潜伏期也短。开放性脑外伤后癫痫平均潜伏期为6个月，闭合性损伤后癫痫平均潜伏期为10个月。额叶损伤多表现为全身性发作，顶叶损伤多发生局灶性运动发作，颞叶多为精神运动性发作。左侧脑损伤为主者意识障碍出现较早，表现为强直—阵挛发作、右侧肢体抽搐、尿失禁、头眼偏转、失神、失语、强迫症状、思维感觉障碍甚至连续发作。右侧脑损伤为主者多表现为意识丧失、左侧肢体及面部抽搐、头眼偏转、精神障碍、幻觉、猝倒或全身强直发作。

3. 术后癫痫的危险因素与发病机制　颅脑手术后癫痫属于症状性癫痫，其抽搐发作只是脑部疾病的全身症状之一。脑脓肿、颅脑肿瘤、颅内动脉瘤、脑外伤术后癫痫的发病率较高。其危险因素与患者年龄、性别、病变病理类型、病变体积、格拉斯哥昏迷评分、世界神经外科协会联盟评分、硬脑膜损伤程度、手术及病变部位有关。Suri等对511例颅后窝开颅手术方式的术后发作研究发现，手术体位也是导致术后发作的重要因素之一。坐位手术引发术后癫痫要比俯卧位及平卧位要高，可能与术中容易形成静脉气体栓塞或颅内积气有关。脑室分流术的术后癫痫发生率为2%~47%，如果并发脑室系统感染术后癫痫发病率更高。颅内肿瘤术后癫痫发生率约25%，术前有癫痫发作史的患者术后发生癫痫的概率远比术前无癫痫发作史者要高。结合患者的基础疾病、高危因素评估颅脑手术后癫痫发生可能性，有助于及时处理危险因素，预防术后癫痫的发生。

目前对于颅脑手术后癫痫的确切机制尚未明确，颅脑手术后癫痫发作的可能机制包括以下几个方面：术后颅内血管损伤渗出的血液成分或坏死组织所产生的自由基等各种病理因素导致的神经细胞电生理学改变；术后血液循环变化造成大脑局部缺血缺氧引起脑组织及细胞破坏或变性，慢性供血不足造成癫痫病灶；手术侵入性操作引起的脑部结构性改变，如神经纤维束断裂、血管破裂、小胶质细胞增生与瘢痕形成、血—脑脊液屏障变化等。

4. 术后癫痫的脑电图改变　手术前后脑电图可以出现异常改变，但缺乏特异性。正常脑电图者约占30%，异常脑电图为70%。其中局限异常占异常脑电图的40%（包括局限性棘波、棘慢复合波、局限性慢波），广泛性异常占60%（广泛性慢波占40%，阵发性慢波占20%）。颅脑术后异常脑电图对预后的预测意义目前各家仍有争议。Annegers等认为脑外伤术后出现局限异常或是痫样放电，提示出现晚发癫痫的可能性比较大。如果长期存在发作间期的棘波、棘慢波、棘慢复合波，预示癫痫存在或将要发生。但半数以上的脑外伤性癫痫在10年内会停止发作，这时脑电图也逐渐恢复正常。DiGennar,等研究指出，难治性癫痫外科治疗手术后脑电图出现发作间期痫样放电者与术后发生癫痫发作有很强的相关性。也有相反的观点，认为术后脑电图改变对预测术后晚发癫痫作用不大；Jennett等跟踪研究722例颅脑创伤术后高危患者，虽然创伤后癫痫患者常见脑电图异常，但20%的晚发癫痫患者创伤后3个月的内脑电图是正常的。而部分脑电图异常的患者却从未见有术后癫痫发作，因此认为早期术后的脑电图对预测术后癫痫作用不大。

（二）颅脑术后癫痫药物治疗策略

目前尚无颅脑术后癫痫发作的治疗指南，使用药物控制手术后癫痫仍是最常用的处理措施。对于抗癫痫药物各家存在争议，如施行颅脑手术前是否应该预防性使用抗癫痫药物、预防性用药的时间问题、术后发生一次抽搐后是否该马上进行抗癫痫药物治疗等。

1. 预防性用药　在施行颅脑手术后患者会有相当高的癫痫发作的风险，颅脑手术前是否应该预防性使用抗癫痫药物，对预防使用抗癫痫药物各家有不同的争议。早期临床研究认为，颅脑手术前预防性使用1~2种抗癫痫药物（苯妥英或苯巴比妥）可以降低术后晚期癫痫的发生率，并鼓励对术后有高发作风险的患者术前长时间应用抗癫痫药物预防术后发作。但是这些早期的研究缺乏随机、合适的对照病例设计及对长期治疗效果的跟踪随访，并不能证实术前长期使用抗癫痫药物（单药或多药使用）对患者的保护效应。Temkin研究提示，预防性给予传统的抗癫痫药物组与安慰剂组或未予干预治疗组对比能减少40%~50%颅脑手术后术1周内的早期抽搐发作，但是任何一种抗癫痫药物都不能够证实能够有效减少术后1周以后的晚期抽搐发作。苯妥英虽能有效预防颅脑手术后1周内的早期抽搐发生，但不应常规应用作为手术1周后晚期抽搐发作的预防用药。与上述观点相似，美国神经病协会质量标准分委会建议对于重度颅脑创伤的患者应尽早使用4倍于普通起始剂量的苯妥英来预防颅脑创伤后7d内的抽搐发作，而不建议常规应用苯妥英、卡马西平或丙戊酸预防术后晚发抽搐。

2. 颅脑术后单次抽搐发作治疗策略　目前传统的神经科观点认为，单次的抽搐发作不应马上进行抗癫痫药物治疗，而应该进行必要的检查评估。抗癫痫药物治疗方案应该在至少发生2次或以上抽搐后才启动，并长期维持抗癫痫药物治疗。这样做的目的是为了避免误诊和不必要的抗癫痫治疗带来的不良反应。如果由于急性病变导致的可疑的症状性癫痫不必立即使用抗癫痫药物治疗即能短期内自行缓解，但是临床上患者的情况远比想象中的复杂。在施行颅脑手术后患者会有相当高的癫痫发作的风险，在患者出现第1次抽搐发生后就应立即给予抗癫痫药物治疗，从而获得最优治疗效果。Marson等跟踪研究了1443例新发抽搐患者，随机立即给予抗癫痫治疗方案或延迟使用抗癫痫治疗方案处理。新发抽搐患者立即予抗癫痫药物治疗组确实能够减少1~2年内抽搐复发的概率，但两种方案对更长时期3~5年抽搐缓解效果无明显差异。如卒中、感染、痴呆、肿瘤、脑外伤以及颅脑手术的患者出现抽搐症状后，有相当高的再发风险。目前观点认为如果临床医师能在上述患者第1次抽搐发生后，特别是颅脑手术后1周内出现抽搐的患者，立即使用抗癫痫药物治疗，患者将从中受益，并能提高手术的成功率、减少术后并发症发生、改善术后神经功能的恢复。

综上所述，颅脑手术后癫痫发作是常见的术后并发症之一。手术后癫痫发作与患者基础疾病相关。可以根据患者颅脑病变病理类型、格拉斯哥昏迷评分、世界神经外科协会联盟评分、硬脑膜损伤程度、手术及病变部位评估术后癫痫发生的危险，正确把握抗癫痫药物的使用策略。预防性给予抗癫痫药能有效预防颅脑手术后1周内的早期抽搐发生，但是不应该作为常规用于预防术后晚发抽搐。颅脑术后新发抽搐立即给予抗癫痫药物治疗能使患者从中受益。目前对于神经外科颅脑手术后癫痫治疗的认识尚未完全阐明，随着对癫痫的发病机制的研究深入，必会推动更合理的预防及治疗用药方案的确定。

五、手术部位感染

手术部位感染（surgical site infection，SSI）是神经外科术后严重并发症之一，尤其是颅内感染与围手术期死亡率直接相关，严重影响患者的预后。

（一）定义与发病率

（1）定义：神经外科手术部位感染是指围手术期（个别情况在围手术期以后）发生在切口或手术深部器官或腔隙的感染（如切口感染、脑脓肿、脑膜炎）。手术后30d内发生的感染以及体内植入人工材料（或装置）的手术后 1 年内发生的感染，都属于 SSI。神经外科手术根据部位分为颅脑手术、脊柱手术、周围神经手术，其中颅脑手术 SSI 发生率相对最高。

（2）我国颅脑手术后颅内感染发生率为 2.6%，病死率高达 21%，与国外数据略有差异（北美发生率为 2.2%，在欧洲发生率则高达 5.7%）。

（3）神经外科手术按照切口污染程度可分为 4 类：①感染手术：包括脑脓肿、硬脑膜下脓肿、骨髓炎等手术，手术后感染发生率为 30% ~ 80%。②污染手术：包括伴有开放性颅骨骨折、头皮裂伤的脑外伤或头皮裂伤超过 4h 的手术，感染发生率 10% ~ 25%。③清洁—污染手术：包括进入鼻窦或乳突的手术，修补颅骨骨折或无菌技术有明显缺陷者，感染发生率为 6.8% ~ 15.0%。④清洁手术：为选择性—非急症手术，手术感染率为 2.6% ~ 5.0%。

（二）神经外科手术部位感染的诊断

外科手术部位感染分为切口浅部组织感染、切口深部组织感染、器官/腔隙感染。

1. 切口浅部组织感染　指手术后 30d 以内发生的仅累及切口皮肤或者皮下组织的感染，并符合下列条件之一：①切口浅部组织有化脓性液体。②从切口浅部组织的液体或者组织中培养出病原体。③具有感染的症状或者体征，包括局部发红、肿胀、发热、疼痛和触痛。

2. 切口深部组织感染　指无植入物者手术后 30d 以内、有植入物者手术后 1 年以内发生的累及深部软组织（如筋膜和肌层）的感染，并符合下列条件之一：①从切口深部引流或穿刺出脓液，但脓液不是来自器官/腔隙部分。②切口深部组织自行裂开或者由外科医师开放的切口。同时，患者具有感染的症状或者体征，包括局部发热，肿胀及疼痛。③经直接检查、再次手术探查、病理学或者影像学检查，发现切口深部组织脓肿或者其他感染证据。

同时累及切口浅部组织和深部组织的感染归为切口深部组织感染；经切口引流所致器官/腔隙感染，无须再次手术归为深部组织感染。

3. 器官/腔隙感染　指无植入物者手术后 30d 以内、有植入物者手术后 1 年以内发生的累及术中解剖部位（如器官或者腔隙）的感染，并符合下列条件之一：①器官或者腔隙穿刺引流或穿刺出脓液。②从器官或者腔隙的分泌物或组织中培养分离出致病菌。③经直接检查、再次手术、病理学或者影像学检查，发现器官或者腔隙脓肿或者其他器官或者腔隙感染的证据。

在神经外科，切口浅部组织感染主要指皮肤或皮下组织感染，切口深部组织感染则包括帽状腱膜下、颅骨骨膜或脊膜等组织感染。早期症状多不明显，数日后头皮出现红肿。如头皮下积脓，患者会出现发热、白细胞计数增高，需行穿刺抽吸放出脓（积）液并行细菌培养，一般不需切开引流。致病革兰阳性菌来源于术者和患者皮肤，特别是术者手或面部及患者皮肤脱屑，在手术过程中污染致病。革兰阴性菌来源于各种冲洗液或引流系统。

神经外科器官/腔隙感染主要是颅内感染，包括脑膜炎、脑室炎、脑脓肿、硬膜下和硬膜外脓肿等，临床表现为发热、乏力等毒血症症状，脑膜刺激征阳性。细菌性脑膜炎患者的脑脊液细胞学和生化检查出现变化：如白细胞总数升高（多在 10^9/L，多形核中性粒细胞大于等于 80%，甚至可达 99%），氯化物、糖定量可降低，蛋白量增高。在腰椎穿刺前使用过抗菌药物的患者，脑脊液细胞数改变可类似病毒性脑膜炎。脑脊液的细菌涂片约 10% 假阳性，使用过抗菌药物者 40% 假阴性。脑脊液细菌培养 90% 可获明确诊断，但国内脑脊液培养确诊率还达不到类似比例。血培养则阳性率低，对诊断帮助不大。

（三）神经外科手术部位感染危险因素

神经外科手术部位感染危险因素包括：脑脊液鼻漏、耳漏及切口漏；术后切口外引流；手术放置异物（如分流管、颅骨修补材料、人工脑膜、电极板等）；手术切口污染；手术持续时间长（大于 4h）；再次手术者；伴有其他部位感染（呼吸道、泌尿道等感染）。

（四）神经外科手术部位感染常见病原菌分布及药敏状况

神经外科手术部位感染中，颅内感染的病原菌以革兰阳性菌为主，以葡萄球菌属最为常见，手术切口感染病原菌主要为金黄色葡萄球菌和凝固酶阴性葡萄球菌。2008 年，Mohnarin 监测数据显示，外科患者脑脊液常见分离菌依次为凝固酶阴性葡萄球菌（28%）、金黄色葡萄球菌（21.5%）、不动杆菌属（14%）、肺炎克雷伯杆菌（5.6%）、大肠埃希菌（5.6%）、铜绿假单胞菌（4.7%）。2005—2007 年中国 CHINET 耐药监测数据显示的脑脊液常见分离菌依次为：凝固酶阴性葡萄球菌（42.5%）、不动杆菌属（11.9%）、肠球菌属（8.7%）、铜绿假单胞菌（6.1%）、金黄色葡萄球菌（6.0%）、大肠埃希菌（5.3%）、肺炎克雷伯杆菌（5.1%）等。两项监测结果显示脑脊液常见分离菌分布基本相似（表2—4）。

表2—4 近年来全国各监测网的脑脊液分离菌耐药性监测数据

细菌	耐药率
凝固酶阴性葡萄球菌	对万古霉素、利奈唑胺耐药率为0，对替考拉宁耐药率为0.5%
耐甲氧西林凝固酶阴性葡萄球菌（MRCNS）	对利奈唑胺耐药率为0，对万古霉素耐药率为0，对替考拉宁耐药率为0.4%～0.7%
金黄色葡萄球菌	对万古霉素、利奈唑胺耐药率为0，对替考拉宁耐药率为0.4%～1.5%
耐甲氧西林金黄色葡萄球菌（MRSA）	对万古霉素、利奈唑胺、替考拉宁耐药率为0
肺炎球菌	对利福平、左氧氟沙星、莫西沙星、万古霉素、利奈唑胺的耐药率为0
粪肠球菌	对利奈唑胺、替考拉宁耐药率为0，对万古霉素耐药率为0～1.9%
尿肠球菌	对利奈唑胺、替考拉宁耐药率为0，对万古霉素耐药率为2.9%～4.3%
不动杆菌	对头孢哌酮舒巴坦耐药率为12.0%～14.8%，对亚胺培南耐药率为24.1%～26.9%，对美罗培南耐药率为29.3%，对头孢吡肟耐药率为59.5%～59.7%，对阿米卡星耐药率为55.7%～68.8%
	其中鲍曼不动杆菌对多黏菌素耐药率为0，对米诺环素耐药率为24.0%，对头孢哌酮/舒巴坦耐药率为25.7%，对亚胺培南耐药率为56.4%，对阿米卡星耐药率为57.6%，对美罗培南耐药率为60%，对头孢吡肟耐药率为74.3%
大肠埃希菌	对亚胺培南耐药率为0～2.9%，对美罗培南耐药率为0～4.9%，对头孢哌酮/舒巴坦耐药率为2.1%～6.0%，对阿米卡星耐药率为6.0%～20.6%，对哌拉西林/他唑巴坦耐药率为2.0%～10.4%
铜绿假单胞菌	对头孢哌酮/舒巴坦耐药率为20.0%～31.5%，对亚胺培南耐药率为22.2%～33.9%，对美罗培南耐药率为25.9%～27.3%，对环丙沙星耐药率为26.3%～29.1%，对阿米卡星、头孢吡肟耐药率为28.1%～35.0%，对头孢他啶耐药率为25.0%～36.8%

（五）神经外科手术部位感染抗菌治疗

1. 选择抗菌药物治疗神经外科手术部位感染的治疗原则 如下所述：

（1）病原检测，明确诊断：细菌性脑膜炎是严重感染，一旦做出临床诊断，应在脑脊液及采血标本送培养后应立即开始抗菌药物经验治疗，再根据革兰染色涂片及病原学培养结果，结合药敏及临床疗效为病原菌目标治疗药物选择提供依据。

（2）药物应对所怀疑或已经证实的细菌有良好的抗菌活性。

（3）药物能通过血—脑脊液屏障进入脑脊液：临床选择抗菌药物时，应该考虑到药物通过血—脑脊液屏障的能力。常用抗菌药物根据脑膜通透性可分为3类：①能通过血—脑脊液屏障的抗菌药物：氯霉素、磺胺嘧啶、复方磺胺异噁唑、甲硝唑、利奈唑胺。②大剂量时能部分通过血—脑脊液屏障或能通过炎症脑膜的抗菌药物：青霉素类、头孢菌素类、氨曲南、美罗培南、万古霉素、磷霉素、喹诺酮类；但喹诺酮类可能引起中枢神经系统不良反应。③不能通过血—脑脊液屏障的抗菌药物：氨基糖苷类、多黏菌素、大环内酯类、四环素类和克林霉素。所用药物在脑脊液中的浓度，应比该药物的最小杀菌浓度至少高出数倍。抗菌药物在中枢神经系统的分布与浓度：由于血—脑脊液屏障的存在，抗菌药物在脑脊液中的浓度常明显低于血清浓度。然而在脑膜炎症时，由于细菌酸性代谢产物积蓄，导致脑脊液 pH 值下降，引起血—脑脊液的 pH 值梯度升高，而有利于抗菌药物向脑脊液中移动，故脑膜炎越严重，血—脑脊液 pH 值梯度越大，越有利于抗菌药物通过血—脑脊液屏障。有文献报道中枢神经系统感染治疗过程中可应用局部给药方法。

（4）若联合用药，应选择互相有协同作用的配伍。

2. 经验性治疗　根据细菌流行病学分析，神经外科术后颅内感染主要致病菌中革兰阳性菌以葡萄球菌属为主，革兰阴性菌以不动杆菌、铜绿假单胞菌、肺炎克雷伯杆菌等为主。耐药性革兰阳性菌对万古霉素、替考拉宁和利奈唑胺高度敏感；革兰阴性菌对三代、四代头孢菌素，头孢哌酮/舒巴坦、哌拉西林/他唑巴坦敏感率高，肠杆菌科对碳青霉烯类高度敏感。经验治疗应联合使用覆盖革兰阳性菌和革兰阴性菌的药物。

3. 病原菌目标治疗　一旦病原学检查明确，应该根据不同病原菌及药敏选择抗菌药物。

（1）葡萄球菌属：对于 MRSA 和 MRCNS 感染，推荐万古霉素或利奈唑胺单用或联合利福平。在非炎性状态下，利奈唑胺透过血—脑脊液屏障能力优于万古霉素。利奈唑胺的药物脑脊液浓度/血浆浓度在非炎症性脑膜炎时为 66% ~ 70%，炎症性脑膜炎时可达 1.2 ~ 2.3，而万古霉素仅为同期血浓度的 20% ~ 30%。利奈唑胺对 MRSA 和 MRCNS 有高度活性（100%）。对甲氧西林敏感金黄色葡萄球菌可选苯唑西林，如敏感，可考虑替莫西林（TMPC）。

（2）肠球菌属：对氨苄西林敏感的肠球菌属，选用氨苄西林单用或联合庆大霉素；若对氨苄西林耐药，选用万古霉素联合利福平；对万古霉素耐药菌株（VRE），选用利奈唑胺。

（3）肠杆菌科细菌：对于产 ESBL 的大肠埃希菌和肺炎克雷伯杆菌感染，参考药敏可选用碳青霉烯类或 β—内酰胺类/β—内酰胺酶抑制剂复合制剂如头孢哌酮/舒巴坦和哌拉西林/他唑巴坦，非产 ESBL 菌株，参考药敏可选用第三、四代头孢菌素单用或联合氨基糖苷类，也可选用氨曲南。

（4）铜绿假单胞菌：可用环丙沙星、头孢哌酮/舒巴坦、哌拉西林/他唑巴坦、头孢吡肟、头孢他啶或碳青霉烯类，联合一种氨基糖苷类。

（5）不动杆菌属：不动杆菌属对头孢哌酮/舒巴坦、米诺环素等耐药率低，治疗可以选用头孢哌酮/舒巴坦、米诺环素等。碳青霉烯依然可选，尤其对于 MDR 或者 PDR 菌株。

（六）神经外科手术部位感染预防及抗菌药物应用

为预防神经外科手术部位感染的发生，需遵循严格的无菌技术、轻柔的手术操作以及一整套相关的外科原则。患者体温术后每 6h 测量 1 次，术后 1d 和 3d 检查手术切口，术后 7 ~ 8d 拆线后，再次检查伤口，量体温、血常规检查，必要时可取 CSF 样本做生化、镜检和培养。术后 1 个月最后一次检查手术切口。任何时候患者体温一旦超过 38℃，都要再次检查切口是否有感染迹象，如果表现为阴性，需做 CSF 样本的细胞学检查和细菌培养，每隔 1d 进行 1 次外周血常规检查。

在神经外科清洁手术中，围手术期应用预防性抗菌药物有减少术后感染的作用。在神经外科，金黄色葡萄球菌和凝固酶阴性葡萄球菌是最易引起手术部位感染的病原菌，预防用抗菌药物应根据本院的细菌耐药状况选择药物。用药时机在切皮前 30min，应静脉给药，并且在 20 ~ 30min 内滴完，以保证在发生污染前血清及组织中的药物已达到有效药物浓度。因某种限制而选用万古霉素、喹诺酮等，应在术前 2 小时应用。常用头孢菌素半衰期在 1 ~ 2h，若手术时间较长或失血量超过 1500ml 可在 3 ~ 4h 后重复给药 1 次，使有效药物浓度覆盖手术全程。半衰期较长的药物一般无须追加剂量。坚持短程用药原则，一般常规择期手术后不必继续使用预防性抗菌药物。若手术前已有污染发生（如开放性创伤）或患者有感染危险因素，可将用药时间延长到 24 ~ 48h。

六、术后脑脊液漏

术后脑脊液漏的发生率为 0.7% ~ 27.0%，由于脑脊液是细菌的良好培养基，颅后窝及颅底易形成无效腔，一旦并发颅内感染难以控制，常常危及患者生命，需密切关注。脑脊液漏的诊断标准：术后 2 周内切口和（或）同侧鼻腔或外耳道有清亮脑脊液溢漏，临床可表现为切口溢液、鼻漏和耳漏，由于鼓膜的存在，脑脊液耳漏较少见；也有少部分患者表现为单纯枕部皮下积液。所有病例均常规行颅底 CT 检查，作为脑脊液漏的最终诊断。开颅术后脑脊液漏常见原因有：①硬脑膜未缝合或缝合不严密。②颅内压增高未解除。③切口缝合不严密或愈合不良。④术中侧脑室开放。⑤颅骨骨质破坏。⑥鼻窦封闭不严，涉及的范围有：颅后窝—乳突气房、颅前窝—额窦、前床突—蝶窦和各种经眶入路累及的蝶窦及筛窦。这些气窦区域的脑脊液漏识别和治疗常有难度。

脑脊液漏发生的时间差异较大，多数于术后立即出现或于数天内发生，系属急性期脑脊液漏；但也有少数患者迟至数周或数月之后始出现，称为延迟性脑脊液漏。延迟性脑脊液漏一旦出现则常迁延不愈，时停时漏，往往导致颅内继发感染、反复发作性脑膜炎。延迟性脑脊液漏发生的原因，可能与颅脑手术后创口局部出血、脑组织水肿，暂时将硬脑膜破孔封堵有关。待凝血块溶解、吸收，脑水肿消退之后，又可因某些突然升高颅压的因素，如用力咳嗽、喷嚏等而使薄弱的裂口发生漏液，所幸这类患者并发脑膜炎的病死率较一般脑膜炎患者明显为低，估计亦与脑脊液漏的引流作用有关。

（一）确定鼻漏或耳漏液是否为脑脊液漏

（1）下列特点支持脑脊液。

①漏液像水一样清亮（感染或混有血液除外）。

②漏液没有导致鼻内或外表皮脱落。

③患者描述鼻漏液有咸味。

④收集漏液含糖量高（尽管其中含大量黏液，用尿糖检测条检测仍可阳性），收集后马上检测，以减少发酵。正常脑脊液含糖大于30mg/dl（脑膜炎时常降低），而泪水和黏液含糖常小于5mg/dl，阴性基本可排除脑脊液（脑脊液糖分过少的患者除外），但假阳性率为45%～75%。

⑤β_2—转铁蛋白：在脑脊液中含有，而泪液、唾液、鼻腔分泌物和血清中没有（新生儿和肝病患者除外）。其他只是在眼的玻璃体液中含有β_2—转铁蛋白。可用蛋白电泳检测，取0.5ml漏液放入消毒容器，用干冰包裹，送有条件的实验室检查。

⑥圆形征：怀疑脑脊液漏而漏液又被血染，让漏液滴在亚麻布（床单或枕套）上，可见一圆形血迹，其周围有更大范围的无色湿痕，则提示为脑脊液（所谓的双圆征或晕圈征），这是一种老的但不可靠的征象。

（2）放射学表现为CT或X线片显示颅内积气。

（3）脑池造影：鞘内注射放射性核素后拍闪烁图、或注射造影剂后行CT扫描。

（4）约5%脑脊液漏伴有嗅觉丧失。

（5）颅底手术后（尤其是侵及岩大浅神经者）可有假性脑脊液鼻漏，这可能是由于手术侧鼻黏膜自主性调节障碍引起分泌过多，常伴有鼻塞、同侧无泪、偶有面色潮红。

（二）确定漏口部位

（1）头颅CT：颅底薄层三维扫描，可显示漏口部位；增强扫描可见漏口邻近的脑实质有异常增强（可能是由于炎症所致）。

（2）水溶性造影剂CT脑池造影（WS—CTC）：可以选用，条件如下：①颅底CT平扫没发现漏口。②发现多处骨缺损时，为了确定哪一处有活动性脑脊液漏。③头颅CT平扫发现骨缺损而其邻近脑组织没有相应的强化。操作技术：将碘海醇（iohexol）6～7ml通过腰椎穿刺注入腰部蛛网膜下隙（或C_1～C_2穿刺注入5ml），患者以特伦德伦博格卧位（Trendelenburg）头低脚高7°、颈部轻度俯屈3min，做CT时保持俯卧位，头过伸，冠状位扫描5mm/层，重叠3mm再扫（必要时1.5mm扫一层）。有时需刺激使脑脊液漏时扫描（冠状位扫描时俯卧位、额部仰起或以能使脑脊液漏出的体位，鞘内注入生理盐水）。观察气窦内有无造影剂。CT显示明显的骨不连而没有造影剂外渗，说明其可能不是漏口（骨不连为CT部分容积效应所致的伪影）。

（3）颅骨X线片（阳性率仅21%）。

（4）放射性核素脑池造影（RNC）：可显示漏液太慢或太小而WS—CTC不能显示的漏口。已有多种放射性物质用于此行检查，包括：放射性碘标记的人血清清蛋白（RIHSA）和500μCi的^{111}In—DPTA。用棉拭子做上标记塞满鼻腔（鼻腔顶的前部、后部、蝶筛隐窝、中鼻道及鼻腔底部后方），确定其位置，腰椎穿刺鞘内注射放射性示踪剂，从侧位、前后及后位进行扫描。注射^{111}In—DTPA后马上扫描一次，4h后再扫描一次，并抽0.5ml血（检测血清的放射活性），然后取出棉拭子，分别进行检测放射活性与血清相比，比率小于等于1.3为正常，比率大于1.3提示为脑脊液漏。如果没有发现漏口，则重新塞鼻，第 2d 早晨再次检查。

脑脊液漏入额窦会流入中鼻甲前方的鼻部，这与筛板漏不同。RNC 检查漏口部位阳性率为 50%。注药数小时后，由于放射性物质可吸收入血，聚集在鼻甲黏膜腺体内沾染至棉拭子上，故检测结果有可能产生误导。患者体位改变也有可能使棉拭子受沾染。

（5）MRI：MRI 对确定漏口部位几乎无帮助，但在除外空蝶鞍方面优于 CT。

（三）术后脑脊液漏的治疗

1. 非手术治疗　如下所述：

（1）一般处理：①绝对卧床休息，脑脊液鼻漏者应半坐卧位，脑脊液耳漏应患侧卧位，避免漏出的脑脊液回流入颅内引起逆行颅内感染，且有利于脑脊液漏口愈合。②按无菌伤口处理，头部垫无菌小巾或无菌棉垫，并随时更换。③禁止鼻饲、鼻内滴液和鼻腔吸痰等操作，以免引起颅内感染。鼻漏未停止，不能从鼻腔插各种管道。颅底骨折患者禁止做腰椎穿刺，已有颅内感染者除外。④保持耳、鼻的局部清洁，每日用过氧化氢或盐水棉球清洁局部。⑤注意观察有无颅内感染。

（2）减少脑脊液分泌：乙酰唑胺 50mg，口服，4 次/d。

（3）预防性应用抗生素：有争议。应用抗生素或不用，其脑膜炎发病率无差异，而且用抗生素后可能导致耐药菌群的产生，所以应避免使用。

（4）对术后持续性脑脊液漏，可采用：①腰椎穿刺：1~2 次/d（使颅内压降至接近大气压或出现头痛为止）。②持续腰椎穿刺引流（CLD）：经皮放导管。床头抬高 10°~15°，引流管高度平肩（若仍漏则调低位置）。应在 ICU 监护，若患者出现病情加重，立即停止引流，将患者放平（或轻度 Trendelenburg 位），吸 100% 氧气，做急诊头颅 CT 或拍床头 X 线片（以除外因空气进入而形成张力性气颅）。

2. 外科治疗　手术指征：①术后脑脊液漏持续超过 2 周，保守治疗无效。②术后延迟性脑脊液漏：因其复发率高而需手术治疗。③并发脑膜炎者。

七、深静脉血栓

深静脉血栓多见于下肢，上肢较少见，可发生于手术后或长期卧床患者。深静脉血栓形成的急性期血栓有蔓延倾向，也可能脱落，造成肺栓塞，延迟治疗可能致死致残，因此强调早期诊治。

（一）发生率

各家报道不同，在欧美有 29%~46% 的神经外科手术患者在术后短期内发生深静脉血栓。其中 3%~6% 可出现临床症状。在我国深静脉血栓发生率似较国外低，但对此不可掉以轻心。在 40 岁以上的择期手术患者中，术前术后不给予预防性措施，可能约 1/3 患者发生深静脉血栓；而约有 7% 的手术患者出现近端静脉血栓形成，易造成肺栓塞。神经外科手术患者肺栓塞的发生率不清，但有报道，幕上肿瘤手术后肺栓塞的发生率为 4% 左右。

（二）病因

与其他专科手术相比，神经外科手术后深静脉血栓的发生率无明显差别。但手术时间长、激素、卧床时间长、恶性肿瘤、脱水治疗和脑内致血栓形成物质释放等因素可增加静脉血栓发生的机会。

此外，脑内组织促凝血酶原激酶（tissue thromboplastin）含量最高。颅脑手术可通过释放促凝血酶原激酶激活凝血机制，促发血栓形成。

（三）临床表现

多数深静脉血栓患者可无临床症状或体征，有 10%~17% 的患者可有临床表现：①起病急骤，主要症状为患肢肿胀、疼痛。②患肢呈指陷性，张力高，周径明显大于对侧。③皮肤暗红，皮温较对侧略高。患肢浅静脉扩张，在下肢可波及下腹壁，上肢波及肩部及锁骨上下区。④上述症状并非特异性表现。无症状并不表示无血栓形成。

肺栓塞是术后患者猝死的常见原因。文献报道 37% 发生肺栓塞的患者最终死亡。临床上可出现：

①术后呼吸骤停：见于 80% 肺栓塞患者。②胸膜炎性胸痛：见于 3/4 患者中。不常伴咯血，如出现，提示已有梗死。③其他症状：如干咳、出汗、晕厥等。④体检：呼吸急促、心动过速，但无系统感染症候；广泛栓塞时，心脏听诊可闻及奔马律。但发绀不常见，仅见于广泛栓塞引起严重缺氧时。

（四）辅助检查

1. 超声多普勒血流检查　对怀疑深静脉血栓形成的患者，可作为首选检查方法，患肢静脉回流量明显低于对侧。准确性在 95% 左右。

2. 体积描记法　也有诊断参考价值，敏感性高、特异性差，故出现阴性结果，对排除诊断价值更大。

3. 静脉造影　可明确显示血栓累及范围、侧支开放状态。近心端有无外来压迫而致主干静脉移位或狭窄等改变，是深静脉血栓的确诊手段。

（五）处理

1. 一般处理　抬高患肢促进静脉回流。可给予利尿剂减轻肢体水肿。

2. 药物治疗　抗凝治疗是主要治疗方法，术后深静脉血栓的抗凝治疗可能引起术区出血，导致严重后果。故应慎重权衡手术后出血与抗凝治疗的利弊。常用药物有：

（1）肝素及香豆素类药物：对已形成血栓者无消融作用，但可起防止血栓进一步蔓延作用，并且不增加颅内出血机会。

（2）溶纤治疗：效果优于肝素和华法林，适用于发病后 2～3d 内的早期患者。常用药物为尿激酶、链激酶等。对处于活动性颅内出血或近 2 个月内因脑血管病引起颅内出血的患者禁止使用溶纤药物。

（3）其他：右旋糖酐 40、阿司匹林等，对预防血栓形成有帮助。

3. 手术治疗　直接清除静脉腔内血栓。手术最佳时机为发病后 2～3d。

（六）预防

1. 物理方法　以往防止深静脉血栓的物理方法有：早期活动、肢体抬高、穿弹力袜，但研究发现，上述方法对深静脉血栓无预防作用。近来在神经外科手术患者中，开始使用渐进性充气压力袜（sequential pneumatic compression stockings，SPCS）。主张早期使用，术后即刻开始，持续至完全自主活动。使用此袜能增加 75% 静脉回流量，并使深静脉血栓发生率自 20% 降至 10%。

2. 药物方法　如下所述：

（1）包括使用能阻止血块形成的药物：阿司匹林、双嘧达莫（潘生丁）等，但预防效果不肯定。

（2）小剂量肝素：在预防血栓形成中的作用得到承认，可能通过抑制 X 因子打断内源性和外源性凝血途径发挥作用。血清中 0.033～0.050IU/ml 的肝素浓度即能阻止促凝血酶原激酶的形成，而 0.25～0.50IU/ml 的肝素浓度还能破坏已形成的促凝血酶原激酶，但可能增加出血机会。

（3）低相对分子质量肝素：半衰期更长，出血机会减少，生物利用度更高。

（4）右旋糖酐 40：可减少红细胞聚集。可于术前使用静脉注射 100ml，术中使用 400ml，术后当晚静脉注射 500ml，术后第 2d 再静脉注射 500ml。主要不良反应为过敏反应。但颅脑病变伴有血—脑脊液屏障破坏时使用右旋糖酐可加重高颅压和脑水肿。因此对脑外伤和颅内肿瘤的患者应慎用。

（沈　恒）

第三章

神经外科营养支持

颅脑外伤（TBI）可导致神经外科患者的全身代谢紊乱，增加个体的代谢需求，而且数周内存在负氮平衡。这种内稳态的紊乱主要归因于蛋白质分解氮丢失。因此，补偿代谢改变所需和补充丢失之氮有助于患者的康复。在病情危重的几周内，提供适当的营养可以改善生存率和减轻 TBI 后残疾。尽管营养支持有利于康复，但在胃肠蠕动减慢且存在颅内高压的患者并不能实施营养支持（通常是指肠内营养）。营养支持的必要性越来越受到重视，但标准化实施方案却较困难。原因在于 TBI 患者存在巨大的差异性，导致了标准化治疗的不确定性。此外，支持标准化治疗的循证医学数据并不充分。尽管存在这些不足，本章但还是试图从高代谢高分解的产生机制、营养治疗的时机、制剂、营养量的计算、途径、并发症等对目前进展加以论述。

一、高代谢状态

研究显示，饥饿时人的能量代谢和蛋白质利用率均有下降。创伤和感染后，不管有无喂食，人体的能量需求均增加，并处于高代谢状态。Clifton 等的一项高代谢监测研究表明，与预测的正常基础能量消耗（BEE）相比，测得的 TBI 患者的静息能量消耗（REE）提高到了（138±37）%。另一项 Robertson 等关于高代谢和 TBI 严重程度关系的研究表明，GCS 为 4~5 分的患者，具有高 REE，是预测 BEE 的（168±53）%。GCS 为 6~7 分患者的 REE 相对较低，是期望值的（129±31）%。而且，体温升高与高代谢有关：GCS 为 4~5 分的患者，体温每升高 1℃ REE 升高 45%；GCS 为 6~7 分的患者，体温每升高 1℃ REE 升高 15%。镇静剂、肌肉松弛剂和盐酸普萘洛尔（心得安）都可降低 REE 值。Robertson 等的研究显示，氧利用增加与血浆中儿茶酚胺类物质的增加有关。在这些研究中，外源性皮质类固醇激素治疗在高代谢反应发生中起着一定的作用。在非类固醇激素治疗的 TBI 患者中，平均 REE 是预测 BEE 的（1.4±0.5）倍。这些反应是由 TBI 直接引起的，相当于 70kg 体重的处于昏迷状态的成人 24h 能量消耗 14 644KJ（3500kcal）。

1. 发生机制　脑外伤后下丘脑分泌促肾上腺皮质激素释放因子，使垂体前叶分泌肾上腺皮质激素，肾上腺髓质分泌儿茶酚胺，进而刺激肾上腺皮质、垂体前叶、胰腺分泌皮质激素、高血糖素、胰岛素。皮质激素、高血糖素、儿茶酚胺又称分解激素，在正常人体可导致代谢率升高，在颅脑外伤后占主导地位，产生高代谢反应，其激素水平与损伤程度呈正相关，伤势越重，代谢异常越明显。其他的介素如氧自由基、前列腺素、白三烯也可能参与脑外伤后代谢反应。

2. 时间　颅脑外伤的高代谢反应在伤后即出现，3~5d 达到高峰，2 周后渐趋消退，如有并发症，时间可顺延。

3. 影响因素　影响脑外伤后代谢反应的因素较多，包括：格拉斯哥昏迷评分越低，则能量消耗越多，反之亦然；肠外营养输注，特别是全胃肠外营养输注可引起能耗增高；糖皮质激素的使用，并发感染可增高患者的能耗，但作用较小；患者的活动特别是去脑强直状态将增加 20% 的代谢率；镇静剂如巴比妥类药物和肢体瘫痪可降低代谢率。

4. 能量消耗测定法　颅脑外伤后能量消耗测定研究颇多，直接测定法非常烦琐，临床不能推广。

目前认为，间接热量测定是确定热量需求的最好方式，常用的是回归方程计算静息代谢消耗（RME）GCS≤7%，RME＝152－14（GCS）＋0.4（HR）＋7（DSI）；GCS≥8%，RME＝90－3（GCS）＋0.9（HR）。其中 GCS 为格拉斯哥昏迷评分，HR 为心率，DSI 为外伤后天数。虽然也可使用公式 Harris－Benedict，但计算出机体能量消耗值往往过高，导致过度喂养，增加机体负担，应引起重视。用 Harris－Benedict 方程计算 BEE（kcal/d）：

BEE（男）＝（61.74＋13.75Wt＋5.0Ht－6.76A）

BEE（女）＝（615.1＋9.56Wt＋1.85Ht－4.68A）

（体重单位为 kg，身高单位为 cm，年龄单位为年）

二、高分解状态

1. 氮平衡　氮平衡是指氮摄入与氮排出之间的差别。一般以尿氮或尿素加上 2～3g 经粪便和皮肤丢失的氮，代表排出的氮。虽然尿素在一般的化验室均可测定，但它仅代表尿氮总量的 60%～95%（平均 85%），因此宜直接测量尿氮。正常情况下，尿氮排出较氮摄入或氮代谢滞后 3～8d，正常人从正氮平衡转变为负氮平衡需 3～4d。因此，要准确测量和了解代谢状态，至少需要 4d 的均衡时间。在营养处理中，氮和蛋白质这两个名词可以互换。因为测量的氮与摄入或分解的蛋白质之间有一恒定的关系，即：1g 蛋白质/6.25＝1g 氮。尿中 1g 氮（加上粪便丢失）相当于 6.25g 分解的蛋白质。

2. 负氮平衡　重度颅脑外伤和其他严重创伤一样，尿氮丢失增多，导致负氮平衡。对于正常禁食者，每日消耗氮 3～5g，与此对应，严重 TBI 患者每日氮的分解为 14～25g。在 Young 等的研究中，尽管给 TBI 患者提供蛋白质 1.5g/（kg·d），但平均氮平衡仍处于负值，并持续 3 周。而且在 2 周内，血清白蛋白水平从入院时的（3.09±0.20）g/dl 下降至（1.98±0.40）g/dl。另外，体重也明显降低[平均降低（15.6±5.9）kg]。当提供蛋白质 2.3g/（kg·d）时，患者处于正氮平衡。据颅脑创伤基金会（BTF）报道，TBI 后最初的 7～10d，超过 20% 的重度 TBI 患者（GCS 为 3～8 分）负氮平衡大于 30g/d，几乎所有其他患者至少为 20g/d。缺乏充足的营养支持及高分解状态很快导致大量的内源性蛋白质分解。Chiolero 等发现氮平衡与尿液中儿茶酚胺和血清胰高血糖素水平呈负相关。研究显示，高代谢状态和高分解状态可能与儿茶酚胺的释放量有关。尿氮排泄可达 11.3～34.1g/d，平均 21.9g/d，相当于蛋白质 130g/d。尿氮增多反映氨基酸分解代谢增高。尿氮丢失程度除与氮摄入有关外，还因创伤严重性不同而不同。

3. 时间　一般蛋白质分解代谢的程度与能量消耗增多成比例。因此，氮丢失在伤后即增加，1～2 周达到高峰，与高代谢反应相似。

4. 影响因素　尿氮排泄与代谢率呈正相关。氮平衡与尿中肾上腺素、去甲肾上腺素及血中高血糖素水平呈负相关；糖皮质激素的应用促进颅脑外伤后尿氮丢失；制动能增加颅脑外伤后尿氮丢失，正常年轻男性完全制动 5～6d 可致尿氮丢失增多出现负氮平衡，提示制动并非起重要作用；营养物质的摄入可减少尿氮丢失。颅脑外伤患者增加蛋白质摄入可改善氮平衡，但不能达到正氮平衡，随着氮摄入增加，尿氮也相应丢失增多；蛋白质组成如支链氨基酸含量高有助于氮潴留；药物：胰岛素样生长因子—1 能促使颅脑外伤患者伤后早期达到正氮平衡。正氮平衡与血中胰岛素样生长因子—1 显著相关。其他治疗还包括环氧化酶抑制剂、生长因子、细胞因子拮抗剂、其他拮抗应激后分解反应的药物。

三、颅脑外伤后机体的反应

1. 急性期反应　伤后即出现，一般持续 2 周。具有下列特点：

（1）电解质变化：低血锌、低血铁、高尿锌、高血铜。低血锌与颅脑外伤严重程度相关，GCS 评分越低，血锌越低。无感染依据的发热亦是急性期反应的表现，有时可持续 3 周。

（2）正性急性反应期蛋白，如纤维蛋白原、C 反应蛋白、巨球蛋白、酸性糖蛋白等在急性反应期合成增加，这些蛋白有稳定体内生理环境的作用。抗胰蛋白酶和巨球蛋白有抑制从白细胞、溶酶体、破坏细胞释放出的蛋白酶的作用。纤维蛋白原为纤维蛋白形成提供足够的底物，有助于伤口的凝血。酸性糖蛋白能降低细胞激酶和白细胞介素—1 的活性；C 反应蛋白升高对伤后免疫调节起重要作用。

（3）负性急性期反应蛋白，如血清清蛋白、维生素 A_1 结合蛋白、甲状腺素结合前蛋白在急性期水平下降：清蛋白在维持血浆渗透压、药物运转、提高肠内营养耐受性发挥着重要作用。补充清蛋白能提高血清蛋白水平，降低并发症。

细胞因子如白细胞介素—1、白细胞介素—6、肿瘤坏死因子在颅脑外伤后均升高，它们是急性期反应的重要诱导剂。白细胞介素—6 使纤维蛋白原、C 反应蛋白、巨球蛋白、酸性糖蛋白增加，清蛋白减少，并呈计量和时间的依赖性。研究显示，正常兔静脉注射重组肿瘤坏死因子，可降低血清白蛋白水平。白细胞介素—1、白细胞介素—6 能降低清蛋白 RNA 合成。目前急性期反应的治疗主要是提供充分的营养素，可是补充清蛋白能否改变脑外伤患者的预后，迄今仍不清楚。

2. 胃肠道功能改变　颅脑外伤后常见应激性溃疡、胃排空延缓、肠壁通透性增高。应激相关胃黏膜病变，严重的如应激性溃疡，可用制酸剂减少出血和并发症。其机制为多因素。在动物试验注入细胞因子可造成胃肠黏膜出血或缺血性改变。颅脑外伤患者出现应激性黏膜病变往往细胞因子活性升高。胃排空延缓常见于伤后 1~2 周，第 3 周逐渐恢复。有部分患者出现异常的双相反应：早期进食胃排空较正常快，晚期却较正常慢。反应机制与应激、颅内压增高、细胞因子、促皮质素、阿片样物质等作用有关。胃排空延缓造成早期肠内营养的不耐受。肠壁通透性增高可出现伤后肠道功能衰竭。目前认为，早期给予肠内营养、营养调节剂如谷氨酰胺、胰岛素样生长因子能维持肠道完整性。

3. 免疫功能变化　颅脑外伤后常见机体免疫功能受损害，约 60% 重型颅脑外伤并发感染，35% 后期死亡患者归因于感染。几乎全部颅脑外伤患者在早期对普通的皮肤抗原试验无反应。该皮肤的无反应与应用类固醇激素无关。有人认为皮肤无反应率与颅脑外伤严重程度有关。重型颅脑外伤后的血清白细胞介素—9（IL—2）产物、IL—2 受体产物、干扰素产物均下降；同样淋巴细胞胚细胞发育、T 细胞及辅助 T 细胞也受抑制。免疫功能受抑制归因于营养素、矿物质、细胞因子的缺乏。抑制细胞的功能失常也起一定的作用。营养调整影响机体免疫状态，如早期肠外营养可提高 T 细胞水平及辅助性 T 细胞/抑制性 T 细胞比值；锌缺乏与 T 细胞功能不良相关；精氨酸能增强 T 细胞免疫活性；$\varepsilon-3$ 脂肪酸具有免疫调节作用。另有胰岛素样生长因子—1 和积极营养支持治疗重型颅脑外伤，可提高 T 细胞水平及辅助性 T 细胞/抑制性 T 细胞比值的报道。迄今，如何增强重型颅脑外伤患者的免疫功能、减低感染发生率仍是一大难题。

4. 中度至重度 TBI　患者常出现蛋白质热量型营养不良。高分解代谢导致骨骼肌萎缩、内脏和循环中蛋白质减少，引起分解代谢的全身效应。在这种情况下患者很容易发生多器官功能不全。系统性的心肺、肠道和免疫系统功能障碍是常见的并发症。骨骼肌蛋白质丢失导致呼吸肌疲劳及体力活动能力下降，呼吸肌疲劳使排痰能力下降，肺部感染增加呼吸机依赖机会增多，体力活动减少导致压疮发生增加。蛋白质合成及胶质合成障碍、成纤维细胞功能不良导致伤口愈合延迟，伤口部位易感染，伤口感染可导致败血症。缺乏谷氨酰胺摄入以及长期禁食可导致肠道黏膜萎缩，可导致细菌易位，亦造成败血症。营养不良被认为增加了 TBI 患者的病死率和致残率。

四、营养评估

营养评估对神经外科患者的医疗干预和康复而言是极其重要的。作为可行的筛选高危患者的工具，应及时准确地评估患者的营养状况，以提高患者的存活率和避免发生营养不良的相关并发症。为了评估患者的能量需求，常用能量消耗测定值（measured energy expenditure，MEE）和呼吸商（respiratory quotient，RQ）来评估。重要的代谢标志之一是氧气消耗和二氧化碳的产生，间接能量测定法采用传感器 Medics 2900 代谢监测仪测量上述数值。此外，这个设备可以特异性地测量容积、温度和呼出气体的分压。当耗氧量（VO_2）、二氧化碳产生量（VCO_2）、尿素氮（UN）被测定时，下面的公式可以用来计算能量消耗的数量：

MEE（kcal/d）$= 3.94VO_2 + 1.11VCO_2 - 2.17UN$

正如上述公式所示，通过 MEE 可体现量化的能量消耗。MEE 受患者状态影响，如发热、感染或治疗本身，巴比妥类药物、类固醇、镇静药物和心血管药物也会影响 MEE。MEE/BEE 值反映了应激的强度。在实践中，营养支持应根据代谢情况进行调整。此前公布的研究提供了 MEE/BEE 值的范围，可作为临床医师的指导：静息状态为 25～30kcal（104.5～125.4kPa）/（kg·d），轻度应激为 25～30kcal（104.5～125.4kPa）/（kg·d），中度应激为 30～35kcal（125.4～146.3kPa）/（kg·d），严重的应激状态为 35～40kcal（146.3～167.2kPa）/（kg·d）（1kcal＝4.18KJ）。

血清清蛋白常用于营养不良的评价，然而，在短期营养缺乏时，血清清蛋白不会降低，因为其半衰期约为 20d。快速翻转蛋白，如视黄醇结合蛋白质（RBP）、前清蛋白（PA）和甲状腺素视黄质运载蛋白（TTR）、转铁蛋白（TF）等，在肝脏中合成，半衰期短。因此，快速翻转蛋白对热量和蛋白质摄入量的快速变化更敏感，应作为营养不良更精确的标志物使用。

五、营养支持的目的与时间

应避免负氮平衡或尽可能减少氮丢失，以维持机体对蛋白质的利用，满足免疫系统、组织修复的需要。避免治疗措施不当而加重病情，根据病情确定总热量，既要充分又不能过量。

营养支持的时间应强调早期营养支持的重要性。研究显示早期营养支持患者的预后比晚期营养好，这与早期供给营养素为免疫功能修复、细胞修复、神经功能再建及维护细胞膜完整性提供物质基础有关。肠外营养在伤后就应该开始。肠内营养不必待肠鸣音恢复就可开始，鼻空肠管可在外伤后 24～48h 内置入。

六、营养支持的能量计算法

一般颅脑外伤能量供给：男性（每天）30～35kcal（125.4～146.3kPa）/kg，女性（每天）25～30kcal（104.5～125.4kPa）/kg；蛋白质需要每天 1.2～1.5g/kg；脂肪乳供能一般不超过 30%。过多能量物质供应将增加肝、肺等脏器负担，造成脏器功能不全。必须注意维生素及微量元素的补给。须精确计算总液体量及入量过少引起的脑灌注不足。可行中心静脉压监测，维持出入量相对平衡。

七、营养支持的途径

肠道内营养的优点是符合人体生理要求，营养物质易吸收、费用低、并发症少、易于管理，并有防止肠道细菌移位和内毒素吸收的作用。缺点主要是增加吸入性肺炎发生的机会。在胃肠道结构与功能存在或部分存在时，应优先考虑肠内营养，可不待肠鸣音恢复即使用。方法包括鼻胃管、鼻空肠管，胃造口、空肠造口等，各有优缺点。鼻胃管在神志不清或昏迷患者有反流误吸的危险。鼻空肠管则可避免之，但后者需专门操作技术。消化道症状如恶心、呕吐、腹胀、腹泻，一般与营养液浓度及输入速度有关。输入速度应从慢到快，量从少到多，最好采用 24h 均匀输入法。常规检测胃潴留可用于指导肠内营养治疗。肠道外营养的优点是可随时建立肠道外营养通道，早期达到充分营养供应。在颅脑外伤后 6h 即可使用，其他患者随时可使用。其缺点是可引起高血糖、能耗增加，液体容量过多加重脑水肿、败血症等。高浓度、高渗透压的营养液可用切开插管法或穿刺法，经中央静脉输入；渗透压调节为 700～900mmol/L 时可经周围静脉输入。现时强调肠内营养的药理作用，即充分评价胃肠的耐受性，即每天摄入热量的 20% 经胃肠途径给予，能起到直接营养胃肠黏膜细胞的作用，而且有助于防止肠道细菌移位和内毒素吸收的作用。当肠内营养不能提供足够的热量时，肠道外营养是肠内营养的补充，以达到充分的营养支持，是为全营养支持的概念。

八、免疫营养素的地位

必须注意外伤与感染后的炎症反应调理和免疫营养问题，并进行相应的干预治疗，通过应用调节免疫的营养复合物，如 ω—3 多不饱和脂肪酸、谷氨酰胺、精氨酸、S—氨基酸和核苷酸，可以改善临床预后。另外，维生素和其他营养物质可能在 TBI 后有特殊的益处。对外伤的免疫和代谢反应由促炎症反应细胞因子的分泌启动，如白细胞介素—1（IL—1）、IL—6 和肿瘤坏死因子（TNF—α）。由免疫反应造成的组织损伤，应得到合理的代偿，以避免过度的氧化损伤。免疫抑制、过度炎症反应和氧化损伤引起了临床医生的广泛兴趣，干预治疗是可行的和有前景的。维生素 E、维生素 C 和谷胱甘肽亦为抗氧化防御系统的一部分；B 族维生素和维生素 B_2（核黄素）扮演的是上述防御系统的辅助因子的角色。虽然动物模型的研究表明，所有上述物质可能会产生有利的结果，但是在 TBI 患者，免疫营养的随机对照试验研究仍受到限制。来自烧伤、败血症、创伤及手术后不同种类的危重患者的荟萃分析表明，免疫营养可能不会降低病死率。然而，应用免疫营养治疗可减少住院时间、降低机械通气需求和感染率。Bri-assoulis 等对 40 例实施机械通气治疗的重度 TBI 患儿进行了随机双盲对照研究，使用免疫增强饮食（补充谷氨酰胺、精氨酸、抗氧化剂和 ω—3 多不饱和脂肪酸）患者的 IL—8 水平较低，而且胃液培养阳性较少。医院获得性感染、住院时间、机械通气时间和存活率在研究的两组间并没有差异。另一项研究对 20 例 TBI 患者随机采用早期肠内营养（对照组）或采用同样的方案给予谷氨酰胺和益生菌（研究组），结论是给予谷氨酰胺和益生菌组的感染率降低，在 ICU 的治疗时间缩短。

1. 营养支持的监测　常用监测项目包括蛋白代谢指标，如清蛋白、前清蛋白、转铁蛋白等，淋巴细胞总数、体重，常规生化如肝肾功能、电解质、血气分析，通过监测进行营养支持方案的调整。对胃肠外营养应注意导管感染及败血症，发生率为 3%，及时发现代谢并发症，如高糖高渗性非酮性昏迷、代谢性酸中毒。

2. 营养支持的药物干预　早期积极营养支持虽能改善负氮平衡，却不能达到正氮平衡。寻找外源性激素促进合成代谢，合理利用能量物质，有利于分解代谢的恢复。生长激素由 191 个氨基酸组成，相对分子质量为 22 000，能减轻颅脑外伤急性期反应，促进蛋白质合成，增加体内氮储存，促进肌肉生长，增加脂肪氧化分解，增加肠道对钙磷的吸收，调节并增强免疫功能。不良反应是部分患者出现高血糖，可用胰岛素纠正，否则应停用。因有钠、水潴留作用必须注意出、入量平衡，进展期脑瘤患者禁用生长激素。胰岛素样生长因子—1 是一种由 70 个氨基酸组成的单链多肽，介导生长激素促合成效应的多种机制、无生长激素的高血糖不良反应。重型颅脑外伤者早期应用胰岛素样生长因子—1 可获得正氮平衡，提高患者生存率，Hatton 等报道了 33 例 TBI 患者胰岛素样生长因子—1（IGF—1）在分解状态和临床预后方面的作用。在积极的营养支持下，患者被随机分为两组：17 例应用 IGF—1（治疗组）和 16 例不用 IGF—1（对照组）。在用药期间的 14d，对照组患者体重减轻，而治疗组患者虽然 MEE 显著升高并摄入较低的热量（P = 0.002），其体重却增加，而且 15 例（88%）治疗组和 13 例（81%）对照组患者在第 1 周存活。此外，血清 IGF—1 > 350ng/ml 的患者无一死亡。11 例接受 IGF—1 治疗，血清 IGF—1 > 350ng/ml 的患者，其中 8 例在 6 个月时预后为中度至良好；而血清 IGF－1 较低浓度的 5 例患者只有 1 例的预后为中度至良好（P < 0.05）。这些结果表明，IGF－1 的药物浓度可以改善临床预后。此外，中度至重度 TBI 患者的氮利用率也相应提高。Young 等报道了一项前瞻性双盲随机对照研究，将 68 例严重闭合性 TBI 患者分为补锌组和标准锌治疗组。受伤 1 个月后，标准组和补锌组患者的死亡率分别为 26% 和 12%；在第 28d，补锌组患者的 GCS 评分超过标准组调整后的平均 GCS 评分；在第 15d 和第 21d，补锌组患者的平均运动 GCS 评分显著高于标准组；TBI 后 3 周，补锌组患者的血清 PA 和 RBP 浓度明显升高。这项研究显示，在伤后立即补锌与内脏蛋白质的改善和神经功能的恢复有关。体内外试验证明胰岛素样生长因子—1 和成纤维生长因子均有促进神经生长的作用。其他用来改变代谢状态，以期改善患者预后的药物包括普萘洛尔、巴比妥类药物、兴奋性氨基酸阻断剂、钙通道阻断剂、脂质过氧化反应调节剂、缓激肽阻滞剂等。

九、高血糖反应

颅脑外伤后其他危重颅脑疾病患者肝脏内源性葡萄糖产生增多，葡萄糖氧化成倍增高，细胞外葡萄糖增多，引起所谓的"创伤糖尿病"或"应激性糖尿病"。高血糖的程度与损伤的严重程度呈正相关，高血糖越严重，则预后越差。高血糖可产生一系列继发性神经元损伤。高分解激素（可的松、高血糖素、儿茶酚胺）可致高血糖。出现高血糖及胰岛素抵抗是机体应激反应的结果，机体应激时产生的糖皮质激素、生长激素和胰高血糖素等可以使胰岛素受体数目下调或受体结构改变。虽然一定限度的胰岛素受体数目减少并不影响胰岛素最大效应，但一定量的受体数目减少或受体结合率下降将导致胰岛素敏感性降低，从而使胰岛素剂量效应曲线右移，产生胰岛素抵抗效应。儿茶酚胺、胰高糖素可通过降低葡萄糖转运蛋白的内在活性而降低脂肪细胞对糖的摄取，还可抑制糖诱导的胰岛素释放，导致机体产生高血糖和胰岛素抵抗。应激反应过程中产生的一些细胞因子对胰岛素抵抗的产生也起到一定作用。急性颅脑损伤患者高血糖程度与其预后关系密切，高血糖能加重脑组织的损伤，加重脑水肿，使致残程度增高、病死率增加。

高血糖对机体产生危害的机制，包括由于血糖的升高，白细胞趋化、黏附与吞噬功能将会降低，杀菌活性受损，损害了天然免疫系统对感染源的抵御功能，从而使患者感染概率增加。血糖增高后可加剧炎症反应和内皮损伤。伴随高血糖发生的葡萄糖氧化分解能力不足和缺血、缺氧，使无氧酵解活跃，出现脑组织乳酸堆积和酸中毒，而脑组织葡萄糖含量升高加剧了该损害，高血糖也影响细胞线粒体功能，造成电子传输链的酶功能异常，高血糖对急性缺血心肌亦有严重不良影响。重要器官和血管内皮的损伤增加了患者的病死率。

危重患者急性期胰岛素抵抗和高血糖一般可持续数天到数周，并随着病情的好转机体可逐渐恢复对胰岛素的敏感。为了消除高血糖对危重患者抢救成功率的影响，近年来有学者开始以胰岛素强化治疗用于高血糖危重患者的抢救。Johan 发现对 ICU 控制血糖于正常范围有助于减少患者器官功能的进一步损伤，降低危重患者的并发症。Hirsch、Van den Berghe 等报道了对 ICU 患者使用胰岛素强化治疗控制血糖，可显著缩短抗生素使用时间，并明显降低患者多器官功能不全的发生率及病死率，后者发表在2001 年《新英格兰医学杂志》。

胰岛素强化治疗是一种使用胰岛素降低血糖（BG），并使血糖控制在正常水平的治疗方法。目标治疗控制血糖在 3.9~6.1mmol/L。

胰岛素强化治疗如下：

（1）将 100IU 胰岛素加入 100ml 生理盐水，当 BG>6.7mmol/L（120mg/dl）时，开始输注胰岛素1IU/h；>8.3mmol/L（150mg/dl）时，开始输注胰岛素 2IU/h；>10.0mmol/L（180mg/dl）时，开始输注胰岛素 3IU/h；>12.2mmol/L（220mg/dl）时，开始输注胰岛素 5IU/h。

（2）入 NICU 后，在达到正常血糖水平前，要求每 1~2h 监测一次血糖；在达到正常血糖水平后，每 2h 监测一次。

（3）调整计划如下：

①注意事项：保证足够的热量和葡萄糖摄入，为避免血糖波动过大和频繁调整胰岛素剂量，含糖制剂应持续输注；管饲终止时，胰岛素治疗应暂停或减量，管饲再开始则胰岛素恢复原剂量；转运患者到手术室或影像科检查时，随肠内肠外营养中断应停止胰岛素输注，转运前测血糖大于 10.0mmol/L（80mg/dl），而且离开 NICU 期间每小时监测一次血糖；增减肠内肠外营养时同步增减胰岛素的剂量。

②注意药物：如胰岛素、皮质激素、儿茶酚胺类制剂对血糖的影响。

③应激因素：如高热、肌张力过高、低氧血症、颅内压增高，特别是顽固性颅内压增高、呼吸机拮抗、躁动不安、疼痛刺激、严重贫血均加重机体应激，使血糖控制困难。降低应激是控制应激性高血糖的根本。

④强调肠内营养及其相应稳定血糖制剂的应用，减少肠外营养使用的比例，后者对血糖影响似乎更大。

⑤加强 NICU 治疗小组和医护的沟通，将提高治疗实施的依从性。

就目前而言，有关 TBI 后营养支持的临床试验相对匮乏，这使临床医生难以做出循证的有关在 TBI 患者营养支持方面的决策。但无可否认，营养支持是颅脑外伤特别是中、重度颅脑外伤的基础治疗。TBI 后营养支持的进一步试验是必须的，这些试验所报道的不仅包括营养预后，还应包括临床结果如死亡、残疾、感染并发症以及入住 ICU 和住院日期，试验设计应足够大，以发现其重要的临床治疗效果。

（王晓亮）

第四章

颅脑损伤

第一节　头皮损伤

一、概述

　　头皮损伤是急诊外科中最常见的一种创伤，颅脑创伤时也多合并有头皮损伤。单纯的头皮损伤不会造成严重后果，但其损伤部位、类型和程度对判断颅脑创伤的伤情可提供一定的依据。根据头皮损伤的程度，临床上将其分为头皮擦伤、挫裂伤、撕脱伤和头皮血肿。需要早期和急诊处理的是头皮挫裂伤和撕脱伤。治疗上应遵循库欣（Cushing）所提出的"清洁、探查、清创和闭合"的原则。对有头皮损伤的患者，均应考虑是否伴有颅脑创伤和其他部位伴发伤的可能性。婴幼儿头皮血肿常会带来严重的全身反应。

二、诊断思路

　　1. 病史要点　有头部外伤史。注意致伤物形状、打击方向等致伤因素。

　　2. 查体要点　如下所述：

　　（1）疼痛：受伤局部疼痛明显。

　　（2）头皮肿胀：中心常稍软，周边较硬。

　　（3）头皮裂口：皮肤表面擦伤，头皮缺损，头皮内异物。

　　（4）出血及贫血貌：头皮伤易出血，严重时可致贫血貌甚至休克。

　　3. 辅助检查　如下所述：

　　（1）CT 扫描：可见头皮软组织高密度肿胀影，并可提示颅骨连续性完整与否及颅内损伤情况。

　　（2）颅骨 X 线片：加摄切线位片可明确有无凹陷骨折。

　　4. 头皮损伤诊断标准　如下所述：

　　（1）头皮损伤分类。

　　①头皮血肿：根据血肿发生的部位不同，可分为皮下血肿、帽状腱膜下血肿和骨膜下血肿。皮下血肿位于皮下组织层，局限、无波动，由于血肿周围的组织受伤后肿胀而增厚，故触之有凹陷感，易误为凹陷性骨折，可摄血肿区切线位 X 线片鉴别。帽状腱膜下血肿位于帽状腱膜与骨膜之间，由于该层系疏松结缔组织，血肿极易扩散，可蔓延及全头，不受颅缝限制，触之有明显波动感。若血肿继发感染，则局部肿胀、触痛更加明显，并伴有全身感染症状。骨膜下血肿位于骨膜和颅骨之间，张力大，波动感不如帽状腱膜下血肿明显，血肿边界不超越颅缝。

　　②头皮挫裂伤：头皮挫伤和裂伤是两种不同的损伤，临床上常合并存在。头皮挫伤时，伤处及周围组织肿胀、瘀血、压痛明显，常有皮下血肿合并存在。头皮裂伤则属开放性损伤，伤口大小、形状和深度不一，出血较多，其凶猛者，短时间内即可休克。同时，伤口内常混有各种异物，也可能有头皮组织缺损。

①头皮撕脱伤：系指头皮大块自帽状腱膜下或连同骨膜一并撕脱所造成的损伤，分部分撕脱和全部撕脱两种，是头皮损伤中最为严重者。其特点是失血多，易感染，常因大量失血及疼痛而发生创伤性休克。

（2）鉴别诊断：头皮血肿常需与凹陷骨折相鉴别，后者在 CT 骨窗相或颅骨切线位 X 线片有明显骨折线。

三、治疗措施

对创口和创面的清创术，要求尽早、彻底。

1. 头皮血肿　通常不需特殊处理，可待其自行吸收。头皮血肿早期予以冷敷，以减少出血，24～48h 后改热敷，促进血液自行吸收。若疼痛剧烈，可适当给予止痛药如散利痛1片，每日3次口服。预防感染给予口服抗生素，如头孢呋辛0.25g，每日1～2次。围手术期用抗生素头孢曲松2.0g静脉滴注，每日1次。有皮肤破损者术后肌内注射破伤风抗毒素1500IU。一般较小的血肿需1～2周，巨大的血肿吸收时间较长可达4～6周。适当的加压包扎可阻止血肿扩大。对广泛性巨大血肿亦可对血肿进行穿刺抽吸并加压包扎，包扎应切实可靠，时间不短于3d，酌情予以抗生素防治感染。对小儿及年老体弱的患者，注意防治贫血和休克，必要时予以输血。

2. 头皮挫裂伤　应尽早清创缝合，细致探查伤口，彻底清除头发、泥土、玻璃等异物，剪除破碎失活的头皮组织。探查时如发现脑脊液或脑组织溢出，即应严格按开放性颅脑创伤处理。由于头皮组织血运丰富，清创缝合时间可放宽至24h内。对伴有头皮损伤而缝合困难的患者，应根据缺损的大小、形状分别处理。一般通过潜行分离伤口两侧帽状腱膜下层使之松解后，即可闭合伤口；对有较大缺损的伤口，利用"S、Z、Y"等形状切口，亦可使伤口闭合；若缺损过大，可采用转移皮瓣进行闭合。涉及额面部的伤口，应使用小缝针，4～6个"零"的缝线，运用美容、外科缝合技术，以达到美观的目的。常规应用TAT，给予抗生素防止感染。酌情予以止痛、镇静等对症处理。

3. 头皮撕脱伤　随着现代社会的发展，头皮撕脱伤已很少见，但一旦发生，则早期的急救措施，包括止血、抗休克、镇静止痛等处理，尤为重要。患者情况稳定后，尽早对伤口清创，并闭合创面是治疗的关键。对撕脱的皮瓣，应尽力采用显微外科技术吻合小血管，至少包括1支小动脉和1支小静脉，使皮瓣成活，达到最佳治疗效果。若无吻合条件，可将撕脱的皮瓣制成中厚皮片植于骨膜上，加压包扎。如皮瓣挫伤破损严重或明显污染而不能利用时，则伤口早期处理后，择期行游离植皮闭合创面。在上述措施无效或伤口暴露时间过长的情况下，可在颅骨上多处钻孔，待肉芽长出后植皮。治疗中应注意观察皮瓣或皮片的状况并及时处理。加强抗感染治疗和护理，注意改善患者的一般情况。

四、预后评价

头皮损伤预后与多种因素有关，如年龄、一般情况、损伤类型等。单纯头皮血肿，挫裂伤未感染及无异物残留者能达到一期愈合。若延误清创时间，且头皮挫裂伤严重甚至有缺损感染者则愈合较差。

五、最新进展

头皮因有特殊结构和丰富血供，具有相当自身保护功能，因而损伤后很少感染，较易愈合。须注意有无并发颅骨骨折和颅内损伤，CT扫描及X线切线位摄片尤显重要。在处理上，重要的是对创口和创面的清创术，要求尽早、彻底。对头皮缺损，近来各具特色的带蒂皮瓣移植广泛应用及新材料被采用，大大改善了患者治疗结果。

（王晓亮）

第二节　颅骨骨折

一、概述

颅骨骨折是因暴力作用头颅使颅骨变形超过其弹性限度而产生的颅骨连续性中断。在闭合性颅脑损伤中约占15%，在重型颅脑损伤中约占70%。若暴力强度大、作用面积小，常致颅骨局部变形，产生凹陷骨折，所伴脑损伤也较局限；若暴力强度小而作用面积大，多数发生线形骨折或粉碎性骨折，伴发的脑损伤亦较广泛。颅底复杂的骨结构使得其骨折具有特殊的表现。颅骨骨折治疗的重要性主要在于颅内结构的损伤。

二、诊断思路

1. **病史要点**　有头部外伤史。尽可能弄清暴力作用方向、速度和受力范围。

2. **查体要点**　颅骨骨折的临床表现主要是受伤部位头皮软组织的外伤表现以及由骨折造成的血管、脑组织、神经等损伤的表现。根据骨折部位、性质的不同，临床表现也各有特点。

（1）颅盖骨折：骨折部位可出现肿胀、瘀血、压痛和头皮血肿等软组织损伤表现。骨折线通过脑膜中动脉沟、矢状窦和横窦时，容易损伤这些血管造成硬膜外血肿，出现急性颅内压增高和神志改变等脑组织受损征象。凹陷性和粉碎性骨折者，则可能产生局部脑受压或脑挫裂伤，出现偏瘫、失语、癫痫发作等脑功能障碍的表现；亦可造成颅内血肿，出现颅高压、意识障碍和各种神经体征。

（2）颅底骨折。

①前颅凹骨折：可有额部软组织损伤的表现。出血进入眶内，可见眼睑和结膜下淤血，即所谓"熊猫眼"或"眼镜征"。骨折线通过额窦或筛窦时，造成鼻出血或脑脊液鼻漏。当气体由破损的鼻旁窦进入颅腔内，则产生外伤性颅内积气。嗅、视神经损伤则有嗅觉丧失、视力下降等表现。

②中颅凹骨折：常伴有面神经和听神经的损伤，出现周围性面瘫、听力减退、眩晕等。骨折累及蝶骨时，会造成脑脊液鼻漏。岩骨骨折时，脑脊液经中耳和破裂的鼓膜流出，形成脑脊液耳漏。血液或脑脊液亦可经咽鼓管流向口、鼻腔。骨折经过蝶骨损伤颈内动脉，形成颈内动脉—海绵窦瘘时，临床表现为头部或眶部的连续杂音、搏动性突眼、眼球活动受限和视力减退。少数患者因颈内动脉损伤造成致命性出血，大量鲜血自口鼻流出而危及生命。动眼神经、滑车神经、外展神经和三叉神经第一支损伤时，则有瞳孔散大、眼球运动受限、前额部感觉障碍，即"眶上裂综合征"的表现。动眼神经损伤时，应注意和颅内血肿等引起的瞳孔改变相鉴别。

③后颅凹骨折：可在枕下或乳突部发现皮下瘀血（Bathe征），但常出现在数小时或数天后。下咽困难、声音嘶哑则提示后组脑神经损伤。后颅凹骨折常伴脑干损伤而致病情严重。

3. **辅助检查**　如下所述：

（1）常规检查。

①CT扫描：不仅可了解骨折情况，还可了解脑损伤及出血状况。

②头颅X线片：判断骨折线走向及骨折范围。

③MRI扫描：可明确脑干及脊髓处的损伤。

（2）实验室检查：收集耳鼻流液的常规检查，细胞计数及糖、蛋白、氯化物定量判断是否符合脑脊液，是否伴有颅内感染。

4. **诊断标准**　颅骨骨折分类诊断。

（1）颅盖骨折：以顶骨、额骨居多，枕骨、颞骨次之。

①线形骨折：注意有无并发脑损伤及颅内出血表现。

②凹陷骨折：常见于额顶部，幼儿多见，重点要了解凹陷范围及深度。

③粉碎骨折：注意骨折片的分布、脑损伤的程度。

（2）颅底骨折：诊断主要依靠临床表现，X线平片难以显示颅底骨折，CT扫描利用颅底重建，对诊断有重要价值。

①前颅窝底骨折：骨折线经过眶板、筛板、蝶骨平台等处。以"熊猫眼征"及脑脊液鼻漏多见，可伴嗅觉及视觉障碍。

②中颅窝底骨折：骨折线常经过颞骨岩部、蝶骨翼等。多见有脑脊液耳漏、耳后皮肤瘀斑及动眼、滑车、三叉、外展、面、耳蜗前庭神经损伤。

③后颅窝底骨折：骨折线常经过颞骨岩部、乳突部、枕骨等处。多见乳突部瘀斑及后组脑神经损伤表现。

另外，按骨折处头皮或硬脑膜是否破损分为闭合性与开放性骨折。

三、治疗措施

主要对因骨折造成的脑膜、脑、脑神经、血管损伤进行治疗。

1. 一般治疗　单纯线形骨折只需对症治疗，无须特殊处理，密切观察病情变化，及时复查CT排除颅内血肿。颅底骨折本身无须特殊手术处理，应平卧头高位，避免擤鼻，促其自愈，切忌填塞鼻腔、外耳，保持清洁。

2. 药物治疗　重点对开放性骨折应用抗生素，选择广谱及抗厌氧菌抗生素，足量、足够长时间。另外选择抗癫痫药物治疗，如苯妥英钠0.1g，每日3次，口服。

3. 手术治疗　如下所述：

（1）手术指征：①凹陷骨折深度超过1cm；凹陷处有脑功能区，出现偏瘫、癫痫；凹陷面积大，致颅内压增高。②开放性粉碎凹陷骨折。③颅底骨折患者视力进行性下降；经非手术治疗1个月以上仍有脑脊液漏或反复发生颅内感染的患者。

（2）术前准备：头颅摄片了解骨折程度，配血做好输血准备。

（3）手术方式：在全身麻醉下行凹陷骨折撬起复位。若骨折呈粉碎凹陷，刺入脑膜，则尽可能摘除碎骨片，探查硬膜下及脑组织，清除血肿及异物，严格止血，修补硬膜。对刺入矢状窦及脑深部的碎骨片，若无充分准备，不可勉强摘除。颅底骨折行经额视神经管减压术，行经额、鼻蝶、枕部硬膜外或硬膜下施行脑脊液漏修补等手术。

四、预后评价

颅骨骨折的预后主要与骨折部位是否为开放伤有关。单纯线形骨折及简单凹陷骨折无需手术或单纯颅底骨折预后较好。若有骨缺损较大或伴有骨感染患者预后较差。对骨缺损较大者可行二期颅骨成形术。

五、最新进展

颅骨骨折较为常见。颅骨骨折的重要性不在于骨折本身，而在于骨折造成颅内重要结构的损伤。除少数开放性、凹陷、粉碎性骨折需手术治疗外，大部分骨折患者无须特殊治疗。颅底骨折患者伴脑脊液漏和气颅时，预防感染十分重要。

（王晓亮）

第三节　脑震荡

一、概述

脑震荡为轻度颅脑损伤引起的一组综合征，特征是伤后短暂意识障碍，醒后伴发逆行性遗忘。近年来研究发现脑震荡患者在脑细胞形态、传导功能及代谢、脑血流方面有改变，它不是单纯的短暂脑功能性障碍。

二、诊断思路

1. 病史要点　有明确外伤史。伤后短暂意识障碍，时间大多不超过 30min。其间可出现面色苍白、呼吸浅、脉搏弱，有头痛、头晕、恶心、呕吐、畏光、耳鸣、失眠、乏力等症状。有逆行性遗忘，患者清醒后不能回忆起受伤经过。

2. 查体要点　一般无神经系统阳性定位体征。

3. 辅助检查　CT 扫描显示颅内无脑实质和脑室、脑池结构改变。

4. 诊断标准　主要以外伤史、伤后短暂意识丧失、逆行性遗忘、无神经系统阳性定位体征为主要临床表现。轻度脑挫伤与本病临床表现相近，但 CT 上常有点片出血及脑水肿带，腰椎穿刺压力增高，脑脊液可见红细胞。

三、治疗措施

1. 一般治疗　卧床休息 3 ~ 5d，注意观察意识状况及头痛等症状改变，减少外界刺激，减少脑力活动。

2. 药物治疗　镇痛可用罗通定口服，10mg 每日 3 次；镇静可选地西泮，每次 5mg 口服；改善记忆力可用思尔明 10mg，每日 2 次，口服。

3. 高压氧治疗　有条件时可进行高压氧治疗，全面改善身体不适症状，提高生活质量。

四、预后评价

脑震荡是脑损伤中最轻的一类。大多数患者经积极的休息、心理疏导及相应的药物治疗 2 ~ 3 周后逐渐恢复正常，预后较好。影响预后的主要因素有：年龄、性别、性格、知识层次和周围环境。

五、最新进展

脑震荡不是一个简单的短暂性脑功能紊乱，它存在病理性、脑代谢性异常改变，临床表现多样化。治疗上采用积极态度缓解精神紧张及畏病心理，选用相应药物治疗，大多可取得良好治疗效果，少数患者因精神因素或迟发损害可使其症状长期存在或反复出现而影响预后。

（王晓亮）

第四节　脑挫裂伤

一、概述

脑组织受暴力打击在颅腔内滑动、碰撞、变形或剪性力所引起的脑挫伤和脑裂伤，统称为脑挫裂伤，多发生在受力部位和对冲部位。损伤灶可见脑组织碎裂、坏死、水肿、出血。颅内高压、低血压和低氧血症可加重脑损害。3 周后出血吸收、水肿消退、脑组织软化，出现胶质瘢痕及脑膜脑瘢痕灶。脑挫伤分轻、中、重和特重型，损伤越重，抢救和治疗不及时、不规范，致残率和病死率越高。

二、诊断思路

1. 病史要点　有头部直接或间接外伤史。伤后即昏迷，持续时间长短不一，一般超过 30min。醒后有头痛、恶心、呕吐。

2. 查体要点　如下所述：

（1）意识障碍明显、持续时间较长：患者伤后昏迷比较深，持续时间短者数小时或数日，长者数周至数月，有的为持续性昏迷或植物生存，个别昏迷数年直至死亡。

（2）有明显的神经损伤后定位体征：由于脑组织的破坏、出血、缺氧等损害不同部位（除某些

"哑区"外），脑挫裂伤后常立即出现与损伤的部位和程度相应的体征。常见的有瞳孔散大、单瘫、偏瘫、情感障碍、失语、偏盲、局灶性癫痫、感觉障碍、一侧或两侧锥体束征等。

（3）颅内压增高症状：轻度局灶性脑挫裂伤患者颅内压变化不大，严重者发生明显脑水肿、脑肿胀等，颅内压随之增高，出现剧烈头痛和喷射性呕吐，伴有血压升高，脉搏洪大而慢，如治疗不力最终导致脑疝而死亡。

（4）生命体征变化常较明显：可出现高热或低温、循环与呼吸功能障碍、血压的波动，其中以脑干损伤或下丘脑损伤时最为突出。单纯闭合性脑损伤时患者很少发生休克，但如合并多发与多处创伤或闭合性脑损伤有头皮、颅骨或矢状窦、横窦伤引起大量外出血以及脑干伤特别是脑干内有出血的患者易发生休克。

（5）脑膜刺激症状：脑挫裂伤常并发外伤性蛛网膜下隙出血，过多的红细胞及其破坏后形成的胆色素混杂在脑脊液内引起化学性刺激，造成患者头痛加重、恶心、呕吐、颈项强直及克氏征阳性等。

（6）癫痫：在伤后短时间即可发生，多见于儿童，常表现为大发作或局限性发作两种。可发生在伤后数小时内，也可发生在伤后 1~2d 内，晚期出现的癫痫，多由于脑损伤部位形成瘢痕的原因。

3. 辅助检查　如下所述：

（1）常规检查。

①CT 扫描：可清楚脑挫裂伤灶部位、程度及出血、水肿情况，还可通过颅内结构改变来判断颅内压是否增高。CT 复查还可发现某些迟发性改变。

②颅骨平片：不仅了解骨折状况，还可推断颅内伤情。

3）MRI：作为对 CT 检查的补充。对微小病灶、早期缺血及小血肿演变的显示有其优势。

（2）其他检查。

①腰椎穿刺：了解颅内压及可行脑脊液检验，并可适当引流血性脑脊液。颅内压增高者，谨慎选择。

②脑电生理检查：脑电图及诱发电位监测可用于判断脑损伤程度及预后。

③颅内压监测：用于评估脑挫裂伤程度，提示有无继发性损伤出现，并指导治疗。

④血、脑脊液生化检查：血糖及垂体激素测定可用于预后判断。

4. 诊断标准　根据外伤患者意识改变、有神经系统阳性定位体征结合头部影像学检查可做出定性、定位诊断。

（1）按伤情重分型。

①轻型：指单纯性脑震荡伴有或无颅骨骨折。

②中型：轻度脑挫裂伴有或无颅骨骨折及蛛网膜下隙出血，无脑受压。

③重型：广泛颅骨骨折、广泛脑挫裂伤及脑干损伤或颅内出血。

④特重型：重型中更急更重者。

（2）按 GCS 评分分型。

①轻型：13~15 分，伤后昏迷 30min 以内。

②中型：9~12 分，伤后昏迷 30min 至 6h。

③重型：3~8 分，伤后昏迷 6h 以上或在伤后 24h 内意识恶化再次昏迷 6h 以上。其中 3~5 分为特重型。

（3）鉴别诊断。

①脑震荡：昏迷时间较短，常在 30min 内，CT 检查阴性，腰椎穿刺无血性脑脊液。

②颅内血肿：意识障碍逐渐加重，常有定位体征。CT 及 MRI 可明确判断出血状况。

三、治疗措施

轻、中型患者尽可能选择非手术治疗，保留残存脑功能，重型患者适合手术的应尽早、尽快手术，以挽救生命。

1. 一般治疗　如下所述：

（1）侧卧、床头抬高 15°～30°，加强生命体征监测。

（2）保持呼吸道通畅，昏迷深或气道分泌物多、口咽积血者宜气管切开，吸氧、抽痰。

2. 药物治疗　补液量适当，不可过多过快补糖。防消化道应激性溃疡，常用质子泵抑制剂奥美拉唑（洛赛克）40mg 静脉滴注，每日两次。躁动、高热、抽搐判明原因，予以镇静冬眠低温治疗。可予复方冬眠合剂 50～100mg 肌内注射，每日 2～3 次。降颅内高压，常用 20% 甘露醇每次 1.0～2.0g/kg，快速静脉滴注，每日 2～4 次，长期使用或老年患者注意肾功能改变；速尿（呋塞米）每次 0.5～2.0mg/kg，肌内注射，每日 2～4 次，可与甘露醇交替使用，需注意血电解质变化；地塞米松 10～15mg 静脉滴注，每日 1～2 次，3d 后减量，1 周后停药；人血清蛋白 10g，静脉滴注，每日 1～2 次。防止脑血管痉挛，常用尼莫地平 10mg 静脉滴注，每日 1～2 次，10d 为一疗程。应用改善脑代谢及神经营养药，常用胞磷胆碱、活血素、神经节苷脂等。改善微循环，适当采用抗凝药、血稀释及提高血压等方法。

3. 手术治疗　如下所述：

（1）手术指征：①意识障碍逐渐加重，出现脑疝危象。②脑挫裂伤严重，经降颅压药物治疗无效，颅内压监护压力超过 30mmHg（3.99kPa）。③继发颅内出血，量在 40ml 以上，占位效应明显。

（2）手术方式：开颅清除碎裂失活脑组织，清除血肿，放置引流，或行去骨瓣减压、颞肌下减压术。

（3）术后处理：须监测生命体征及颅内压，有可能时应定期复查 CT。

四、预后评价

重型脑损伤死亡率一般在 17.6%～41.7%，轻、中型脑挫裂伤死亡较少。脑挫裂伤的预后与多种因素有关，如年龄、有无并发症及休克、继发性损伤轻重、诊治是否及时及并发症的处理等。经积极正确的治疗，目前重型脑挫裂伤死亡率已降至 15%～25%，同时致残率也大大下降。

Jenneith 和 Bond 于 1975 年提出伤后半年至 1 年患者恢复情况分级作为评价效果标准被普遍采用，即格拉斯哥结果分级（GOS），见表 4-1。

表 4-1　脑挫裂伤格拉斯哥结果分级

Ⅰ级	死亡
Ⅱ级	植物生存，长期昏迷，呈去皮质强直状态
Ⅲ级	重残，需他人照顾
Ⅳ级	中残，生活能自理
Ⅴ级	良好，成人能工作、学习

五、最新进展

脑挫裂伤治疗主要是打断脑损伤后继发性病理改变导致的脑缺血、缺氧、颅内压增高及脑疝的恶性循环。首先给每个患者做出伤情评估，选择完整监护治疗措施，尤其是颅内压监护和 CT 扫描动态监测。轻、中型患者尽可能选择非手术治疗，保留残存脑功能，重型患者适合手术的，应尽早、尽快手术挽救生命，并尽可能细致手术，减少术后脑膨出和癫痫的发生机会，标准大骨瓣减压也重新被认同。近来亚低温（28～35℃）越来越广泛地被用于治疗重型脑损伤，提高了抢救成功率，但注意治疗时间窗（伤后越早越好）和降温、复温过程（镇静剂、肌松剂、呼吸机配合）细节处理。同时，强调正确使用激素、脑保护剂、脱水剂、钙拮抗剂。

病情监测和预后评估目前有以下几项客观指标：

1. GCS 法　该方法简单易行。GCS 积分越低，预后越差。入院后 3dGCS 积分递降至 3 分者，均告不治。

2. 颅内压监测　若经治疗后颅内压仍大于 40mmHg（5.62kPa），则预后不佳，死亡率和病残率明显增高。

3. 诱发电位监测　常用体感诱发电位（SEP）、视觉诱发电位（VEP）、听觉诱发电位（AEP），若 AEP 和 SEP 正常，VEP 消失，反映大脑半球功能障碍。若 AEP、SEP 和 VEP 均消失，表明全脑功能障碍，用该法估计严重脑损伤后精确度达 80% 以上。

4. 心肺功能监测　一旦出现心功能衰竭和呼吸功能衰竭，预后极差。

5. CT 扫描　动态观察不仅可发现迟发性病变，也可客观判定疗效。若发现脑池消失，中线结构移位大于 9mm，提示有脑弥漫性损害，约 70% 以上患者预后不良。

6. 血及脑脊液中的活性物质测定　如垂体激素、内皮素测定也有助于预后判断。

（王晓亮）

第五节　弥漫性轴索损伤

弥漫性轴索损伤（diffuse axonal injury，DAI）是近年来才被认识的一种原发性脑损伤，过去通常把它看成是弥漫性脑挫裂伤或脑干损伤。在 CT 与 MRI 问世以前，DAI 仅是病理学家在颅脑损伤病理解剖时发现的一种病理变化，很难做到临床诊断。该损伤有自身特点，不同于一般局限性脑损伤，下面做一介绍。

一、病因

临床多见于交通事故伤、坠落伤、有回转加速暴力病史，颜面部骨折多见。由于脑外伤后脑组织本身加速、减速程度上的差异而产生的力偶作用，造成广泛白质的损伤与变性等。

二、病理生理

主要损伤脑的中轴及其邻近结构，如脑干、胼胝体、基底核区及第三脑室周围。组织学变化为脑白质纤维广泛损害。轻者轴膜折损，轴浆流动中断，轴索水肿；重度轴索断裂，其后轴索回缩呈球状，这个过程至少需 12～16h。损伤早期，轴索近端出现小芽呈现再生现象，损伤后期如无细胞架断裂，部分神经功能可能恢复。轻度的轴索损伤可表现为仅仅是功能上的改变，而重度的轴索损伤则有严重的临床症状，预后不良。

三、临床表现

轻度弥漫性轴索损伤的临床表现与脑震荡相似，故目前有些学者已将脑震荡归类于弥漫性脑损伤。严重弥漫性轴索损伤的患者伤后立即出现意识障碍，昏迷时间超过 24h，严重时一直昏迷至植物状态。有学者将 DAI 分为高颅压型和非高颅压型，后者又分为脑干损伤型和大脑损伤型。高颅压型往往并发有局灶型脑损伤，常伴有弥漫性脑肿胀，病情发展快，常出现一侧或双侧瞳孔散大。脑干损伤型除昏迷外以瞳孔变化、双侧肌张力增高、病理反射阳性、呼吸不规则、患者呈去皮质状态为多见。大脑损伤型除昏迷外，多无占位效应，无颅内压增高。

四、诊断

DAI 的确定诊断只能依靠组织学检查，但由于 CT 和 MRI 的普遍应用为临床诊断提供了影像学依据，诊断主要依赖于病史、临床表现与辅助检查，标准如下：①头部外伤后立即昏迷，GCS >8 分，且昏迷时间逾 6h，伤后无中间清醒期。②伤后 CT 检查：表现为大脑半球皮质和髓质交界处、基底核内囊区域、胼胝体、脑干或小脑有一个或多个直径大于等于 2cm 的出血灶，或为脑室内出血及急性弥漫性脑肿胀，但中线结构移位不明显，多小于 2mm。

五、早期处理

和严重脑挫裂伤患者类似，如有条件尽可能在急诊 ICU 内进行抢救。在条件允许情况下尽快行头颅 CT 检查，以明确诊断。

六、治疗

目前虽然 DAI 没有特定治疗方法，但积极的综合性治疗可减少轴索的损伤范围和程度，避免出现继发性脑损伤和并发症。在治疗上应注意以下几个方面：①密切观察病情，对生命体征及神经系统体征进行动态观察。②保持呼吸道通畅，早期做气管切开，使 Pa（CO_2）维持于 30mmHg（3.99kPa），Pa（O_2）不低于 80mmHg（10.64kPa）。③药物治疗：常规应用止血剂、抗生素、维生素 C、B 族维生素、能量合剂及神经细胞代谢药物。适当补充水和电解质，防止发生紊乱。④降低颅内压：甘露醇的应用与激素疗法。⑤降低肌张力，控制脑干损伤症状和癫痫发作。⑥积极的营养支持。⑦降温治疗：伤后早期使用亚低温（33~35℃）头部降温。⑧早期高压氧治疗。⑨并发症处理：如感染、呼吸功能衰竭、急性肾功能衰竭、应激性溃疡。⑩手术治疗：对于伴有颅内血肿或出现脑疝者应手术清除血肿并去骨瓣减压。

（王　宽）

第六节　外伤性颅内血肿

外伤性颅内血肿在闭合性颅脑损伤中发生率占闭合性颅脑损伤 10% 左右，占重型颅脑损伤 40%~50%。颅内血肿的发生可导致局部颅内压明显升高，进行性压迫和推移脑组织，若没能及时抢救，最终将形成脑疝，危及伤员生命。

一、临床分类

颅内血肿可以分别按解剖部位和时间进行分类，不同分类具有相应的临床意义。

（1）按血肿出现的时间分类：①特急性血肿症状在伤后 3h 内出现。②急性血肿在 3d 内出现症状者。③亚急性血肿症状在伤后 4d 到 3 周内出现症状者。④慢性血肿伤后 3 周以上出现症状者。⑤迟发性血肿是指伤后初次行 CT 检查无颅内血肿迹象，当病情复发后再次 CT 复查才发现的血肿。

（2）按血肿所在解剖部位分类：①硬膜外血肿：血肿位于硬脑膜和颅骨内板之间，出血源一般为硬脑膜膜血管。②硬膜下血肿：血肿位于硬膜下间隙，出血多来自脑表面静脉。③脑内血肿：血肿位于脑实质内。

二、临床特点

1. 头痛、头晕、恶心、呕吐等一般症状　如有颅内血肿或重度脑挫裂伤，则头痛剧烈、呕吐频繁。颅脑损伤后均可出现上述一般症状，但若有颅内出血，上述症状将明显加重，常表现为剧烈头痛和呕吐，并随之可能出现意识障碍。但在慢性血肿，一般上述症状不明显。

2. 意识障碍　是颅脑损伤后最应密切观察的临床表现，对早期发现颅内血肿具有重要价值。颅脑损伤之后，出现颅内血肿，伤员意识障碍，可有 3 种不同表现形式。

（1）中间清醒期型：在伤后立即出现意识障碍，称原发性昏迷。原发性昏迷的时间和程度，取决于原发性脑损伤的轻重。一般短者可数分钟或十几分钟，长者可达数小时或数天，甚至终生植物生存。原发性昏迷可以逐渐好转，甚至完全清醒。继而因有颅内血肿形成，使脑受压再次引起意识障碍，或原有意识状况恶化，呈进行性加重，称为继发性昏迷。这种意识变化过程可概括为"伤后原发性昏迷—中间意识好转或清醒—继发性昏迷" 3 个阶段。这一临床经过是颅内血肿的典型表现之一。继发性昏迷发生的早迟，取决于血肿形成的快慢。中间意识好转期的长短，取决于原发性脑损伤的轻重和血肿形成的速度。

（2）原发性脑损伤轻微：伤时可以没有昏迷，随后逐渐出现意识障碍，即只出现继发性昏迷，此种情况虽然缺少原发性昏迷阶段，亦与上述典型临床经过具有同等意义。

（3）原发性脑损伤严重：而血肿形成速度快者，在原发性昏迷尚未好转前，血肿压迫造成的继发性昏迷已经产生，两者可互相衔接，表现为持续性昏迷并进行性加重，而无中间清醒期出现。

3. 局灶症状　在功能区的原发性颅脑损伤可立即产生局灶性症状，如偏瘫、单瘫、各种类型的失语等。但伤后，若出现新的神经功能障碍或原有功能障碍加重，均提示有颅内血肿发生的可能。不同部位血肿可产生不同的局部症状，如额叶血肿可产生失语、偏瘫、癫痫，顶叶血肿可出现对侧半身感觉障碍，颅后窝血肿可出现小脑症状和延髓功能障碍等。

4. 生命体征的变化　与颅内出血导致颅内压升高，造成脑组织受压有关，可表现为血压升高，呼吸和脉搏减慢，若脑干受累，呼吸、循环紊乱进一步加重，表现为呼吸、脉搏浅弱，节律紊乱，血压下降，最后呼吸循环功能完全衰竭。

5. 脑疝症状　颅内血肿导致颅内压升高，到一定程度将发生脑疝，幕上血肿导致天幕裂孔散，幕下血肿将引起枕骨大孔疝。天幕裂孔疝的主要表现有昏迷，患侧瞳孔散大、光反应消失，对侧肢体偏瘫，还可伴有生命指标的改变。幕下血肿造成的枕骨大孔疝将引起脑脊液循环障碍导致急性颅内压升高，延髓受压，导致去大脑强直和急性呼吸、循环功能障碍而死亡。

三、影像学检查

CT 扫描是诊断颅内血肿特别是急性血肿的主要手段，它可以较清楚地显示血肿的形态、大小、部位。不同血肿在 CT 图像上均有其不同的形态特点，因此 3 种血肿在 CT 上可以较容易鉴别。

（1）急性血肿在 CT 上呈高密度影，硬膜外血肿形态为梭形，硬膜下血肿为月牙形，脑内血肿为位于脑实质内类圆形或不规则形高密度影。慢性血肿在 CT 上的形态与急性血肿可能类似，但往往表现为等密度或低密度影。

（2）MRI 可以更清楚地显示颅内慢性血肿，在 MRI 上，慢性血肿为高密度影。

（3）X 线颅骨平片可显示颅骨骨折线的走行和其与脑膜血管的关系，从而提示血肿可能的发生部位、类型和出血来源。如骨折线经过脑膜中动脉主干或分支或经过矢状窦、横窦时，一般以产生硬膜外血肿可能性大，较深凹陷骨折，即可造成硬膜外血肿，又可导致硬膜下和脑内血肿。

四、诊断要点

1. 颅内压增高症状　如下所述：

（1）头痛、恶心、呕吐，如有颅内血肿或重度脑挫伤，则头痛剧烈、呕吐频繁。

（2）血压升高，脉搏和呼吸减慢（Cushing 综合征）。

（3）意识障碍：意识障碍出现的时间对于判断损伤的轻重及颅内血肿的类型有重要意义。临床上可为清醒→浅昏迷→深昏迷，亦可为昏迷→清醒→昏迷，后者称为"中间清醒期"。中间清醒期的长短与颅内损伤的血管的大小、出血的速度有密切关系。

2. 脑疝症状　幕上血肿引起小脑幕裂孔疝，在意识变化的同时产生下列瞳孔变化，开始患者意识为烦躁，继嗜睡，此时患侧瞳孔缩小；随之脑疝加重，患者处于浅昏迷状态，患侧瞳孔开始散大，对光反应迟钝至消失；当脑疝进一步发展时，患侧瞳孔明显散大，对光反射迟钝甚至消失，同时对侧瞳孔开始散大，对光反应迟钝；当脑疝进入晚期时，患者深昏迷，双侧瞳孔散大，对光反应消失，还可出现病理性呼吸，并很快出现呼吸心跳停止。

3. 颅内血肿的定位诊断依据　如下所述：

（1）认真检查外伤时头部着力点，对判断血肿发生部位有意义，一般血肿即可发生于着力点又可发生于对冲部位。因颅骨的解剖特点，对冲部位血肿发生有一定规律，枕部或枕顶着力。血肿好发部位为额极部位；颞部着力，血肿好发部位为对侧颞部；额部着力一般不产生对冲部位血肿。

（2）某些局灶症状可提示血肿部位，如患者出现失语，提示血肿位于优势半球；如出现偏瘫，提示血肿可能位于其对侧大脑半球的额后或顶部。

（3）发生脑疝时，血肿位于瞳孔散大侧。

五、鉴别诊断

主要与原发性颅脑损伤，如脑挫裂伤、脑干损伤等进行鉴别。鉴别主要依据临床表现和辅助检查。临床表现中，以对意识状态的观察最为重要，一般原发性颅脑损伤，特别是原发性脑干损伤造成的原发昏迷深重，持续时间较长，而继发性颅脑损伤，原发性昏迷一般较浅，可出现昏迷→清醒→再昏迷的过程，或呈原发昏迷逐渐加重。其次二者间瞳孔和肢体活动障碍出现的时间和特点也有所不同。辅助检查应首选 CT，此手段方便、实用，并且很普及；若使用 CT 鉴别有困难时，可行 MRI 检查，因其分辨率高，可更清楚地显示脑干或其他部位较小的挫裂伤或出血灶及弥漫性轴索损伤。

有时须与急性脑血管意外、复合伤所致的脂肪栓塞及肿瘤卒中相鉴别，通过详细询问病史和影像学检查一般鉴别不难，此处不再赘述。

六、治疗方法

外科手术是颅内血肿的主要治疗手段，但对血肿量较小，并且临床症状稳定的病例可通过密切的临床观察和 CT 复查监测进行保守治疗。一旦临床症状恶化或 CT 显示血肿增大应尽早行改用外科手术治疗。

幕上急性血肿量大于 30ml，幕下血肿量大于 10ml，中线移位大于 1cm，患者出现进行性颅内高压症状时，绝大多数均需手术治疗。骨瓣开颅血肿清除是外科治疗急性颅内血肿的主要方法，特别是当患者出现昏迷、一侧瞳孔散大的脑疝症状时，应在快速给予脱水药物的同时迅速进行开颅手术清除血肿。若 CT 显示为单纯硬膜外或硬膜下血肿，情况十分危急时，也可在急诊就地行颅骨钻孔放出血肿的液体部分，使脑受压得到快速缓解，然后进手术室进行骨瓣开颅清除血肿。

血肿清除后，骨瓣是否保留主要取决于术前病情的严重程度，若患者术前已出现脑疝，术后脑组织可能出现明显水肿，应去除骨瓣，硬膜行减张缝合，防止术后水肿对脑组织造成压迫。另外，若术中见脑组织挫裂伤和水肿明显也应去掉骨瓣。

慢性血肿液化较好，一般通过钻孔冲洗即可治愈。

（一）硬脑膜外血肿

1. 概述　硬膜外血肿是出血聚集于颅骨内板与硬脑膜外腔内，好发于幕上大脑凸面。此类血肿发生率占闭合性颅脑损伤的 2% ~3%，占颅内血肿的 30% ~40%，因血肿聚集硬膜外腔，不伴有原发脑损伤，若能及时发现和治疗，一般预后较佳。婴幼儿的血管沟浅，骨折时一般不易损伤硬膜血管，因此硬膜外血肿发生率明显比成人低。硬脑膜外血肿以急性为最多，占 85% ~86%，其次为亚急性，占 10% ~12%，慢性最为少见，仅占 3% 左右。

2. 病因病理　硬膜外血肿出血来源多见于颅骨骨折引起脑膜血管断裂，其次为静脉窦和颅骨板障静脉。硬脑膜动脉出血以脑膜中动脉主干及分支常见，所以硬膜外血肿常发生在颞顶部，偶为脑膜前动脉损伤所致。硬脑膜中动脉特别是其主干出血所致的血肿，发病过程往往很急，血肿量大，更易于短时间内形成脑疝。出血的静脉窦包括上矢状窦、横窦和乙状窦，静脉窦缺少平滑肌层，破裂后不能收缩，容易造成猛烈出血，并可形成跨矢状窦或跨横窦巨大血肿。临床上颅骨骨折导致的板障静脉出血一般较缓，出血量有限，不易形成大血肿。硬膜外血肿一般发生于着力点或骨折处，病情轻重取决于出血量、出血速度和部位。一般血肿量越大，病情越重；血肿量相近，出血速度快，颅内压代偿能力得不到发挥，患者可迅速出现昏迷脑疝；与幕上相比，由于颅后窝容积小，对血肿量的耐受也更小，因此，一旦血肿累及颅后窝，手术更应积极。血肿一般于 1 周以后开始机化，可液化并逐渐吸收。

3. 临床特点　硬膜外血肿的临床表现与出血部位、血肿量大小和出血速度有关，即具有一般颅内血肿的临床表现，又有其本身的临床特点。

（1）意识障碍：硬膜外血肿常具有典型的中间清醒期或继发昏迷，但相对于硬膜下或脑内血肿，其原发昏迷通常较轻，甚至可缺如，伤后持续昏迷者少。但脑膜中动脉主干出血，中间清醒期可很短或不明显，患者伤后可迅速进入昏迷。

（2）血肿：血肿一般由外力直接作用引起，常并发骨折，出血一般位于打击点同侧，检查头皮可见局部头皮血肿或裂伤，血肿位置或损伤的血管常与颅骨骨折部位一致。

（3）颅内压增高：随血肿增大患者可出现典型颅内压增高症状，表现为头痛、呕吐和眼底视盘水肿，并出现意识障碍和 Cushing's 反应。

（4）局灶症状：硬膜外血肿所致的局灶症状为继发性，是血肿压迫功能区的结果，以血肿对侧偏瘫、中枢性面瘫和失语为多见，手术清除血肿后，功能障碍一般可以得到较好恢复。

（5）预后：除并发脑挫裂伤或脑干损伤，一般单纯硬膜外血肿如能早期诊断，正确治疗，绝大多数可取得较好预后，并多能恢复正常生活和工作。

4. 影像学检查 如下所述：

（1）X线光平片可见累及颅骨脑膜血管沟的线状骨折。

（2）CT 扫描可以直观显示硬膜外血肿的形态、大小和位置，硬膜外血肿 CT 扫描可见血肿呈梭形，是诊断硬膜外血肿的可靠方法，一般血肿在脑表面呈双凸透镜形的高密度影。

（3）MRI 对显示亚急性和慢性硬膜外血肿，MRI 比 CT 更清楚。

5. 诊断要点 如下所述：

（1）由于原发性脑损伤轻，原发昏迷时间短。

（2）局部软组织挫伤肿胀严重。

（3）在中间清醒期后阶段，常出现严重的颅高压的表现，且进展很快。急性硬膜外血肿的诊断应重点突出一个"早"字，因绝大多数硬膜外血肿患者若能做到早期诊断及时治疗均能获得满意疗效，如患者进入深度昏迷，特别是出现瞳孔散大等脑疝症状时，患者不仅术后恢复时间要明显延长，甚至可能导致植物生存和死亡。对于无原发昏迷或有明显中间清醒期的硬膜外血肿患者，应尽可能在继发昏迷或二次昏迷到来前或于昏迷早期做出诊断并及时处理。

6. 鉴别诊断 依据病史、临床表现和影像学检查，应与硬膜外血肿及其他类型颅脑损伤，如硬膜下血肿、脑内血肿及原发颅脑损伤鉴别诊断。

7. 治疗方法 急性硬膜外血肿治疗的关键在于尽早施治，一经确诊应尽早进行外科手术，以清除血肿缓解颅内压。对部分小血肿可在严密监测下保守治疗。大多数硬膜外血肿适合骨瓣开颅清除血肿；但对病情危重或出现脑疝的患者，为争取时间和预防术后水肿可行骨窗开颅；没有 CT 检查条件的地区，应根据病史和体检资料进行钻孔探查骨窗开颅术。保守治疗只适用于神志清楚、CT 检查血肿量在30ml 以下、中线无明显移位、病情稳定的病例。

（二）硬膜下血肿

硬膜下血肿是指出血积聚于硬膜下腔，是继发性颅内损伤，占闭合性颅脑损伤的 5% 左右，占全部颅内血肿的 40% ~50%。根据临床症状出现的时间可分为急性、亚急性和慢性硬膜下血肿，其中急性和慢性均为临床常见类型。根据是否并发脑挫裂伤又可分为单纯性和复合性硬膜下血肿，前者出血一般来自于脑表面的桥静脉，后者可来自于挫伤的脑皮质的动、静脉，出血一般较急，病情发展较快。

1. 急性硬膜下血肿 如下所述：

1）概述：硬膜下血肿（subdural hematoma）是指发生在硬脑膜与蛛网膜或脑皮质之间的血肿，一般占颅内血肿的 35% ~40%。急性硬膜下血肿是指伤后 3d 内出现的血肿，多伴有严重的脑挫伤，故其症状与脑挫伤基本相似。在硬膜下血肿中占 70% 左右。此类血肿常伴有脑挫裂伤和脑水肿，脑皮质小的动脉出血并不少见，因此发病过程往往较急。

2）损伤机制与病理：加速或减速损伤均可引起急性硬膜下血肿，在加速损伤，血肿一般发生于着力点侧。在减速损伤血，肿既可发生于着力点处，又可发生于其对冲部位，与对冲侧相比，着力点侧复合硬膜下血肿的发生率更高。一般以枕部或一侧颞部着力造成对侧额底、额极、颞底和颞极部脑挫裂伤和硬膜下血肿为多见，而额、颞极部着力血肿一般仅发生于着力点处。

3）硬膜下血肿的出血来源。

（1）复合硬膜下血肿：出血一般来自脑挫裂伤灶破裂的动、静脉，多为脑皮质表面小的动、静脉或毛细血管，血肿发生部位往往与脑挫裂伤部位一致，以额、颞部多见。有时硬膜下血肿可与脑内血肿融合一起。临床上此类血肿出血量可能不大，但因同时伴有脑挫裂伤和脑水肿，颅压增高症状常较明显。

（2）单纯硬膜下出血：来源多为静脉窦或静脉窦旁桥静脉撕裂破坏引起，血肿广泛覆盖于大脑半球凸面，出血量常较大。

4）临床特点：急性硬膜下血肿多因脑表面挫伤出血、脑皮质动静脉出血，使血液积聚在硬脑膜皮质之间，多发生于着力点的对称部位，伤情重，发展快，常伴有脑挫裂伤，故临床表现既有与脑挫裂伤相似之处，又有因随后出血所致急剧颅内压增高等颅内血肿的表现特点。

（1）意识障碍：急性硬膜下血肿因多伴有脑挫裂伤，所以与硬膜外血肿相比，原发昏迷持续时间往往较长，呈进行性加深，中间清醒期短或不明显。

（2）颅内压增高以呕吐、躁动多见，原发昏迷加深，生命体征改变明显。

（3）局灶症状伤后早期因脑挫裂伤累及脑功能区，即可出现某些功能障碍，其中以偏瘫、失语多见，随血肿形成已出现的局灶症状不仅将逐渐加重，还可出现新的症状。

（4）好发部位：血肿虽可发生于着力点处或附近，但更好发于着力点的对冲部位，以额底、额极和颞尖为好发部位。

5）脑疝症状：幕上血肿导致小脑幕切迹疝，主要表现为意识丧失，血肿侧瞳孔散大，对光反射消失和对侧偏瘫等，晚期将出现双瞳孔散大和去大脑强直及生命体征改变，直至呼吸停止。

5）影像学检查。

（1）CT扫描：可清楚显示血肿形态、大小和位置，同时还可显示脑挫裂伤范围和严重程度。硬膜下血肿在CT上为位于硬膜下腔的月牙形高密度影。

（2）颅骨X线片：可显示颅骨骨折情况，但骨折对硬膜下血肿的定位不如硬膜外血肿更有意义。

（3）MRI：对显示亚急性、慢性期血肿方面要优于CT，此期红细胞溶解后导致高铁血红蛋白释放，血肿和局灶出血均表现为高信号，而此时在CT上往往为等信号。

（4）脑血管造影检查：可显示血肿区为月牙形无血管区。脑超声可显示中线波移位，但后两项检查在CT出现后已较少应用。

6）诊断要点。

（1）急性硬膜下血肿：伤后3d之内出现症状。原发损伤较重，持续性昏迷且逐渐加深，有或无中间清醒期。神经系统检查出现新的定位体征或脑癌症状。CT显示在脑表面有新月形混杂密度或等密度区。

（2）硬膜下血肿与硬膜外血肿鉴别要点：①着力点与血肿：硬膜下血肿多发生于着力点对侧，硬膜外血肿好发于同侧。②昏迷特点：与硬膜外血肿相反，硬膜下血肿常伴有脑挫裂伤，所以原发昏迷深且时间长，中间清醒期短或不明显。③颅骨骨折：硬膜外血肿多伴有骨折，硬膜下血肿相对少。④蛛网膜下隙出血：在硬膜外血肿少见或轻，硬膜下多见。

7）治疗方法。

（1）手术治疗：急性硬膜下血肿病情发展多很迅速，CT显示血肿量超过40ml，并伴有中线移位者，可很快进入脑疝期，因此手术必须抓紧时间。手术方法主要包括骨窗或骨瓣开颅术和去骨瓣减压术，前者主要适用于血肿定位明确、水肿和脑挫裂伤不重，反之如脑挫裂伤、脑水肿明显应同时去骨瓣减压。

（2）非手术疗法：非手术仅适用于原发损伤轻微，血肿量少未造成严重颅内压增高，临床上见患者神志清楚、病情稳定、生命指标平稳，临床症状逐渐减轻，CT检查血肿量在40ml以下，同时中线无明显移位，反复检查血肿量无增加的病例。

2. **亚急性硬膜下血肿**　亚急性硬膜下血肿为伤后3d至3周出现症状者，约占硬膜下血肿的5%，多属静脉性出血引起。原发性脑损伤较轻，病程中可有较为明显的中间意识好转期。与急性血肿相比，出血血管往往较小或为静脉出血。一般脑挫裂伤也较轻，因此可有较明显的中间清醒期。患者可主述头痛，有时有恶心、呕吐，3~4d后上述症状加重，眼底可出现水肿，可出现新的局灶性症状或原局灶症状加重。CT检查血肿影像可与急性硬膜下血肿类似，但有时血肿影变低或为等密度，后者行MRI检查往往可显示更清楚。亚急性硬膜下血肿治疗原则与急性硬膜下血肿类似，但一般以骨瓣开颅者为多，也可行钻孔冲洗引流术，一般恢复也较急性血肿好。

3. **慢性硬膜下血肿**　如下所述：

1）概述：伤后3周以上出现症状者，在硬膜下血肿中约占25%。原发伤较轻，有些患者甚至不能回忆受伤史。血肿往往已形成完整包膜，此类型血肿并不少见，约占颅内血肿的10%，占硬膜下血肿的25%左右，好发于男性老年人。此血肿一般外伤史轻微，起病隐袭，从受伤到发病的时间一般为1~3个月。

2）发病机制：慢性硬膜下血肿一般由轻微外伤引起，有的甚至不能回忆起明显的外伤史，偶有与血管或血液系统疾病有关。出血来源可为桥静脉、静脉窦和蛛网膜颗粒或硬膜下水瘤破裂。血肿大多覆盖于大脑半球表面，常涉及额、顶和颞叶。血肿包膜在伤后5~7d开始出现，2~3周基本形成，为黄褐色或灰色的结缔组织包膜，靠蛛网膜侧较薄，硬膜侧厚，显微镜下观察血肿包膜内有较丰富的毛细血管、浆细胞、淋巴细胞和吞噬细胞。血肿形成后会不断扩大，其机制目前尚不十分清楚，曾有几个学说或假设对其进行解释。以前，多认为是血块溶解，血肿腔内的高渗透压导致脑脊液不断由蛛网膜下隙进入血肿腔内的结果，但这种假设已被否认。近年来，有人认为与血肿壁的毛细血管破裂，血浆由毛细血管渗出有关；另外，也与老年人脑萎缩、颅内压降低、静脉张力高和凝血机制障碍等因素有关。

3）临床表现。

（1）颅高压症状：头痛、恶心、复视、视盘水肿等，继而可出现一口气障碍乃至昏迷脑疝。

（2）精神症状：部分患者可出现进行性痴呆、淡漠、嗜睡等精神症状，有的有性格和人格改变。

（3）患者多为50~70岁以上的老年人，有轻微外伤史或外伤史不能回忆。

（4）局灶性症状：可出现偏瘫、各种失语和癫痫。

（5）脑脊液：蛋白含量高，常呈淡黄色。

4）影像学检查。

（1）CT检查：慢性硬膜下血肿位于硬膜下，沿脑表面分布，形态为月牙形，血肿本身可为等密度或稍高密度或略低密度影，中线结构可有明显移位，但双侧硬膜下血肿因无中线移位，可仅见脑室缩小，有时甚至单纯根据CT确诊较为困难。

（2）MRI检查：MRI在显示慢性硬膜下血肿方面明显优于CT，因血肿内红细胞大量破坏导致含铁血黄素释放，血肿在MRI的T_1和T_2加权上均为清晰高密度影，其形态、范围和边界的显示也更为清楚，包括CT诊断困难的双侧血肿，在MRI上也可清楚显示。

5）诊断要点。

（1）慢性硬膜下血肿诊断主要依据其临床表现和影像资料。

（2）对老年患者出现颅内压增高症状，应警惕此病存在的可能，应询问1~3个月间是否受过外伤，然后及时行CT或MRI检查，其确诊一般不难。本病有时须与硬膜下积液和颅内肿瘤进行鉴别，前者也多与外伤有关，临床表现往往与慢性硬膜下血肿类似，也有人认为硬膜下积液是慢性硬膜下血肿的形成原因之一，有时鉴别并不容易，但硬膜下积液一般占位效应不如血肿明显，双侧发生病例也较血肿多见。在CT和MRI上虽然病变形态与血肿类似，但其内容往往具有典型液体特征，即在CT上为低密度，在MRI的T_2像上为低密度，在T_2像上为高密度影。

6）治疗方法。

（1）非手术疗法：对慢性硬膜下血肿的治疗意见基本趋于一致，除少数无占位效应的小血肿可在密切观察下试用保守治疗外，其余大多数患者均需手术治疗。

（2）手术疗法：①钻孔冲洗术：手术于局部麻醉下施行，可于血肿前、后各钻一个孔，于前孔慢慢置入较软硅胶或尿管，以生理盐水反复冲洗，冲洗液由下孔流出，向不同方向反复进行至冲洗液变清亮为止；也可于顶结节或血肿最厚处钻一孔并稍加扩大，置管反复冲洗，钻孔冲洗效果均较佳，一般一次即可治愈，复发者少。②锥孔冲洗术：与前者相比方法更为简单，但疗效仍有待于观察。

（3）骨瓣开颅适用于血肿液化不佳，血块较多钻孔引流困难者。

（三）脑内血肿

脑内血肿（intracerebral hematoma）：是指血肿位于脑实质内，可发生在任何脑叶及脑干部位。出血是由于脑受力变形或剪力使脑内部血管撕裂所致。其直径在 3cm 以上，可发生于脑内任何部位，在闭合性颅脑损伤中占 0.5%～1.0%，约占颅内血肿的 5%，常与脑挫裂伤和硬膜下血肿伴发。一般额、颞叶为好发部位，血肿多数为急性，少数为亚急性。

脑室内出血（intraverticular hemorrhage）：其来源有两方面，其一是外伤损伤脉络丛和室管膜导致出血；其二是脑实质内出血破入脑室内，临床表现与出血来源及出血量多少有直接关系，临床上基本亦是脑挫裂伤、颅内高压甚或脑疝形成等表现。

1. 病因和病理　额、颞叶脑内血肿常为对冲性脑挫裂伤所致，枕、顶叶血肿多为直接打击或凹陷骨折所引起。对冲性损伤引起脑内血肿的机制是受伤时脑额叶底、颞叶前部在颅底滑动，与眶顶或蝶骨脊摩擦造成脑挫裂伤引起脑内出血形成。直接打击的冲击伤和造成凹陷骨折引起局部脑挫裂伤均可引起相应区域的脑内血肿。另外，脑深部血管的损伤也可引起脑深部血肿，如脑干和小脑血肿。血肿形成在初期为凝血块，血肿可与挫碎的脑组织混杂一起，血肿周围组织可因受压出现水肿和坏死。一般 4～5d 后血肿开始液化，变为黑红色陈旧血液。2～3 周血肿周围可有包膜形成，随血肿吸收，形成囊性病变，囊内一般存有黄色液体，局部组织可变软，类似脑软化改变。

2. 临床特点　脑内血肿的临床症状和体征依血肿部位和量的多少而定。

（1）意识障碍：多数脑内血肿与脑挫裂伤或硬膜下血肿并存，伤后即可有意识障碍，但随血肿出现，意识障碍要进一步加重。

（2）局部症状：位于额、颞叶的血肿可引起精神、情感和智能等方面的障碍，由于此部位脑内血肿常与脑挫裂伤同时存在，因此，上述症状不应单纯归于血肿压迫所致，血肿会加重上述症状。同样血肿累及重要功能区，可出现偏瘫、失语、偏盲和偏身感觉障碍等，部分患者还可出现癫痫。

（3）颅内压增高、脑局灶性症状、脑疝表现。

3. 影像学检查　CT 可显示脑实质内高密度或混杂密度的血肿灶，周围可出现低密度的水肿带，2～4 周可变为等密度。

4. 诊断要点　以往对脑内血肿确诊可能较为困难，CT 出现后其诊断和鉴别诊断一般不难。

5. 治疗方法　如下所述：

（1）手术治疗：对造成中线结构移位的较大血肿，特别是伴有意识障碍或局灶症状持续加重者应考虑手术清除血肿，根据患者状态决定是否保留骨瓣，如血肿周围存在因挫裂伤所致水肿、坏死、失活的脑组织或硬膜下血肿应一并清除。

（2）非手术疗法：相反对未导致意识障碍的较小的血肿可密切观察病情，暂不考虑手术。基底节或深部血肿破入脑室，特别是伴有脑积水者可采取脑室外引流。

（四）多发性血肿

多发性血肿（muttiple intracranial hematoma）是指颅脑损伤后于颅内不同部位或同一部位发生两个以上同一类型或不同类型的血肿，没有独特的临床表现，与其他颅内血肿相似，只是病情更严重，变化更快。常见多发性血肿有：①脑室内出血。②颅后窝血肿。③脑干血肿。这些积压血肿可以表现在 3 个方面：①同一部位不同类型的多发血肿，如发生于暴力直接损伤部位，同时有硬膜外血肿、硬膜下血肿和脑内血肿，而在对冲伤部位同时有硬膜下血肿。②不同部位的同一类型的多发血肿、如多发骨折致不同部位硬脑膜血肿，重度对冲伤致双侧硬脑膜下血肿或脑内血肿。③不同部位的不同类型的多发血肿，如着力点为硬膜外血肿、对冲伤部为硬膜下血肿或脑内血肿。

1. 诊断要点　如下所述：

（1）外伤史。

（2）CT 扫描检查能明确诊断。

2. 治疗方法　如下所述：

（1）手术治疗原则：多发性颅内血肿的手术一般原则是，不同部位不同类型的血肿，应先清除一侧硬膜外血肿，然后再清除另一侧硬脑膜下血肿或脑内血肿。

（2）对不同部位同类的血肿，应先清除较大一侧的血肿，然后再清除较小部位的血肿。否则，易发生术中对侧血肿增大，脑膨出，难以完成手术。

（王　宽）

第七节　急性脑疝

一、概述

颅内某分腔占位性病变或弥漫性脑肿胀，使颅内局部或整体压力增高，形成压强差，造成脑组织移位、嵌顿，导致脑组织、血管及脑神经受压，产生一系列危急的临床综合征，称为脑疝。简而言之，脑组织被挤压突入异常部位谓之脑疝。

二、脑疝的分类及命名

颅内硬脑膜间隙及孔道较多，因而脑疝可以发生的部位也较多，目前尚无统一命名。按照颅脑的解剖部位，临床工作中较多见的脑疝有 4 类。

1. 小脑幕孔疝　如下所述：

（1）小脑幕孔下降疝：最常见，为小脑幕上压力高于幕下压力时所引起，多见于幕上占位性病变。但幕下病变引起梗阻性脑积水，导致脑室系统幕上部位（侧脑室及三脑室）明显扩张时，亦可出现小脑幕上压力高于幕下。靠近幕孔区的幕上结构（海马回、钩回等）随大脑、脑干下移而被挤入小脑幕孔。

由于幕孔区发生疝的部位不同，受累的脑池和突入的脑组织也不同，故此类脑疝又分为三种：①脚间池疝（颞叶钩回疝）。②环池疝（海马回疝）。③四叠体池（大脑大静脉池）疝。以上几种脑疝以脚间池疝较多见。

（2）小脑幕孔上升疝：此病为颅后凹占位性病变引起，并多与枕骨大孔疝同时存在。其症状和预后较钩回疝更为严重。

2. 枕骨大孔疝　是由于小脑扁桃体被挤入枕骨大孔及椎管内，故又称为小脑扁桃体疝。

3. 大脑镰下疝　疝出脑组织为扣带回，它被挤入大脑镰下的间隙，故又称为扣带回疝。

4. 蝶骨嵴疝　额叶后下部被推挤进入颅中窝，甚至挤入眶上裂、突入眶内。

三、脑疝的分期

根据脑疝病程发展规律，在临床上可分为 3 期。

1. 脑疝前驱期（初期）　指脑疝即将形成前的阶段。主要症状是：患者突然发生或逐渐发生意识障碍、剧烈头痛、烦躁不安、频繁呕吐以及轻度呼吸深而快脉搏增快、血压增高、体温上升等。以上症状是由于颅压增高使脑缺氧程度突然加重所致。

2. 脑疝代偿期（中期）　指脑疝已经形成，脑干受压迫，但机体尚能通过一系列调节作用代偿，勉强维持生命的阶段。此期全脑损害引起症状为昏迷加深，呼吸深而慢，缓脉，血压、体温升高等。另外由于脑干受压，局灶性体征可有一侧瞳孔散大、偏瘫或锥体束征出现等。

3. 脑疝衰竭期（晚期）　由于脑疝压迫，脑干功能衰竭，代偿功能耗尽。主要表现深度昏迷，呼吸不规律，血压急速波动并逐渐下降，瞳孔两侧散大而固定，体温下降，四肢肌张力消失。如不积极抢救，终因脑干功能衰竭死亡。

脑疝各期持续时间长短和临床表现的特点，取决于导致脑疝的原发病灶性质、部位和脑疝发生类型等因素。例如，急性颅脑损伤后所致脑疝，病程短促，多数 1d 之内即结束全部病程。而某些诱因（如腰穿）造成的急性枕骨大孔疝，往往呼吸突然停止而死亡，就无法对病程进行分期。

四、脑疝的临床表现

（一）小脑幕孔疝的临床表现

1. 意识障碍　患者在颅压增高的基础上，突然出现脑疝前驱期症状（即烦躁不安、呕吐、剧烈头痛、呼吸深快、血压升高等），以后意识模糊，逐渐昏迷。但也可昏迷突然出现。昏迷往往逐渐加深，至脑疝衰竭期进入深昏迷。因此颅压增高病变患者突然发生昏迷或昏迷逐渐加重，应当认为是脑疝的危险信号。脑疝出现昏迷的原因，一般认为是由于颅压增高时脑缺氧，加以位于中脑部位的网状结构受脑疝的压迫，尤其中脑背盖部缺氧、出血，使中脑—间脑上升性网状结构受到损害所致。

从解剖关系来看，小脑幕孔疝较早出现意识障碍，是因为易影响网状结构上行激活系统所致。相反，枕骨大孔疝尤其是慢性枕骨大孔疝发生意识障碍往往不明显或出现较晚。

2. 生命体征的改变　如下所述：

（1）脑疝前驱期：呼吸深快，脉搏频数，血压升高。

（2）脑疝代偿期：呼吸深慢，脉搏缓慢，血压高。

（3）脑疝衰竭期：呼吸抑制，不规则，脉搏细弱，血压急速波动至衰竭。

以上表现是由于脑疝初期因颅压增高，脑血循环障碍，脑缺氧，血中二氧化碳蓄积，兴奋呼吸中枢，呼吸变深变快。血压升高，从而代偿脑组织对血液和氧气需要量。至脑疝代偿期，颅压增高及脑缺氧严重，使呼吸和心血管中枢再加强其调节作用来克服脑缺氧，血压更加增高，甚至收缩压可超过 200mmHg（20.60kPa）以上，同时脉搏缓慢有力。这种缓脉的出现是由于血压骤然升高，通过心跳抑制中枢反射作用使心搏变慢的结果，也有人认为这是由于迷走神经受到刺激所致。脑疝衰竭，因呼吸和心血管中枢受到严重损害，失去调节作用，从而使呼吸变慢、血压下降、脉搏细弱和不规则，甚至呼吸停止，循环衰竭。一般为呼吸首先停止，而心跳和血压仍可维持一段时间。呼吸首先停止的原因，是因为呼吸中枢较心血管中枢敏感，易于衰竭，或因为延髓内呼吸中枢位置低于心血管中枢，枕骨大孔疝时呼吸中枢易先受压，所以呼吸最先停止。呼吸停止而心跳继续维持的原因可能与心脏的自动节律有关，因为此时有试验证明心血管中枢调节作用已经完全丧失。

脑疝时体温升高主要是由于位于视丘下部的体温调节中枢受损害，交感神经麻痹，汗腺停止排汗，小血管麻痹，使体内热量不能发散，加上脑疝时肌肉痉挛和去脑强直产热过多，使体温升高。

3. 眼部症状　脑疝时首先是脑疝侧瞳孔缩小，但时间不长，易被忽略；以后病变侧瞳孔逐渐散大，光反射减弱，而出现两侧瞳孔不等大现象；最后脑疝衰竭期双侧瞳孔全部散大，直接和间接光反应消失。在病变瞳孔出现变化的前后，可出现眼肌麻痹，最后眼球固定。

小脑幕孔下降疝时眼部症状主要是由于同侧动眼神经的损害所致。动眼神经是一种混合神经，其中包含有两种不同作用的神经纤维，一种是副交感神经纤维支配缩瞳肌和睫状肌；另一种是运动神经纤维，支配除上斜肌及外直肌以外的其余眼外肌。钩回疝时，瞳孔首先发生改变的原因有人认为副交感神经纤维分布在动眼神经的上部，当脑干向内向下移位时，使大脑后动脉压迫动眼神经，最初仅仅是副交感神经受到刺激，所以瞳孔缩小（刺激现象），以后因神经麻痹而致瞳孔散大，支配眼外肌的运动神经纤维直径细并且对损伤敏感，所以脑疝发生首先出现瞳孔改变。但以上仍然难以解释临床上各种复杂现象，其原理有待于进一步研究。

4. 对侧肢体瘫痪或锥体束损伤　由于颞叶钩回疝压迫同侧大脑脚，损伤平面在延髓锥体束交叉以上，使支配对侧肢体的锥体束受到损伤。依据压迫程度不同可以出现不同程度对侧肢体偏瘫或轻偏瘫或锥体束征阳性。

少数病例也有出现同侧肢体偏瘫及锥体束征者，这可能是由于海马回及钩回疝入小脑幕孔内将脑干挤向对侧，使对侧大脑脚在小脑幕切迹游离缘上挤压较重所致。极个别情况，属于解剖变异，锥体束纤维可能未行交叉而下降。小脑幕疝时出现的病变同侧动眼神经麻痹及对侧肢体偏瘫，即形成交叉性瘫痪。这是中脑受损的典型定位体征（Weber综合征）。

5. 去大脑强直　脑疝衰竭期，患者表现为双侧肢体瘫痪或间歇性或持续性四肢伸直性强直，往往同时伴有深昏迷、瞳孔两侧极度散大、呼吸不规则、高热等生命体征危重变化。去大脑强直是脑疝挤压，在脑干红核及前庭核之间形成横贯性损伤，破坏了脑干网状结构下行抑制系统的结果。其四肢伸直性强直与去大脑皮质后上肢屈曲，下肢伸直性强直不同，后者的损伤部位是两侧大脑皮质或两侧内囊损害。

去大脑强直是病情危重，预后不良的表现之一。持续时间越长，预后越差。至脑疝晚期肌张力完全丧失，常为临近死亡征兆。

（二）枕骨大孔疝的临床症状

1. 枕颈部疼痛及颈肌强直　慢性枕骨大孔疝时，除有颅压增高症状外，常因小脑扁桃体下疝至颈椎管内，上颈脊神经根受到压迫和刺激，引起枕颈部疼痛及颈肌强直以至强迫头位。慢性枕骨大孔疝，有时因某一诱因（如用力咳嗽、腰椎穿刺放出大量脑脊液或过度搬运头部等）而引起脑疝急剧恶化，出现延髓危象甚至死亡。

2. 呼吸受抑制现象　由于小脑扁桃体对延髓呼吸中枢的压迫，表现为呼吸抑制、呼吸缓慢或不规则，患者此时往往神志清楚但烦躁不安。脑疝晚期，呼吸首先停止。

3. 瞳孔　由于枕大孔疝不直接影响动眼神经，所以不出现动眼神经受压症状。但这种脑疝发生时，初期常为对称性瞳孔缩小，继而散大，光反射由迟钝变成消失。这是由于急性脑缺氧损害动眼神经核的结果。

4. 锥体束征　枕骨大孔疝时，由于延髓受压，可以出现双侧锥体束征。一般由于小脑同时受累，故肌张力和深反射一并消失，锥体束征也可以不出现，而常表现为四肢肌张力减低。

5. 其他　生命体征改变及急性颅压增高表现同小脑幕孔疝。

五、诊断

1. 病史及临床体征　注意询问是否有颅压增高症的病史或由慢性脑疝转为急性脑疝的诱因。颅压增高症患者神志突然昏迷或出现瞳孔不等大，应考虑为脑疝。颅压增高患者呼吸突然停止或腰椎穿刺后出现危象，应考虑可能为枕骨大孔疝。

诊断小脑幕孔疝的瞳孔改变应注意下列各种情况：

（1）患者是否应用过散瞳或缩瞳剂、是否有白内障等疾病。

（2）脑疝患者如两侧瞳孔均已散大，不仅检查瞳孔，还可以检查两眼睑提肌肌张力是否有差异，肌张力降低的一侧，往往提示为动眼神经首先受累的一侧，常为病变侧。当然也可对照检查肢体肌张力、锥体束征及偏瘫情况以确定定位体征。

（3）脑疝患者两侧瞳孔散大，如经脱水剂治疗和改善脑缺氧后，瞳孔改变为一侧缩小，一侧仍散大，则散大侧常为动眼神经受损侧，可提示为病变侧。

（4）脑疝患者，如瞳孔不等大，假使瞳孔较大侧光反应灵敏，眼外肌无麻痹现象，而瞳孔较小侧睑提肌张力低，这种情况往往提示瞳孔较小侧为病侧。这是由于病侧动眼神经的副交感神经纤维受刺激而引起的改变。

体检时如仅凭瞳孔散大一侧定为病变侧，而忽略眼外肌改变及其他有关体征即进行手术检查，则有时会发生定侧错误，因此应当提高警惕。

脑外伤后即刻发生一侧瞳孔散大，应考虑到是原发性动眼神经损伤，应鉴别为眶尖或眼球损伤所致。

2. 腰椎穿刺　脑疝患者应禁止腰椎穿刺。即使有时腰椎穿刺所测椎管内压力不高，也并不能代表颅内压力，由于小脑扁桃体疝可以梗阻颅内及椎管内的脑脊液循环。

3. X 线检查　颅、胃平片（正侧位）。注意观察松果体钙化斑有无侧移位及压低或抬高征象。

4. 头颅超声检查　了解是否有脑中线波移位或侧脑室扩大，以确定幕上占位性病变侧别。个别病例可见肿瘤或血肿之病理波。

5. 脑血管造影术　颞叶钩回疝时除表现有幕上大脑半球占位性病变的特点之外，还可见大脑后动脉及脉络膜前动脉向内移位。小脑幕孔上升疝时相反。慢性小脑扁桃体疝时，气脑造影往往气体不能进入第四脑室内而积存在椎管中，有时可显示出扁桃体的阴影。

6. CT 扫描检查　小脑幕孔疝时，可见基底池（鞍上池）、环池、四叠体池变形或消失。下疝时可见中线明显不对称和移位。

7. MRI 检查　可观察脑疝时脑池变形、消失情况，清晰度高的 MRI 可直接观察到脑内结构如钩回、海马回、间脑、脑干及小脑扁桃体。

六、治疗

（一）急救措施

脑疝发生后患者病情突然恶化，医务人员必须正确、迅速、果断地奋力抢救。其急救措施，首先应当降低颅内压力。

1. 脱水降颅压疗法　由于脑水肿是构成脑疝恶性病理循环的一个重要环节，因此控制脑水肿发生和发展是降低颅压的关键之一。颅内占位性病变所导致的脑疝，也需要首先应用脱水药物降低颅压，为手术治疗争得一定时间，为开颅手术创造有利条件。因此在脑疝紧急情况下，应首先选用强力脱水剂由静脉快速推入或滴入。

高渗透性脱水药物是由于静脉快速大量注射高渗药物溶液，使血液内渗透压增高，由于血—脑屏障作用，该种大分子药物不易进入脑及脑脊液内，在一定时间内，血液与脑组织之间形成渗透压差，从而使脑组织及脑脊液的水分被吸收入血液内，这部分水分再经肾脏排出体外，因而使脑组织脱水。同时因血液渗透压增高及血管反射功能，抑制脉络丛的滤过和分泌功能，脑脊液量减少，使颅内压力降低。此类药物如高渗盐水溶液、甘露醇、高渗葡萄糖溶液等。

利尿性药物的作用是通过增加肾小球的过滤和抑制肾小管的再吸收，尿量排出增加，使全身组织脱水，从而降低颅压。此类药物如依他尼酸钠、呋塞米、乙酰唑胺（diamox）、氢氯噻嗪等。

脱水降颅压疗法的并发症：长时间应用强力脱水药物，可引起机体水和电解质的紊乱，如低钾和酸中毒等现象。颅脑损伤和颅内血肿患者，脱水降颅压疗法可以使这类患者病情延误或使颅内出血加剧。因此在颅脑损伤患者无紧急病情时，一般伤后 12h 内不用脱水药物而严密观察。脱水疗法可能导致肾功能损害。心血管功能不全者，可能引起心力衰竭。

应用脱水降颅压疗法的注意事项：①高渗溶液的剂量和注入的速度直接影响脱水降颅压的效果：一般用量越大，颅压下降越明显，持续时间越长；注入速度越快，降颅压效果越好。②高渗溶液内加入氨茶碱 250mg 或激素（氢化可的松 100～200mg）可增强降颅压效果。③在严重脑水肿和颅压增高发生脑疝的紧急情况下，应当把 20% 甘露醇作为首选药物，足量快速静脉推入或滴入，为进一步检查和治疗做好准备，但应注意纠正水电解质的紊乱。

2. 快速细孔钻颅脑室体外持续引流术　颅内占位性病变尤其是颅后窝或中线部位肿瘤，室间孔或导水管梗阻时，即出现脑室扩大。在引起脑疝危象时，可以迅速行快速细孔钻颅，穿刺脑室放液以达到减压抢救目的。应用脱水药未达到治疗效果者行脑室穿刺放液，脑室体外引流常常可以奏效。婴幼儿患者，也可以行前囟穿刺脑室放液。对于幕上大脑半球占位性病变所致小脑幕孔疝时不适宜行脑室引流，这类引流可加重脑移位。

（二）去除病因的治疗

对已形成脑疝的病例，及时清除原发病灶是最根本的治疗方法。一般在脑疝代偿期或前驱期，清除原发病灶后，脑疝大多可以自行复位。但在脑疝衰竭期，除清除原发病灶外，对某些病例还需要处理脑疝局部病变。处理脑疝局部的方法为：

1. 小脑幕孔疝　切开小脑幕游离缘，使幕孔扩大，以解除"绞窄"，或直接将疝出脑组织还纳复位。有时在清除原发病灶颅压降低情况下，刺激患者的气管，引起咳嗽，以帮助脑疝还纳。

2. 枕骨大孔疝　除清除原发病灶外，还应将枕骨大孔后缘、寰椎后弓椎板切除，并剪开寰枕筋膜，以充分减压，解除绞窄并使疝下的脑组织易于复位或者直接将疝出的小脑扁桃体予以切除以解除压迫。

由巨大脑脓肿、慢性硬脑膜下血肿引起的脑疝，可以先行体外引流以降低颅压，待患者情况稳定后再考虑开颅手术。

（三）减压手术

原发病灶清除后，为了进一步减低颅压，防止术后脑水肿，或者原发病灶无法清除，则常常需要进行减压手术。减压术的目的，是为了减低颅压和减轻脑疝对脑干的压迫。常做的减压术为：

（1）颞肌下减压术。

（2）枕肌下减压术。

（3）内减压术。

前二者减压时，切除的骨窗应够大，硬脑膜切开要充分，以达到减压的目的，后者应切除"哑区"的脑组织。对于颅内压很高的颅脑损伤并发血肿者，还可以考虑大骨片减压或双额叶切除减压等。

（四）椎管内加压注射脑疝还纳术

当颅后窝或中线部位占位性病变，突然发生脑疝以致呼吸停止的紧急情况下，一方面行人工呼吸及快速细孔钻颅、脑室体外引流并应用脱水降颅压疗法，一方面注射呼吸兴奋药物，若此时患者呼吸仍不恢复，为使疝出的小脑扁桃体复位还纳至颅内，减少对延髓的压迫和牵拉，在颅压降低的前提下，做腰椎穿刺椎管内快速注射生理盐水 50～100ml，使椎管压力升高，将疝出的小脑扁桃体推回颅内。推入液体同时，可见到脑室体外引流管的液体快速流出，有时可收到一定效果。

（五）其他治疗

脑疝形成的患者，无论其原发疾病性质如何，均处于十分紧急危险状态。因此在以上治疗或手术前后均应注意其他各方面的治疗。其中包括支持疗法；氧气吸入及保持呼吸道通畅，如气管切开术；促进中枢神经系统代谢药物治疗，如应用三磷腺苷、辅酶 A、细胞色素 C、核苷酸等以促进细胞代谢消除脑肿胀。其他药物如激素治疗及促进中枢神经系统兴奋和清醒的药物，如甲氯芬酯、乙胺硫脲等亦可应用。

在抢救脑疝过程中，无论是否手术或手术前后，应注意纠正水、电解质紊乱，合理应用降颅压、抗感染、解除脑缺氧（如吸氧及高压氧舱等）等各项措施，从而对脑疝患者进行积极正确有效的抢救。

（王　宽）

第八节　儿童颅脑创伤

儿童颅脑创伤是发达国家儿童残疾甚至死亡的重要原因。重度颅脑创伤通常会给儿童留下明显的、无法掩饰的终身残疾。尽管绝大多数的颅脑创伤是轻微的，但仍可能导致儿童或轻或重的学习困难和行为问题。这些问题不仅影响儿童本人，还影响了其周围人的生活。而对于家庭、公共卫生系统和整个社会，儿童颅脑创伤治疗的经济和社会成本近乎天文数字。2000 年，美国因儿童和青少年外伤产生的损失估计高达 346 亿美元，这还不包括患儿原本可以对社会所做贡献的潜在价值。

一、流行病学

创伤是未满 18 岁未成年人死亡的最主要原因，超过了其他所有病因的总和。颅脑创伤在儿童中很常见，是影响儿童幼年生活的高发疾病。每年约有 47.5 万名 14 岁以下的儿童患颅脑创伤，其中大部分患者在医院简单就诊后就回家了，或者从未就医。颅脑创伤每年导致了 3.7 万名儿童住院及 2685 名儿童死亡。尽管在急诊病例中，4 岁以下的幼儿最多，但青少年的住院比例更高。4 岁以下婴幼儿和 15 ~ 19 岁青少年的外伤死亡率最高。虽然因跌倒引起的颅脑创伤占大多数（39%），但导致颅脑创伤的确切损伤机制随着年龄的变化而有所不同。婴儿阶段，施加性损伤仍是导致因颅脑创伤住院或死亡的最主要原因。施加性颅脑创伤的平均年龄为 0 ~ 3 个月。施加性损伤的确切发生率尚不明了，因为只有 2.6% 幼儿的看护人承认在某些情况下摇晃儿童是加强管教的一种方法。随着年龄的增长，施加性损伤的发生率逐渐下降，而跌倒和交通事故的损伤案例不断增多。据加利福尼亚州最近的一份报告显示，事故车辆乘客中受伤儿童的发生率为 21/100000，行走时被汽车撞伤儿童的发生率为 28/100000。据估计在美国，颅脑创伤产生的直接医疗费用以及因丧失劳动力及潜能而导致的间接损失高达 600 亿美元。

大部分儿童颅脑创伤的表现轻微，年发生率约为每 10 万名儿童中有 200 多例。尽管对轻度颅脑创伤还没有标准的定义，但大部分研究都认为 GCS 为 13 ~ 15 分或者头外伤后记忆丧失时间小于半小时的脑外伤为轻度颅脑创伤。虽然只有不到 1% 的轻度颅脑创伤需要神经外科的介入，但患儿可以在认知和行为方面出现比较明显的症状。医学界对处于生长发育期儿童的轻度颅脑创伤所导致的认知和行为缺陷的了解不仅少而且欠完整。如果确实存在认知和行为方面的症状，则对它的治疗需要时间。

二、儿童颅脑创伤的分类

中枢神经系统损伤可分为原发性损伤和继发性损伤。原发性损伤是创伤的直接作用造成的，是能量在神经轴突内的消散。这些损伤直接导致神经元和胶质细胞破损、脑裂伤、轴突剪断伤以及血管损伤。虽然原发性损伤在几毫秒内就形成了，但有充足的证据显示各种继发性因素可以加重神经最终的损伤程度，这些因素包括缺氧、低血压、系统创伤、水电解质紊乱、感染等。在神经元方面，这将导致自由基释放和神经元死亡。尽管损伤的原发性作用无法克服，但从理论上来说控制上述系统性因素可以降低再损伤的程度。

如果损伤相当广泛或涉及多个脑叶，则儿童颅脑创伤可以按解剖、临床表现和影像学分成局灶性损伤和弥漫性损伤。此外，一系列的继发因素也会加重原发性脑损伤。

（一）局灶性损伤

局灶性损伤是指包括由挫伤、裂伤和脑实质内血肿所致的局部损伤。这类损伤可以产生进行性增大的血肿，导致脑移位和其他继发性损伤。这类直接损伤或冲击伤通常发生于颅骨的突起部位，例如蝶骨嵴、颞底、眶顶，或者发生在颅骨骨折的下方。对冲外伤在年长儿童中更常见，这是由于脑部撞击创伤点对冲部位的颅骨造成的。

1. 硬膜外血肿　硬膜外血肿几乎都伴有血肿上方的颅骨骨折，大部分位于颞叶和顶叶。后颅窝硬膜外血肿占各种后颅窝损伤的 25% ~ 40%，而且在儿童中较为常见。若患儿的父母有足够的意识，小血肿是可以被自行发现的。尽管如此，大部分后颅窝血肿都需要手术清除。虽说小的硬膜外血肿无须手术，但这些小血肿对婴幼儿来说可能已相当大，因此，很有必要密切关注各类小血肿。需要手术清除的大血肿可能导致贫血，因此手术室中配备足够的血以应急是至关重要的。婴儿常可能处于休克状态，因为血液进入硬膜外间隙常可导致休克，所以在手术开始时就需要输血。

2. 硬膜下血肿　硬膜下血肿可能出现于后颅窝或幕上间隙。后颅窝硬膜下血肿位于天幕附近，通常会自行消退。幕上硬膜下血肿可相当大，可以造成显著的中线偏移，且可能伴有脑挫伤和脑裂伤。这类血肿都需要手术治疗，并可能需要清除坏死的脑组织。相对成人而言，硬膜下血肿在儿童中较罕见，如发生，通常的原因是高速损伤或非意外性创伤。

3. 脑内血肿　脑内血肿通常都是由加速性或减速性损伤造成的，最常见于额底和颞底部位，其中的一些伤者还可以出现在脑组织深部。大部分脑内血肿可以进行保守治疗，然而如果临床出现明显的占位效应或脑移位时，则需要手术。

（二）弥漫性损伤

弥漫性脑损伤的特点是神经功能的广泛性异常，而患儿入院时的 CT 检查显示正常或稍有异常。弥漫性损伤是外伤的能量分散于整个脑部的结果，其严重程度差异很大。此类损伤的病理学实质是位于灰质和白质交界处、胼胝体和脑干的轴突剪断伤。此类损伤的原因是角加速性或减速性损伤，其损伤程度上在脑中消散的能量多少或进行角加速或减速运动时的速度有关。其临床表现取决于轴突功能障碍或轴突毁损的严重程度，可以从轻微脑震荡到重症弥漫性轴索损伤伴随严重的和长期的神经功能损害。患者可以出现去大脑状态、异常凝视麻痹、瞳孔变化及自主意识紊乱。影像学检查可以表现正常或出现多发性深部白质损害病灶，如胼胝体和脑干血肿，这些改变以脑部 MRI 图像显示最理想。

（三）弥漫性脑肿胀

弥漫性脑肿胀是一种创伤后的反应，特点是因脑血量显著增多而导致 ICP 增高，此现象首先由 Bruce 等在 1981 年描述。他们发现在大脑中间清醒期后出现的迟发性病情恶化，通常伴随大脑半球的脑血流量增加，表现为血管扩张和脑血量增多。Muizelaar 等发现，41% 的重度颅脑创伤患儿出现了脑血管自身调节功能受损。然而，对于这些发现一直争议颇多。最近，Vavilala 等再次发现没有局灶性血肿的重度颅脑创伤患儿的脑血管自动调节功能可以受到损害。总的来说，这似乎可以解释发生弥漫性脑肿胀患儿的预后不如成人。这整个过程确切的病理生理变化我们知之甚少，可能是由于低钠血症、充血、缺氧、局部贫血、脑血流自动调节功能丧失或糖酵解过多造成的。无论是何种潜在病因，都有可能是轻微头外伤后病情严重恶化的主要原因。良好的神经功能恢复来自于积极的 ICP 控制。婴幼儿特别易出现弥漫性脑半球肿胀，偶尔可伴有硬膜下薄层出血，尤其是非意外性创伤。

（四）非意外性创伤

非意外性创伤、他伤或暴力性头外伤及摇婴综合征都是用来描述虐待儿童案例中头外伤的术语，现已成为一个重要的健康关注点。大多数受害者都是未满 3 岁的儿童，而且许多孩子还存在一系列其他的医学问题和损伤，包括不同年龄、不同程度的躯干和四肢骨的损伤以及不同时期和程度的软组织损伤。受虐儿童大都营养不良，而且个人卫生状况堪忧。Caffey 描述了这些儿童存在急性硬膜下出血，这种出血常表现为脑半球间出血、蛛网膜下隙出血、视网膜出血以及骨骺损伤，并首创了摇婴综合征这个术语。此损伤是由施加于脑部的旋转暴力所致，暴力撕裂了硬膜下静脉。婴儿颈部细、身体小而头部较大，更难承受上述旋转暴力。患儿呈现意识状态改变，从易怒到反应迟钝。就病情严重程度而言，病史反应的严重程度通常与临床的影像学检查结果不一致，神经系统检查可以确切地反应损伤程度。这些患儿中多数可伴有癫痫。眼底检查是必不可少的，常可以发现视网膜出血。CT 检查常显示硬膜下和蛛网膜下隙出血。脑实质可以因为水肿而导致图像上灰质和白质的差异减小，或显示大面积表明脑缺血的低密度影。对这些患儿的治疗原则是稳定血流动力学状态、控制增高的 ICP、使用抗痉挛药物以及防止受伤脑部恢复期的代谢紊乱，它的预后常直接与入院时所做的神经系统检查有关。联邦政府和州法律都规定发现疑似病例必须上报有关部门。

（五）颅骨骨折

颅骨骨折是儿童的常见外伤，尤其是不复杂的线性骨折。大多数此类骨折不伴颅内出血，但可以伴硬膜外和（或）脑内血肿，这取决于最初的受伤范围。跨越静脉窦的各类骨折在手术修复时需格外谨慎，因为这类骨折常伴硬膜外血肿。跌倒是大部分幼儿发生线性骨折的原因。学步儿童和婴儿在学习站立、行走和探索周围时更可能发生上述意外。CT 检查虽然是发现颅内出血和骨折的有效方法，但偶尔可能遗漏轴位始发的骨折，但仔细查看 CT 检查图像还是可以发现的。绝大部分线性颅骨骨折都不需要采取任何治疗措施，且不遗留任何后遗症。非复杂性线性骨折的患儿，如果神经系统检查正常，没有颅内损伤，且家庭有条件认真观察患儿的精神状态是否恶化，则无须住院治疗。所有其他患儿最好还是留院观察。对婴幼儿及学步儿童还应进行特别看护以排除虐儿的可能性。颅骨骨折的真正问题并不在于颅骨受伤本身，而在于潜在性神经损伤，这些损伤可以影响头颅外伤的治疗和恢复。

1. 颅骨凹陷骨折　颅骨凹陷骨折在儿童中相对常见，约占所有颅骨骨折的 10%。闭合性凹陷骨折通常不需要手术干预，除非怀疑硬膜裂伤或凹陷位置影响了美观。婴儿的一种独特的、不同寻常的凹陷骨折是乒乓球型骨折或池塘骨折，通常是由于分娩过程中使用产钳位置不恰当或低处跌落造成。大部分骨折的凹陷比较轻微，且在其下方不断发育的脑组织的冲击下可以逐渐再塑形；然而，一些比较严重的凹陷骨折，需要手术干预。手术时在骨折边缘打一小孔，使用 Penfield 提升器就可以抬起凹陷的骨折块。并发头皮裂伤的复合性凹陷骨折，如果伤口严重污染或疑有硬膜撕裂，需要清创治疗。如果污染局限，清创术后可以将骨折碎片放回原位，以免将来需再做颅骨成形术。

2. 颅骨生长性骨折　颅骨生长性骨折也称为软脑膜囊肿，是一种很独特但罕见的并发症，常见于颅骨骨折的幼儿，也可发生于任何年龄的儿童。发生在线形骨折或复杂性骨折下方的硬脑膜裂伤及脑损伤是颅骨生长性骨折的重要前兆。由于损伤能量的关系，骨折的边缘常破裂，而脑搏动可使脑组织沿硬膜破裂口向外疝出。随着时间推移，数周或数月后，骨折边缘被进一步挤压，逐步扩大，并变得光滑。沿着撕裂的硬膜和颅骨骨折边缘的脑搏动可以进行性损伤周边脑皮质。此类骨折通常位于颅骨顶部，但也可以出现在枕部、后颅窝或眶顶。受脑发育和（或）正常脑搏动的推动，脑组织从骨折处和硬膜缺损处疝出，并随着时间推移使上述两种缺损不断增宽，硬膜缺损常常宽于颅骨缺损。患儿头部将出现局灶性、搏动性肿块，其中包含 CSF 和疝出的脑组织（如软脑膜囊肿），患儿还会出现进行性的神经功能损害和癫痫。通过 CT 和 MRI 检查，颅骨生长性骨折的诊断比较简单。治疗手段包括大范围地切除颅骨，最小范围地切除已胶质化疝出的脑组织，然后修补硬膜及进行颅骨成形术。进行颅骨成形术时应使用自体骨，永远避免使用合成材料，以保证颅骨的继续发育。对并发脑积水的患儿需要进行 CSF 引流术，但 CSF 引流术永远不能作为治疗颅骨生长性骨折的首选方法。

3. 颅底骨折　颅底骨折占儿童颅骨骨折的 15% ~ 19%。尽管 5 岁以下儿童的额窦和蝶窦可以未气化，但还是可以发生脑脊液漏，CSF 经前颅底或岩骨从鼻或耳漏出。几乎所有此类脑脊液漏都会自行停止。应将患儿头部抬高，并避免各种为去除血凝块而对耳和鼻的牵拉或其他暴力操作。中耳检查和听力测试应延迟至脑脊液漏停止以后数周进行。预防性使用抗生素达不到预防脑膜炎的目的，因为使用该类药物可以增加出现异常或耐药性细菌的风险。颅底骨折可以并发中耳、颈动脉、静脉窦和脑神经的损伤，因为这些结构从颅底的孔洞中穿过。

三、控制颅内压升高

对颅脑创伤患儿进行神经外科监护的目的是治疗明显的颅内血肿，并预防对受伤脑组织的继发性损伤。治疗旨在控制 ICP，并维持 CPP 在正常范围。总体原则包括避免发热和低氧血症、维持正常呼吸、保持适当的颈静脉引流量和恰当的镇静镇痛措施。当患儿的 GCS≤8 分，或有疑似 ICP 增高时，或者某些临床检查不适宜监护患儿时，应进行 ICP 监护。现有多种 ICP 监护方式，都需要在颅骨上固定一个螺栓，因此明显不适于婴儿。相对成人，儿童有适用于儿童的技术、适应证和方法。我们更倾向于用有脑室导管的探头来监测 ICP，此方法不仅可以监测 ICP，还可通过 CSF 引流来帮助控制 ICP。

如果已使用了这些方法 ICP 仍然增高，那么需要考虑出现新的颅内占位性病变的可能。除上述方法外，高渗疗法、过度通气法、巴比妥酸盐疗法、低温疗法和开颅减压术也可能控制增高的 ICP。按照儿童颅脑创伤治疗原则，目前采用的是一种理性的递进式的治疗方法，这种方法分阶段实施，并基于 ICP、治疗反应、外科干预风险、标准化护理，可以降低死亡率和改善预后。尽管彻底查阅了儿童颅脑创伤方面的文献，结果无标准或建议可循，但还是有多种治疗选择可供参考。对于重度颅脑创伤儿童的护理也存在多种策略，但是否进行 ICP 监护、采用何种方法的最终决定还是取决于主管医师。许多用于控制 ICP 增高的方法因无数据可依而无法进行比较，无法形成统一的标准。据 2001 年对英国所有儿童重症监护室的调查发现，各医疗中心的治疗方式存在很大差异，巴比妥酸盐、甘露醇、低温和过度通气疗法的使用也不尽相同。儿童和成人颅脑创伤的治疗方法也没什么本质的区别。

（一）高渗疗法

当采用头高体位、镇静和 CSF 引流等保守治疗方法无效时，可以采用高渗疗法来治疗 ICP 增高。儿童需要治疗的 ICP 上临界点尚无严格定义，一般来说，治疗的目的是将 ICP 控制在 $20cmH_2O$（1.96kPa）以下，未满 6 岁的患儿应控制在 $18cmH_2O$（1.76kPa）以下，未满 24 个月岁的婴幼儿应控

制在 $15cmH_2O$（$1.47kPa$）以下。过去曾采用多种不同的高渗制剂，目前最常用的是甘露醇和高渗盐水。哪种制剂更好尚不清楚，只要能有效地控制 ICP 并在治疗期间维持水、电解质平衡即可，不同制剂的差别是可以忽略的。

自 20 世纪 70 年代以来，甘露醇就一直成为高渗疗法的药物。不同的患儿甘露醇的使用剂量差别很大，$0.25\sim1.50g/kg$ 甘露醇均可达到良好的临床效果，能有效地控制 ICP，且能维持水、电解质平衡。一组研究表明，使用较小剂量的甘露醇能产生同样的治疗效果，但不良反应更轻。从 1980 年起高渗盐水的使用逐渐盛行，当时创伤研究者在使用高渗盐水抢救烧伤患者或休克患者时注意到了其对颅脑创伤患者的显著疗效。另一组随机的多中心针对需在入院前复苏的创伤患者的术后研究发现，使用高渗盐水患者的存活率达 34%，远高于使用乳酸钠林格溶液患者（12%）的存活率。

尽管大部分研究都是基于成人患者，但有些是针对颅脑创伤患儿的研究。在伤后立即使用和早期使用高渗盐水，证明有类似疗效。Simma 等将 35 名 GCS<8 分的颅脑创伤患儿随机分为两组，一组用乳酸钠林格溶液进行复苏，另一组则使用 2% 的高渗盐水。尽管两组的存活率和治疗结果相似，但采用乳酸钠林格溶液作为复苏液的一组患儿比高渗盐水组的患儿需要更多的干预手段，更易患成人呼吸窘迫综合征（ARDS），需要在 ICU 待更长时间。如今高渗盐水的使用范围已超出了伤后早期复苏，已证实它能控制伤后增高的 ICP，许多研究还发现高渗盐水非常安全。高渗盐水还有助于恢复血管内血容量，并增强心血管功能，降低风险，包括肾功能衰竭、血钾过低、低血压和与甘露醇相关的反跳性颅内压增高。针对脑血流的研究显示，高渗盐水通过收缩内皮细胞来增大毛细血管的直径，还可使血细胞收缩以增强其变形能力，最终结果是增加脑血流量。除了作为一种渗透制剂，高渗盐水还能刺激心房利钠因子的释放，并抵消血管内皮素的血管收缩作用。高渗盐水还能升高动脉压，促进血浆流动，导致血黏度降低和脑血流增加。据 1965—1999 年的文献汇总分析显示，在使用多少浓度和使用多大剂量的高渗盐水方面没形成一个统一的标准，而且使用高渗盐水的患者人数相对较少。尽管如此，还是有趋势表明接受高渗盐水治疗的患者的 ICP 明显降低，而且患者几乎没有不良反应。

对于能产生最佳临床效果的高渗盐水的理想浓度尚未达成一致。1993 年的一项动物实验显示，用 7% 的高渗盐水可以达到和甘露醇同样的控制 ICP 的效果。从此，几项人体试验也证实用高渗盐水治疗 ICP 增高具有安全性和有效性。Vialet 等随机选取了处于持续昏迷状态的颅脑创伤患者进行研究，一旦其 ICP>25mmHg（$3.33kPa$）就接受等剂量的 7.5% 高渗盐水或 20% 甘露醇进行注射治疗。研究表明，接受高渗盐水治疗的患者，每日 ICP 增高的次数相对较少（7 次对 13 次），每日 ICP 增高的持续时间明显缩短（67min 对 131min）。高渗盐水的渗透压梯度比甘露醇高 2 倍多。一项更近的研究直接比较了等渗甘露醇和 7.5% 高渗盐水或 6% 葡聚糖溶液的疗效，该研究按随机的方法进行，按先使用甘露醇，后使用高渗盐水（或先后次序相反）的方法来治疗 ICP 增高，在同一患者身上比较高渗盐水和甘露醇的疗效。经过对 9 名患者的观察后，结果发现高渗盐水可以更有效地将 ICP 降至治疗目标范围，而且药效持续时间明显长久（148min 对 90min）。可以在等量注射甘露醇和高渗盐水的基础上直接比较作为高渗制剂的疗效，尽管高渗盐水或葡聚糖要比甘露醇贵很多，但其更有效，且需要更少的其他干预。

有证据表明高渗盐水可以用于控制对所有其他干预手段都无反应的 ICP 增高。Horn 等回顾了 10 名 ICP 持续增高患者，尽管已经使用了适当的镇静剂、麻醉剂及过度通气疗法、巴比妥酸盐昏迷法及每隔 4h 使用 $0.35g/kg$ 剂量的甘露醇，但 ICP 都无法降低。研究证实，在所有其他干预手段都无效的情况下，输注 7.5% 的高渗盐水仍能控制 ICP。在治疗期间，需要小心控制血钠浓度和血浆渗透压。

当有高渗疗法指征时，我们的做法是，最初间歇性使用剂量为 $0.25\sim1.00g/kg$ 的甘露醇，每 $4\sim6h$ 重复使用，以控制 ICP。补充适当的等张液体以维持体液平衡，并密切观察保持血浆渗透压小于等于 320mmol/L，这是至关重要的措施。当这些治疗都无效时，再以 $0.1\sim1.0ml/kg$ 的速度输注 3% 的氯化钠溶液，直到 ICP 得到控制或血钠浓度达到 $165\sim170mmol/L$。

（二）开颅减压术

当一级和二级疗法都不起作用时，开颅减压术是控制药物治疗效果不良性 ICP 增高的另一种选择。如同高渗疗法，现有的文献资料难以评估开颅减压术的效果，因为手术指征及方法均有很大的差别。外科手术治疗 ICP 增高可以追溯到 Dandy 和 Cushing 时代。在 20 世纪 70 年代初就有报道，先后对 50 多例颅脑创伤患者实施了双额开颅术，存活率仅为 22%。接受开颅减压术而存活者中也有很多恢复正常神经功能，并可以重新工作或学习的患者。若干年后的一项类似的研究报道了比上述研究更高的存活率，但神经功能的恢复比上述研究差。研究还发现，因脑干功能障碍而处于昏迷状态的颅脑创伤患者的抢救失败率很高，而且每次治疗的费用相当惊人。因此，这些治疗措施常受到质疑，因为虽然能避免重症外伤者早期死亡，但只能使其以植物状态生存。

Polin 等报道了一些采用开颅减压术控制 ICP 的乐观结果。他们报道了一组 35 例使用过度通气、甘露醇、镇静和麻醉药物治疗均无效的 ICP 增高，并接受了双侧经额开颅减压术的病例，然后对他们的治疗结果和创伤昏迷数据库的数据进行了配对对照研究。结果显示，中度神经功能障碍的恢复率为 37%，儿童的恢复率达 44%，所有患者的 ICP 均有所降低，而且低于对照组的 ICP 值。研究者强调早期实施开颅降压术最为有效，但对于 ICP >40mmHg（5.62kPa）、GCS 为 3 分的患者无效。尽管本研究没有采用巴比妥酸盐或 CSF 引流术来协助控制 ICP，尽管所挑选的病例和历史对照比较有偏倚，但本研究表明开颅减压术对一些 ICP 增高的重度颅脑创伤患者确实还是有作用的。Guerra 等也发现了类似的良好结果。1977—1997 年，57 名患者在标准治疗无法降低 ICP 的情况下，接受了开颅减压术（31 例单侧，26 例双侧），结果 10% 的患者处于植物生存状态，而 58% 的患者获得了康复得以重返社会。

（三）低温疗法

低温疗法为颅脑创伤患者提供了另一种治疗方法。尽管已对颅脑创伤、脑缺血和脑卒中的实验模型进行了大量研究，并发现低温疗法是有效的，但人体临床数据表明低温疗法的作用是复杂的，并充满争议。相反，业内通常认为应尽量避免使用低温疗法。现有的研究包括：对成熟和未成熟动物进行中等度低温疗法的实验室研究；对存在脑缺血、缺氧新生儿进行低温疗法的尝试；成人颅脑创伤后 24 ~48h 进行低温疗法的 Ⅱ 期临床试验。这些研究结果都支持低温疗法是一种安全有效的治疗方法。Marion 等对 16 ~75 岁入院时 GCS 为 3 ~7 分的患者进行了随机的前瞻性研究，这些患者中不包括低血压、缺氧或错过最佳抢救时间者。实验中使用冷盐水洗胃和冰毯覆盖来使体温达到 32 ~33℃ 的中等度低温疗法，保持 24h，然后缓慢复温，结果显示低温治疗组患者的 ICP 比较低，尤其在伤后第一个 36h。通过早期随访发现接受低温治疗者的预后都有改善。相对于创伤昏迷数据库对照病例的 25% 的恢复率，有 50% 低温疗法接受者的预后良好或存在中等度残疾。长期随访结果显示，初始 GCS 为 5 ~7 分者，低温治疗后 12 个月的临床结果有所改善；而初始 GCS 为 3 ~4 分者治疗前后的临床结果没有显著变化。Shiozaki 等报道了采用温和低温疗法控制 ICP 增高的结果令人鼓舞。Clifton 等报道，接受 48h 中度低温治疗的患者中，15% 的患者在治疗 6 个月后病情有所改善。然而，《全国急性脑损伤研究：低温疗法》并不支持这些研究的初期结果。他们研究了 392 例 16 ~65 岁的患者，结论是低温疗法不能改善重度颅脑创伤患者的预后，各组中均有 57% 治疗患者的临床结果不佳。进一步的研究显示，45 岁以下患者的预后相对较好，他们入院时体温较低，并接受低温治疗。所有这些研究的对象都是 16 岁以上的成年人。鉴于儿童独特的病理生理机制，且颅脑创伤后常遗留后遗症，因此，正如上述提及用低温疗法治疗脑缺血、缺氧新生儿的病例，儿童可能对低温疗法的反应更好。在一项最早的对儿童进行低温疗法的研究中，Gruszkiewicz 等认为低温疗法可以改善重度颅脑创伤儿童的预后。在 191 例重度颅脑创伤患儿中，42 例患儿出现了脑干损伤征象：去脑强直、瞳孔异常和呼吸不规律。这些患儿接受了 31 ~36℃ 的低温治疗 1 ~16d，治疗期间仍然维持适当的镇静剂、甘露醇和多次腰椎穿刺治疗，直到去脑强直状态消失、呼吸正常。其中 22 例入院后不久即死亡，20 例存活，大部分能回到学校正常上课，但经常需要特殊辅导。在一项多中心的二期临床研究中，Adelson 等证实对重度颅脑创伤患儿施行中度低温疗法是安全的。尽管与未接受低温疗法的患儿相比，ICP 的平均值无统计学差异，但还是存在 ICP 每小时平均值的降低及 ICP >20mmHg（2.66kPa）次数的减少，表明 ICP 的总体严重性得到了缓解。稍后接受低温疗法的患儿也可见到此效果（6h 后）。该方法虽然可能增加心律失常的风险（窦性心动过速可通过补充水分来控制），但发生凝血功能障碍、感染或再次颅内血肿的风险并无显著性差别。在复温阶段，存在 ICP 反弹增高的趋势。总体来说，这些研究都认为低温疗法可能有助于控制重度颅脑创伤患儿的 ICP。但有关治疗需要维持多少时间以及复温的速度多少适宜仍存在疑问，希望这些问题能在已开展的有关重度颅脑创伤患儿中度低温疗法的多中心二期临床研究中得到解答。

四、创伤后癫痫

创伤后癫痫（post traumatic seizures，PTE）是儿童颅脑创伤的一种常见并发症。PTE 的定义是反复发作的自发性发作性疾病。10%~20% 的重度颅脑创伤患儿可以出现 PTE，且常常治疗困难。早期 PTE 通常出现于伤后的第一周。PTE 患儿可以在受到刺激时突发抽搐，然后迅速恢复至正常精神状态，且无颅内异常。受伤时立即发生的抽搐发作也称为刺激性发作，儿童中更常见，尤其是婴儿。各种类型的 PTE 均与外伤的严重程度无关，总体发生率为 5.5%~21.0%。绝大部分 PTE 都发生在颅脑创伤后的第一个 24h 内，外伤越严重、年龄越小，发生率越高。轻度、中度和重度颅脑创伤儿童 PTE 的发生率分别为 2%~6%、12%~27% 和 23%~35%。2 岁以下幼儿 PTE 的发生率是 3~12 岁儿童的 2.5 倍。非意外性颅脑创伤儿童的 PTE 更常见，有报道其发生率达 48%~65%，而意外性颅脑创伤的 PTE 发生率只有 15%~17%。对于发生 PTE 的颅脑创伤儿童需要更长的随访时间。颅脑创伤后 5 年，轻度、中度、重度颅脑创伤儿童累积 PTE 的发生率分别为 0.7%、1.2% 和 10%。相反，伤后 30 年的累积发生率分别上升至 2.1%、4.2% 和 16.7%。基于儿童癫痫的发生阈值低于成人的观点，儿童急性颅脑创伤后通常需要接受预防抗惊厥的经验治疗。尽管如此，一项随机双盲试验发现，接受苯妥英治疗的儿童延迟性 PTE 的发生率为 12%，而接受安慰剂的患儿延迟性 PTE 的发生率为 6%。儿童延迟性 PTE 的发生率略低于成人。一项回顾性研究总结了 1988—1990 年 194 例受钝器伤的儿童的 PTE 发生情况，18 例出现了 PTE，其中 14 例发生于受伤后 24h 内。这项研究发现，受伤后最初的 GCS 评分是预测 PTE 发生的最可靠指标：38.7% GCS 为 3~8 分的患者发生了 PTE，而仅有 3.8% 的 GCS 为 9~15 分的患者出现 PTE。根据主治医师的意见，此回顾性研究中一些 GCS 为 3~8 分的患者接受了苯妥英治疗，PTE 的发生率从 53% 降至 15%。

另一项针对颅脑创伤儿童的回顾性研究也得到了类似的结论。1980—1986，年针对芝加哥地区颅脑创伤患儿的调查发现，PTE 的发生率为 9.8%，其中 95% 发生于伤后第一个 24h 内。而有弥漫性脑水肿、GCS 为 3~8 分及急性硬膜下血肿的患者更有可能发生 PTE。该组的发生率达 35%，而轻微颅脑创伤患者 PTE 是发生率只有 5%。此项研究中年龄和 PTE 的发生率无关。

因此，预防性使用抗癫痫药是否有益，尤其对于重度颅脑创伤亚组的患儿，上述两项研究提供了一些线索。1976—1979 年，245 例受钝器伤或穿通伤的患者随机接受了苯妥英或安慰剂的治疗，以控制伤后早期 PTE。研究仅涵盖被认为有 10% 以上概率可能发生 PTE 的患者。5 例用苯妥英者及 4 例用安慰剂者出现了伤后早期 PTE。有人认为这些结果无法证明预防性治疗是无益的。另一项在华盛顿和西雅图进行的时间跨度为 4 年，涵盖 586 例颅脑创伤患者的研究发现，伤后早期 PTE 明显降低。这些患者随机接受了长达 1 年的安慰剂和苯妥英治疗。苯妥英治疗组中伤后早期 PTE 的发生率只有 3.6%，而安慰剂组则差很多，发生率达 14.2%。两组的延迟性 PTE 发生率无显著差异。事实上，苯妥英组（21.5%）的发生率略高于安慰剂组（15.7%）。

五、预防

颅脑创伤的死亡风险非常高，而且终身都可能处于残疾状态之中。患者一旦处于残疾状态，那么丰富多彩、幸福快乐的生活将不复存在。尽管可以付出大量的努力来治疗原发性脑损伤，并降低各种加重神经功能损害的继发性因素的损害作用，但从逻辑上讲，最基本的预防措施是降低颅脑创伤死亡率和致残率的最有效手段。许多团体或组织，如优先思考（Think First）、全国安全孩子运动（National Safe Kids Campaign）、游乐场安全计划（Program for Play ground Safety）等，都在尽力提高人们对颅脑创伤的认识和防范受伤意识。一些简单的措施，如滑冰、骑车时戴头盔、使用安全座椅和安全带等，已经在减轻损伤范围和严重性方面起了重要作用。这些计划需要我们的支持，提高人们对于损伤的了解和防范外伤应该成为医疗工作的一部分。

导致脑震荡的轻度颅脑创伤一直备受关注。多项研究表明，相对于第一次发生的脑震荡，再次发生的脑震荡可以显著影响神经功能恢复。有一点很重要，年轻运动员如果发生过脑震荡，应禁止其继续从事运动。儿童脑震荡的症状通常包括思想无法集中或记忆困难、逻辑性差、头痛、过度疲劳或情绪不稳定等。每个人所需的重返社会的时间不一，何时重返社会取决于是否恢复到受伤前状态和创伤后症状是否彻底消失。

六、总结

各类严重程度不一的颅脑创伤都可能对儿童脑的生长发育产生深远的影响。尽管儿童颅脑创伤后对颅内占位性病变的治疗原则和成人的并无差别，但无疑还是存在年龄相关性差异，包括弥漫性脑肿胀、脑自主调节功能受损、癫痫发作阈值降低、非意外性损伤以及脑发育中易损性增高等。需要重视并控制系统性损害因素（如缺氧、低血压、ICP 增高、CPP 增加和使用抗痉挛药物）所造成的不良影响，以助于防止继发性损伤。对低温疗法的深入研究、评估自由基的控制、提高受损脑功能和代谢的影像学检查，都将助于预防继发性损伤，并提高治疗效果。

（王　宽）

第五章

脑血管疾病

第一节　自发性蛛网膜下隙出血

自发性蛛网膜下隙出血（spontanous subarachnoid hemorrhage，SSAH）是指各种非外伤性原因引起的脑血管破裂，血液流入蛛网膜下隙的统称。它不是一种独立的疾病，而是某些疾病的临床表现，占急性脑血管疾病的10%～20%。

一、发病率

自发性蛛网膜下隙出血的发病率为（5～20）/10万人/年。

二、病因

最常见的病因为颅内动脉瘤，占自发性蛛网膜下隙出血的75%～80%，其次为脑血管畸形（10%～15%），高血压性动脉硬化、动脉炎、烟雾病、脊髓血管畸形、结缔组织病、血液病、颅内肿瘤卒中、抗凝治疗并发症等为少见原因。

三、临床表现

（一）性别、年龄

男女比例为1∶（1.3～1.6）。可发生在任何年龄，发病率随年龄增长而增加，并在60岁左右达到高峰，以后随年龄增大反而下降。各种常见病因的自发性蛛网膜下隙出血的好发年龄见本节鉴别诊断部分。

（二）起病形式

绝大部分在情绪激动或用力等情况下急性发病。

（三）症状、体征

1. 出血症状　表现为突然发病、剧烈头痛、恶心、呕吐、面色苍白、全身冷汗。半数患者可出现精神症状，如烦躁不安、意识模糊、定向力障碍等。意识障碍多为一过性的，严重者呈昏迷状态，甚至出现脑疝而死亡，20%可出现抽搐发作，有的还可出现眩晕、项背痛或下肢疼痛。脑膜刺激征明显。

2. 脑神经损害　6%～20%的患者出现一侧动眼神经麻痹，提示存在同侧颈内动脉后交通动脉动脉瘤或大脑后动脉动脉瘤。

3. 偏瘫　20%患者出现轻偏瘫。

4. 视力、视野障碍　发病后1h内即可出现玻璃体膜下片状出血，引起视力障碍。10%～20%有视盘水肿。当视交叉、视束或视放射受累时产生双颞偏盲或同向偏盲。

5. 其他　约1%的颅内动静脉畸形和颅内动脉瘤出现颅内杂音。部分蛛网膜下隙出血发病后可有发热。

（四）并发症

1. 再出血　以出血后 5～11d 为再出血高峰期，80% 发生在 1 个月内。颅内动脉瘤初次出血后的 24h 内再出血率最高，为 4.1%，第 2 次再出血的发生率为每天 1.5%，到第 14d 时累计为 19%。表现为在经治疗病情稳定好转的情况下，突然再次发生剧烈头痛、恶心呕吐、意识障碍加重、原有局灶症状和体征重新出现等。

2. 血管痉挛　通常发生在出血后第 1～2 周，表现为病情稳定后再出现神经系统定位体征和意识障碍。腰椎穿刺或头颅 CT 检查无再出血表现。

3. 急性非交通性脑积水　常发生在出血后 1 周内，主要为脑室内积血所致，临床表现为头痛、呕吐、脑膜刺激征、意识障碍等，复查头颅 CT 可以诊断。

4. 正常颅压脑积水　多出现在蛛网膜下隙出血的晚期，表现为精神障碍、步态异常和尿失禁。

四、辅助诊断

（一）CT

颅脑 CT 是诊断蛛网膜下隙出血的首选方法，诊断急性蛛网膜下隙出血准确率几乎 100%，主要表现为蛛网膜下隙内高密度影，即脑沟与脑池内高密度影（图 5-1）。动态 CT 检查有助于了解出血的吸收情况、有无再出血、继发脑梗死、脑积水及其程度等。强化 CT 还可显示脑血管畸形和直径大于 0.8cm 的动脉瘤。蛛网膜下隙出血的 CT 分级（Fisher 法）见表 5-1。

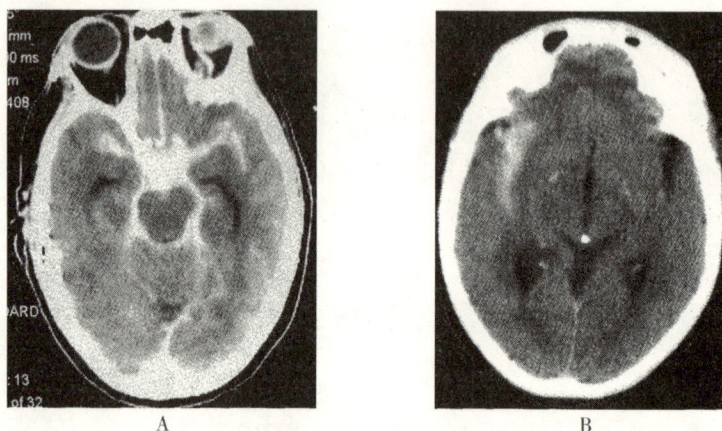

图 5-1　A：自发性蛛网膜下隙出血（鞍上池与环池）的 CT 表现；
B：自发性蛛网膜下隙出血（外侧裂池）的 CT 表现

表 5-1　蛛网膜下隙出血的 CT 分级（Fisher 法）

级别	CT 发现
Ⅰ 级	无出血所见
Ⅱ 级	蛛网膜下隙一部分存在弥漫性薄层出血（1mm）
Ⅲ 级	蛛网膜下隙有较厚（1mm 以上）出血或局限性血肿
Ⅳ 级	伴脑实质或脑室内积血

由于自发性蛛网膜下隙出血的原因脑动脉瘤占一半以上，因此，可根据 CT 显示的蛛网膜下隙出血的部位初步判断或提示颅内动脉瘤的位置。如颈内动脉动脉瘤破裂出血常是鞍上池不对称积血，大脑中动脉动脉瘤破裂出血多见外侧裂积血，前交通动脉动脉瘤破裂出血则是纵裂池、基底部积血，而出血在脚间池和环池者，一般不是动脉瘤破裂引起。

（二）脑脊液检查

通常 CT 检查已确诊者，腰椎穿刺不作为临床常规检查。如果出血量较少或者距起病时间较长，CT

检查无阳性发现时，需要行腰椎穿刺检查脑脊液。蛛网膜下隙的新鲜出血，脑脊液检查的特征性表现为均匀血性脑脊液；脑脊液变黄或发现了含有红细胞、含铁血黄素或胆红质结晶的吞噬细胞等，则提示为陈旧性出血。

（三）脑血管影像学检查

1. DSA 即血管造影的影像通过数字化处理，把不需要的组织影像删除掉，只保留血管影像，这种技术叫做数字减影技术。其特点是图像清晰，分辨率高，对观察血管病变、血管狭窄的定位测量、诊断及介入治疗提供了真实的立体图像，为脑血管内介入治疗提供了必备条件，主要适用于全身血管性疾病、肿瘤的检查及治疗，是确定自发性蛛网膜下隙出血病因的首选方法，也是诊断动脉瘤、血管畸形、烟雾病等颅内血管性病变的最有价值的方法。DSA 不仅能及时明确动脉瘤大小、部位、单发或多发、有无血管痉挛，而且还能显示脑动静脉畸形的供应动脉和引流静脉以及侧支循环情况。对怀疑脊髓动静脉畸形者还应行脊髓动脉造影。脑血管造影可加重脑缺血、引起动脉瘤再次破裂等，因此，造影时机宜避开脑血管痉挛和再出血的高峰期，以出血 3d 内或 3 周后进行为宜。

旋转 DSA 及三维重建技术的应用，使其能在三维空间内做任意角度的观察，清晰地显露出动脉瘤体、瘤颈、载瘤动脉及与周围血管解剖关系，有效地避免了邻近血管重叠或掩盖。此项技术突破了常规 DSA 一次造影只能显示一个角度和图像后处理手段少等局限性，极大地方便了介入诊疗操作，对脑血管病变的诊断和治疗具有很大的应用价值。

由于 DSA 显示的是造影剂充盈的血管管腔的空间结构，因此，目前仍被公认为是血管性疾病的诊断"金标准"，诊断颅内动脉瘤的准确率达 95% 以上。但是，随着 CTA、MRA 技术的迅速发展，在某些方面大有取代 DSA 之势。

2. CT 血管成像（CTA） CTA 检查经济、快速、无创，可同时显示颈内动脉系、椎动脉系和 Willis 环血管全貌，因此，是筛查颅内血管性疾病的首选影像学诊断方法之一。由于 CTA 受患者病情因素限制少，急性脑出血或蛛网膜出血患者，当临床怀疑动脉瘤或脑动静脉畸形可能为出血原因时，DSA 检查受限，CTA 可作为早期检查的可靠方法。

由于脑血流循环时间短，脑动脉 CTA 容易产生静脉污染以及颅底骨质难以彻底清除，Willis 动脉环近段动脉重建效果欠佳，血管性病变漏诊率高。但是，近年来，64 层螺旋 CT 的扫描速度已超越动脉血流速度，因此，无论是小剂量造影剂团注测试技术还是增强扫描智能触发技术，配合 64 层螺旋 CT 扫描，纯粹的脑动脉期图像的获取已不成问题，尤其是数字减影 CTA（subtraction CT angiography，DSCTA）技术基本上去除了颅底骨骼对 CTA 的影响。超薄的扫描层厚使其能最大限度地消除常规头部 CT 扫描时颅底骨质伪影，显著地提高 Willis 动脉环近段动脉 CTA 图像质量，真正地使其三维及二维处理图像绝对无变形、失真，能最真实地显示脑血管病变及其与邻近结构的解剖关系，图像质量可媲美 DSA，提供诊断信息量超越 DSA。表面遮盖法（SSD）及最大密度投影法（MIP）是最常用的三维重建方法，容积显示法（VR）是最高级的三维成像方法。DSCTA 对脑动脉瘤诊断的特异性和敏感性与 DSA 一致，常规 CTA 组诊断 Willis 动脉环及其远段脑动脉瘤的特异性和敏感性亦与 DSA 一致，但对 Willis 动脉环近段动脉瘤有漏诊的情况，敏感性仅 71.4%。但是，DSCTA 也存在一定局限性，基础病变如血肿、钙化、动脉支架及动脉银夹等被减影导致漏诊或轻微运动可致减影失败，患者照射剂量增加及图像噪声增加等也是问题。近期临床上应用的 320 层螺旋 CT 更显示出了其优越性。

目前，CTA 主要用于诊断脑动脉瘤、脑动静脉畸形、闭塞性脑血管病、静脉窦闭塞和脑出血等。CTA 能清晰观察到脑动脉瘤的瘤体大小、瘤颈宽度及与载瘤动脉的关系；能清晰观察到脑动静脉畸形血管团大小、形态及供血动脉和引流静脉；能清晰观察到脑血管狭窄或闭塞部位、形态及血管壁硬、软斑块。64 层螺旋 CTA 对脑动脉瘤检查有较高的敏感性和特异性，诊断符合率达 100%，能查出约 1.7mm 大小的动脉瘤。采用多层面重建（MPR）、曲面重建（CPR）、容积显示（VR）和最大密度投影（MIP）等技术可清楚地显示动脉瘤的瘤体大小、瘤颈宽度及与载瘤动脉的关系；并可任意旋转图像，多角度观察，能获得完整的形态及与邻近血管、颅骨的空间解剖关系，为制订治疗方案和选择手术入路提供可靠依据。CTA 可显示脑动静脉畸形的供血动脉、病变血管团和引流静脉的立体结构，有助于临床医生选择手术入路，以避开较大脑血管和分支处进行定位和穿刺治疗。脑动静脉畸形出血急性期的 DSA 检查，其显示受血肿影响，而 CTA 三维图像能任意角度观察，显示病灶与周围结构关系较 DSA 更清晰。CTA 诊断颈内动脉狭窄的符合率为 95%，最大密度投影法可更好地显示血管狭窄程度。在脑梗死早期显示动脉闭塞，指导溶栓治疗。CTA 可清晰显示静脉窦是否通畅。CTA 显示造影剂外溢的患者，往往血肿增大。

总之，CT 血管造影（CTA）与数字减影血管造影（DSA）相比，最大优势是快速和无创伤，并可多方位、多角度观察脑血管及病变形态，提供近似实体的解剖概念，对筛查自发性蛛网膜下隙出血的病因和诊断某些脑血管疾病不失为一种重要而有效的检查方法。但是，CTA 的不足之处在于造影剂用量大，需掌握注药与扫描的最佳时间间隔，不能显示扫描范围以外的病变，可能漏诊。并且对侧支循环的血管、直径小于 1.2mm 的穿动脉、动脉的硬化改变及血管痉挛的显示不如 DSA。

3. 磁共振血管成像（MRA） 包括时间飞越法 MRA 及相位对比法 MRA，其具有无创伤、无辐射、不用对比剂的特点，被广泛应用于血管性病变的诊断中，可显示颈内动脉狭窄、颅内动静脉畸形、动脉瘤等疾病，主要用于有动脉瘤家族史或破裂先兆者的筛查、动脉瘤患者的随访以及急性期不能耐受脑血管造影检查的患者。不足之处是由于扫描时间长及饱和效应，使得血流信号下降，血管分支显示不佳，大大降低了图像的效果及诊断的准确性。

MRA 探测脑动脉瘤有很高的敏感性，特别是探测没有伴发急性蛛网膜下隙出血的动脉瘤。MRA 能完全无创伤性地显示血管解剖和病变及血流动力学信息，能清楚地显示瘤巢的供血动脉和引流静脉的走行、数量、形态等。另外，MRI 可通过其直接征象"流空信号簇"对脑动静脉畸形做出明确的诊断。因此，MRI 与 MRA 的联合应用，作为一种完全无损伤性的血管检查方法，在临床症状不典型或临床症状与神经系统定位不相符时，可以大大提高脑血管畸形的发现率和确诊率。

五、诊断

根据急性发病方式、剧烈头痛、恶心呕吐等临床症状、体征，结合 CT 检查，确诊蛛网膜下隙出血并不困难。进一步寻找蛛网膜下隙出血的原因，即病因诊断更为重要，尤其是确定外科疾病引起蛛网膜下隙出血的原因。因此，对于自发性蛛网膜下隙出血患者，若无明显的血液病史、抗凝治疗等病史，均要常规行脑血管造影或（和）CTA、MRA 检查，以寻找出血原因，明确病因。

六、病因鉴别诊断

临床上常见的自发性蛛网膜下隙出血的病因鉴别诊断见表 5-2。

表 5-2 自发性蛛网膜下隙出血的病因鉴别诊断

病因 / 发病年龄	动脉瘤	动静脉畸形	高血压	烟雾病	脑瘤出血
	40~60 岁	35 岁以下	50 岁以上	青少年多见	30~60 岁
出血前症状	无症状，少数动眼神经麻痹	常见癫痫发作	高血压史	可见偏瘫	颅压高和病灶症状
血压	正常或增高	正常	增高	正常	正常
复发出血	常见且有规律	年出血率为 2%	可见	可见	少见
意识障碍	多较严重	较重	较重	有轻有重	较重
面神经麻痹	2~6 面神经	无	少见	少见	颅底肿瘤常见
偏瘫	少见	较常见	多见	常见	常见
眼部症状	可见玻璃体出血	可有同向偏盲	眼底动脉硬化	少见	视盘水肿
CT 表现	蛛网膜下隙高密度	增强可见 AVM 影	脑萎缩或梗死灶	脑室出血铸型或梗死灶	增强后可见肿瘤影
脑血管造影	动脉瘤和血管痉挛	动静脉畸形	脑动脉粗细不均	脑底动脉异常血管团	有时可见肿瘤染色

七、治疗

（一）急性期治疗

1. 一般处理　如下所述：

（1）密切观察：生命体征监测；密切观察神经系统体征的变化；保持呼吸道通畅，维持稳定的呼吸、循环系统功能。

（2）降低颅内压：常用的有甘露醇、速尿、甘油果糖或甘油氯化钠，也可以酌情选用清蛋白。

（3）纠正水、电解质平衡紊乱：记出入液体量；注意维持液体出入量平衡。适当补液、补钠、补钾，调整饮食和静脉补液中晶体胶体的比例可以有效预防低钠血症。

（4）对症治疗：烦躁者给予镇静药，头痛给予镇痛药。禁用吗啡、哌替啶等镇痛药。癫痫发作，可采用抗癫痫药物，如地西泮、卡马西平或者丙戊酸钠。

（5）加强护理：卧床休息，给予高纤维、高能量饮食，保持尿便通畅。意识障碍者可放置鼻胃管，预防窒息和吸入性肺炎。尿潴留者，给予导尿并膀胱冲洗，预防尿路感染。定时翻身、局部按摩、被动活动肢体、应用气垫床等措施预防压疮、肺不张和深静脉血栓形成等并发症。

2. 防治再出血　如下所述：

（1）安静休息：绝对卧床 4~6 周，镇静、镇痛，避免用力和情绪激动。

（2）控制血压：如果平均动脉压大于 125mmHg（16.63kPa）或收缩压大于 180mmHg（23.94kPa），可在血压监测下使用降压药物，保持血压稳定在正常或者起病前水平。可选用钙离子通道阻滞剂、β 受体阻滞剂等。

（3）抗纤溶药物：常用 6—氨基己酸（EACA）、止血芳酸（PAMBA）或止血环酸（氨甲环酸）。抗纤溶治疗可以降低再出血的发生率，但同时也增加脑动脉痉挛和脑梗死的发生率，建议与钙离子通道阻滞剂同时使用。

（4）外科手术：已经确诊为动脉瘤性蛛网膜下隙出血者，应根据病情，及早行动脉瘤夹闭术或介入栓塞治疗。

3. 防治并发症　如下所述：

（1）脑动脉痉挛及脑缺血：①维持正常血压和血容量：保持有效的血液循环量，给予胶体溶液（清蛋白、血浆等）扩容升压。②早期使用尼莫地平：常用剂量 10~20mg/d，静脉滴注 1mg/h，共 10~14d，注意其低血压的不良反应。③腰椎穿刺放液：发病后 1~3d 行腰椎穿刺释放适量的脑脊液，有利于预防脑血管痉挛、减轻脑膜刺激征等。但是，有诱发颅内感染、再出血及脑疝的危险。

（2）脑积水：①药物治疗：轻度脑积水可先行醋氮酰胺等药物治疗，酌情选用甘露醇、速尿等。②脑室穿刺脑脊液外引流术：蛛网膜下隙出血后脑室内积血性扩张或出现急性脑积水，经内科治疗后症状仍进行性加重者，可行脑室穿刺外引流术。但是，可增加再出血的概率。③脑脊液分流术：对于出血病因处理后，出现慢性交通性脑积水，经内科治疗仍进行性加重者，可行脑室—腹腔分流术。

（二）病因治疗

1. 手术治疗　对于出血病因明确者，应及时进行病因手术治疗，例如，开颅动脉瘤夹闭术、脑动静脉畸形或脑肿瘤切除术等。

2. 血管内介入治疗　适合血管内介入治疗的动脉瘤、颅内动静脉畸形患者，也可采用动脉瘤或动静脉畸形栓塞术。

3. 立体定向放射治疗　主要用于小型动静脉畸形以及栓塞或手术后残余病灶的治疗。

八、预后

自发性蛛网膜下隙出血的预后与病因、治疗等诸多因素相关，脑动静脉畸形引起的蛛网膜下隙出血预后最佳，血液病引起的蛛网膜下隙出血效果最差。动脉瘤第 1 次破裂后，死亡率高达 30%~40%，其中半数在发病后48h内死亡，5年内死亡率为51%；存活的病例中，1/3生活不能自理，1/3可再次发生出血，发生再次出血者的死亡率高达60%～80%。脑动静脉畸形初次出血死亡率10%左右。80%血管造影阴性的蛛网膜下隙出血患者能恢复正常工作，而动脉瘤破裂引起的蛛网膜下隙出血患者只有50%能恢复健康。

（史占华）

第二节　自发性脑室内出血

一、概述

自发性脑室内出血（spontaneous intraventricular hemorrhage）是指非外伤性因素所致的颅内血管破裂，血液进入脑室系统。Sanders于1881年首先根据病例资料将自发性脑室内出血分为原发性与继发性两大类。原发性脑室内出血（primary intraventricular hemorrhage，PIVH）系指出血来源于脑室脉络丛、脑室内及脑室壁和脑室旁区的血管。原发性是指病理表现，即出血部位，而不是指病因不明。根据邻近脑室和脑室旁区的离心走行的血管解剖，脑室周围距室管膜下1.5cm以内血肿亦属于原发性脑室内出血。继发性脑室内出血（secondary intraventricular hemorrhage，SIVH）是指脑室内或蛛网膜下隙出血，血肿破入或逆流入脑室内。自愈性脑室内出血（spontanous resolution of intraventricular hemorrhage，SRIVH）指脑室内出血后未经外科处理而出血自行吸收消失，并且神经功能障碍完全恢复者。

（一）病因

1. 原发性脑室内出血　一般认为原发性脑室内出血最常见的病因是脉络丛动脉瘤及脑动静脉畸形。高血压及颈动脉闭塞、烟雾病也是常见的病因。其他少见或罕见的病因有脑室内脉络丛乳头状瘤或错构瘤、囊肿、出血素质、胶样囊肿或其他脑室旁肿瘤、先天性脑积水、过度紧张、静脉曲张破裂（特别是丘纹静脉或大脑大静脉）、室管膜下腔隙梗死性出血、脉络丛猪囊尾蚴病、白血病、垂体卒中以及术后（脑室穿刺、引流术、分流术）等，许多病因不明者可能与"隐性血管瘤"有关，采用显微镜或尸体解剖详细检查脉络丛可能会发现更多的"隐性血管瘤"。综合以往文献报道，病因分类明确的原发性脑室内出血，动脉瘤占第一位，为35.5%；高血压占第二位，为23.8%；以下依次是颈动脉闭塞（包括烟雾病）占19.8%，脑动静脉畸形占10.5%，原因不明者占6.4%，其他病因占4.1%。

2. 继发性脑室内出血　高血压、动脉瘤、脑动静脉畸形、烟雾病、颅内肿瘤卒中，其他少见或罕见的病因有凝血功能异常，约占自发性脑室内出血的0.9%。这类脑室内出血一部分是由于疾病引起的凝血功能障碍，另一部分为抗凝药物治疗的并发症。引起出血的疾病有白血病、再生障碍性贫血、血友病、血小板减少性紫癜、肝病、维生素原减少症等。脑梗死后出血是继发性脑室内出血的另一少见原因，约占自发性脑室内出血的1.4%。其他引起继发性脑室内出血的病因有出血体质、蛛网膜下隙出血后血管痉挛的血流动力学治疗、系统性红斑狼疮、脑曲霉病、遗传蛋白C缺乏症、颈动脉内膜切除术后和代谢性疾病。

（二）病理基础及发病机制

以往许多人认为脉络丛是脑室内出血的基本来源。血管瘤破裂或粟粒样动脉瘤破裂可引起原发性脑室内出血。在血管分化成大约直径为3mm时，在丰富的脉络丛的附近，有些较大的动脉与静脉内皮吻合。在这些区域，当原始血管吻合时，可出现瘘管，因此，可以发生血管动静脉畸形。动静脉畸形也可因原始通道没有消失而发生。血管瘤被定义为局限性结构数目异常的血管团，包括正常或畸形的动静脉及毛细血管或它们的混合体。脑室旁区的血管瘤可部分突入脑室内，破裂出血可引起原发性脑室内出血；脑室内血管异常也可以深部血管囊性动脉瘤的形式出现而发生原发性脑室内出血。原因不明的脑室内出血，隐性血管瘤被认为是其主要根源。Gerlash（1969年）更欣赏"微血管瘤"这一概念，他定义为最大直径为2cm的血管团，既包括肉眼可见的血管瘤，又包括只有显微镜下才能发现的血管瘤。蛛网膜下隙出血（SAH）或脑实质内任何部位出血，都有可能造成继发性脑室内出血。因为血肿的扩展总是沿阻力最小的方向进行，所以，脑实质内的血肿可以穿破脑室壁形成脑室内出血。

继发性脑室内出的血液进入脑室系统的途径可分为逆流型和穿通型两种。

1. 逆流型　为蛛网膜下隙出血，血液通过第四脑室的侧孔与正中孔逆流入脑室系统。

2. 穿通型　是脑实质内血肿或蛛网膜下隙出血直接穿破脑室或破坏脑实质形成血肿，再穿破脑室壁进入脑室系统。此型又分为五个亚型。

（1）侧脑室体部或三角区穿通型：最为常见。

（2）侧脑室前角穿通型：次之。

（3）第三脑室穿通型：占第三位。

（4）侧脑室后角穿通型：少见。

（5）胼胝体穿通型：最少见。

Willis 动脉环处动脉瘤破裂出血，血肿可破坏胼胝体嘴部而进入第三脑室。

二、临床表现与诊断

（一）临床表现

自发性脑室内出血临床表现轻重不一，许多病例临床表现呈良性过程。其预后主要与病因、出血部位、大小等因素有关。轻者可仅表现为脑膜刺激征而无脑定位征或意识障碍，甚至仅表现为定向力等认识功能障碍而无其他症状和体征。这部分患者往往容易被误诊为蛛网膜下隙出血或漏诊，或只有在 CT 扫描时才发现有脑室内出血，并且部分患者（15.6%）可以自愈（指脑室内出血未经外科手术，出血完全自然吸收消失，并且神经功能完全恢复者）。严重者表现为意识障碍、抽风、偏瘫、失语、高热、肌张力高、膝反射亢进、眼肌活动障碍、瞳孔缩小及双侧病理征阳性等。晚期可出现脑疝、去脑强直和呼吸循环障碍以及自主神经功能紊乱。部分患者可并发上消化道出血、急性肾功能衰竭、坠积性肺炎等。

绝大多数自发性脑室内出血患者为急性起病，少部分患者可呈亚急性或慢性起病。自发性脑室内血患者最常见的首发症状为头痛、头晕、恶心、呕吐，其次为意识障碍、偏瘫、失语、肢体麻木和其他症状（发热、瘫痪、视物不清等）。

自发性脑室内出血有关的危险因素主要有高血压、心脏病、脑梗死、脑出血、糖尿病等。

1. 原发性脑室内出血　占自发性脑室内出血的 4%～18%，Sanders（1881 年）报道 20% 的原发性脑室内出血发生在 20 岁或 20 岁以下。男女之比文献报道为 1∶0.86。原发性脑室内出血的临床表现，除具有头痛、头晕、恶心、呕吐、血压升高、脑膜刺激征等一般表现外，与继发性脑室内出血相比尚具有以下特点：①年龄分布两极化，即 30 岁以下，50 岁以上为高发年龄。②意识障碍相对较轻或无（76.2%）。③可亚急性或慢性起病（19%）。④定位体征不明显，如运动障碍轻或无，较少发生脑神经受累及瞳孔异常。⑤多以认识功能（如记忆力、注意力、定向力及集中力）障碍和精神症状为常见表现。

此外，三脑室内出血可出现上视不能、血管舒张障碍、尿崩症或去脑强直。但是，原发性脑室内血有时也可以昏沉为唯一发病症状，而无其他症状和体征。总之，原发性脑室内出血由于没有脑实质的破坏，若没有急性梗阻性脑积水，整个临床过程要比继发性脑室内出血来的缓慢。

2. 继发性脑室内出血　继发性脑室内出血占自发性脑室内出血的 82%～96%。继发性脑室内出血的原发出血部位不同，临床表现亦不尽相同。

（1）大脑半球出血破入脑室：大脑半球出血破入脑室，约占继发性脑室内出血的 84.6%。出血部位有基底核、丘脑和脑叶等，这些部位脑室内出血除具有一般脑室内出血的特点外，还有其自己的特点。

①基底核出血破入脑室：基底核出血破入脑室占继发性脑室内出血的 4.7%～33.3%。位于内囊前肢前 2/3，尤其是尾状核区的血肿，极易破入脑室，此区血肿 88.0%～89.3% 穿破侧脑室前角破入侧脑

室内。此类患者临床表现往往相对较轻，意识障碍轻、无感觉障碍、轻度偏瘫，部分患者甚至无明显脑定位征。内囊后肢前2/3区的血肿，可穿破侧脑室三角区或体部破入脑室内，往往是血肿较大，多在60ml以上，病情一般较重。由于血肿距脑室相对距离较远，血肿穿破脑室时，脑实质破坏严重，面积较大，故患者多表现为突然昏迷、偏瘫、病理征阳性、眼球向病灶侧凝视、克氏征阳性，若血肿在主侧半球可有失语。严重时，可发生呼吸衰竭和脑疝。位于内囊后肢后1/3的血肿，血肿往往是通过三角区破入脑室，患者多有感觉障碍和视野变化，而运动障碍相对较轻。

②丘脑出血破入脑室：丘脑出血破入脑室占继发性脑室内出血的3.1%～20.8%，往往是通过侧脑室三角区或体部穿破脑室或穿破三脑室进入脑室系统。患者可出现意识障碍、偏瘫或肢体麻木，两眼上视困难、高热、尿崩症、病理征阳性等症状。但是，穿破脑室的丘脑出血要比穿破脑室的基底核出血死亡率为低。这是因为丘脑出血破入脑室不一定会破坏生命中枢，它还能减轻血肿对中线结构的压迫，并且丘脑出血距脑室较近，即使穿破脑室，也不会造成大片脑实质破坏。丘脑出血破入脑室时，其脑实质内的血肿量不一定很大，平均约15.8ml。

③脑叶出血破入脑室：脑叶出血破入脑室占继发性脑室内出血的1.2%～8.9%。其临床表现要比单纯脑叶出血严重得多，预后也差。这是因为脑叶出血破入脑室，血肿需要破坏大面积的脑实质才能穿破脑室，这就是说血肿量往往很大，平均60ml，最大可达400ml以上。此类患者多表现为突然深昏迷、完全性偏瘫、明显的颅内压增高或去脑强直、脑疝等。

（2）小脑出血破入脑室：小脑出血破入第四脑室约占继发性脑室内出血的6.4%，多急性起病。若患者神志清楚，多诉说剧烈头痛、头晕、恶心、呕吐、颈后疼痛、颈强直，查体可见脑膜刺激征阳性、共济失调、面神经损伤、肢体瘫痪不明显。由于小脑出血容易造成梗阻性脑积水，临床表现往往迅速恶化而出现意识障碍；有些患者可于发病后1～2h内发展至深昏迷，四肢抽搐或强直，双侧病理征阳性，呼吸衰竭或突然呼吸停止。这部分患者往往是由于小脑大量出血，直接压迫脑干或造成小脑扁桃体下疝而发生死亡。

（3）脑桥出血破入脑室：临床上遇到的脑干出血，绝大多数是脑桥出血，而脑桥出血容易破入第四脑室。脑干出血约占继发性脑室内出血的2%。若出血量较少，患者可以神志清楚，有剧烈头痛、眼花、呕吐、复视、吞咽困难、后组脑神经损伤、颈强直等表现。若大量出血，患者常于发病后几十分钟甚至几分钟内发展至深昏迷、高热、大小便失禁、急性上消化道出血等表现，并有双侧瞳孔缩小、交叉性瘫痪、呼吸障碍等生命体征紊乱症状。由于这部分患者发病时即十分危重，往往未到达医院或未来得及诊治便死亡，故预后极差，死亡率几乎为100%。

（4）蛛网膜下隙出血逆流入脑室和多发性脑出血破入脑室。

①蛛网膜下隙出血逆流入脑室：蛛网膜下隙出血可通过第四脑室逆流入脑室系统内，约占继发性脑室内出血的5.9%。轻者临床表现与无脑室内出血的蛛网膜下隙出血相似，即头痛、发热、不同程度的意识障碍、精神异常、癫痫和脑神经麻痹等。重者多数（92.2%）出现昏迷、发作性去脑强直性抽搐、视盘水肿、玻璃体下出血、病理征阳性、脑定位征、脑疝等表现。上述症状与体征的出现机会要比单纯蛛网膜下隙出血高得多，其预后也较单纯蛛网膜下隙出血差。

②多发性脑出血破入脑室：多发性脑出血破入脑室约占继发性脑室内出血的2%。原发出血部位可分为大脑半球和幕下。大脑半球出血部位可以是同侧，亦可以是双侧对称性部位。幕下多发出血和幕上、幕下多发性脑出血临床上少见。多发性脑出血破入脑室，临床上多数患者（80%）仅出现一个出血灶的体征或无脑定位征。这主要与出血部位是否影响脑的主要功能区有关，而与血肿的大小关系不大。但是患者也可出现多病灶表现，除具有一般脑室内出血的表现外，往往临床过程较重，约80%的患者出现意识障碍，死亡率高。单靠临床表现是难以诊断多发性脑出血破入脑室的，必须依靠CT等先进仪器帮助诊断。

（二）自发性脑室内出血的诊断

由于自发性脑室内出血的临床表现可轻可重，变化不一，CT问世以前明确诊断多根据手术或尸解。因此，对活体术前病例或症状轻者临床上常诊断困难或漏诊、误诊。凡突然发病、有急性颅内压增高、意识障碍、脑定位征、脑膜刺激征等表现者，均应考虑到有脑室内出血的可能。自发性脑室内出血单靠临床查体确诊困难，应及时行特殊检查，尤其是 CT 扫描检查和数字减影脑血管造影检查，这对于明确病因是十分必要的。即使如此，亦会发生漏诊，因为某些轻型脑室内出血患者可仅表现为头痛、头晕、恶心呕吐等，而无意识障碍或脑定位体征。所以，有条件者，应放宽 CT 扫描检查的指征，并及时行其他辅助检查。

1. 一般检查　如下所述：

（1）血常规、出凝血时间及凝血酶原时间：约 85% 的病例白细胞高于 1×10^{10}/L，主要是多核白细胞升高。白细胞计数多在（1.0～2.5）×10^9/L 之间，小儿可出现血红蛋白下降。其他常规项目可无明显变化。出凝血时间及凝血酶原时间绝大多数患者正常，只有在病因是白血病、肝病、妊高征子痫及抗凝治疗等引起凝血功能障碍而发生脑室内出血的患者身上才出现异常，表现为出凝血时间及凝血酶原时间延长，但有时亦在正常范围之内。

（2）尿常规部分患者可出现尿糖和蛋白尿：凝血功能异常或妊高征子痫引起的脑室内出血，发病前后可以出现进行性血尿，提示将有可能发生脑室内出血。

（3）腰椎穿刺检查：几乎所有的患者都出现血性脑脊液，腰椎穿刺压力多超过 2.6kPa（约为 200mmH$_2$O），多数患者为 3.3～6.7kPa（250～500mmH$_2$O）。脑室压力为 1～10kPa（80～800mmH$_2$O）。急性期脑脊液中以红细胞和嗜中性粒细胞为主，病后 3～5d 可见含铁血黄素吞噬细胞，7～10d 可见胆红质巨噬细胞。但是，此项检查在急性期要慎重施行，以免诱发脑疝。腰椎穿刺放液时要缓慢，放液量以不超过 8 滴/min 和 7ml 为宜。

（4）颅骨平片：大脑半球出血引起的继发性脑室内出血可见松果体或脉络丛钙化斑向对侧移位。病因为动脉瘤者有时可见一侧眶上裂扩大，颈内动脉管增粗，视神经孔扩大及边缘模糊。脑动静脉畸形可见颅骨血管沟异常，颅内异常钙化斑点。颅内肿瘤患者可见有慢性颅内压增高征象，有时亦可见局部颅骨增生或破坏，这些对自发性脑室内出血的病因诊断均有一定参考价值。

2. 特殊检查　如下所述：

（1）脑室造影术：CT 应用之前，脑室造影对确诊脑室内出血很有价值。脑室穿刺时即可发现脑脊液为血性，压力增高。造影时可出现以下表现：①脑室扩大。②脑室变形移位。③脑室内充盈缺损，为自发性脑室内出血的特征性表现。④脑池及脑沟扩大或不显影。⑤脑池充盈缺损。

（2）脑血管造影术：脑血管造影术除能显示出自发性脑室内出血的病因（如动脉瘤、脑血管畸形、烟雾病和颅内肿瘤等）表现及脑实质内血肿的表现外，血肿破入脑室时尚表现为：正位片可见外侧豆纹动脉向内侧移位，其远端下压或变直；大脑前动脉仍居中或移位不明显，大脑内静脉明显向对侧移位（超过 6mm）与大脑前动脉之间有"移位分离"现象，这是血肿破入脑室的特征表现。侧位片可见侧脑室扩大征象即大脑前动脉膝部呈球形和胼周动脉弧度增大、静脉角变大、室管膜下静脉拉直等。

（3）CT 扫描：CT 扫描检查是目前诊断脑室内出血最安全、可靠、迅速和无创伤的手段。必要时应反复检查，以便动态观察其变化。脑室内出血表现为脑室内高密度影，偶尔亦可表现为等密度影。CT 扫描尚能清楚地显示出其原发出血部位，血肿大小、形态，脑水肿程度、中线结构移位程度、脑积水的阻塞部位及其程度、穿破脑室的部位和脑室内出血的程度等，为临床指导治疗判断预后提供重要的资料依据。反复 CT 扫描不仅能动态观察血肿的自然过程，而且能发现是否有再出血。

（4）MRI：脑室内出血的 MRI 表现与脑出血的表现一致，其 MRI 上信号的变化规律详见表 5-3。

表 5-3　自发性脑室内出血不同时期的 MRI 表现

分期	出血后时间	T$_1$ 加权像	T$_2$ 加权像
超急性期	<24h	等信号	等信号
急性期	1～3d	等信号	低信号
亚急性早期	3～7d	高信号	低信号
亚急性晚期	7～14d	高信号	高信号

分期	出血后时间	T_1 加权像	T_2 加权像
慢性早期	2～3周	高信号	高信号
慢性期	大于3周	低信号	高信号

3. 病因鉴别诊断　如下所述：

（1）高血压性脑室内出血：高血压性脑室内出血患者，绝大多数有明显的高血压的病史，中年以上突然发病，意识障碍相对较重，偏瘫、失语较明显，脑血管造影无颅内动脉瘤及畸形血管。

（2）动脉瘤性脑室内出血：多见于40～50岁，女性多于男性，发病前无特殊症状或有一侧眼肌麻痹、偏头痛等。发病后症状严重，反复出血较多见，间隔时间80%为1个月之内。患者有一侧动眼神经损伤、视力进行性下降、视网膜出血，在此基础上突然出现脑室内出血的表现，很有可能为动脉瘤破裂出血导致脑室内出血，应及时行CT扫描和脑血管造影明确诊断。

（3）脑动静脉畸形性脑室内出血：易发年龄为15～40岁，平均年龄比动脉瘤性脑室内出血约小20岁。性别发生率与动脉瘤相反，即男性多于女性。发病前可有出血或癫痫病史、进行性轻偏瘫而无明显颅内压增高表现，或有颅后窝症状，呈缓慢波动性进展。如突然发生轻度意识障碍和一系列脑室内出血表现，应首先考虑脑动静脉畸形。确诊需要CT扫描及脑血管造影术。

（4）烟雾病性脑室内出血：多见于儿童及青年，在发生脑室内出血之前，儿童主要表现为发作性偏瘫，成人则多表现为蛛网膜下隙出血，在此基础上出现脑室内出血的症状和体征。脑血管造影示颈内动脉末端严重狭窄或闭塞，在脑底部有密集的毛细血管网，如同烟雾状为其特征表现。

（5）颅内肿瘤性脑室内出血：多见于成人，凡是脑室内出血恢复过程不典型或脑室内出血急性期脑水肿消退，神志或定位体征不见好转，查体发现双侧视神经盘水肿等慢性颅内压增高的表现，或发病前有颅内占位性病变表现或脑肿瘤术后放疗患者，应考虑到有脑肿瘤出血导致脑室内出血的可能。必要时可行CT强化扫描确诊。另外，其他少见或罕见病因的脑室内出血，多有明显的病因可查，根据病史不难做出其病因诊断。

三、自发性脑室内出血的治疗

目前，自发性脑室内出血急性期的治疗措施大致可分为内科治疗和外科治疗两大类。常用的外科手术治疗方式为脑室引流术和开颅血肿清除术，而脑内血肿穿刺吸除术临床上较少用。

（一）内科治疗

内科治疗自发性脑室内出血，以往死亡率较高。CT出现以后，内科治疗自发性脑室内出血的死亡率已降至34.1%～57.1%，平均38.4%。这并非因内科治疗措施有很大提高，而是因轻型的自发性脑室内出血患者发现增多，并且能够及时明确诊断，及时治疗。

1. 适应证　凡属于Ⅰ级的患者均应首选内科治疗。自发性脑室内出血内科保守治疗的具体指征包括：①入院时意识清醒或意识模糊。②临床轻、中度脑定位体征，保守治疗过程中无恶化倾向。③入院时血压不超过26.7kPa（200/120mmHg）。④无急性梗阻性脑积水或仅有轻度脑积水（脑室颅比率在0.15～0.23）的原发性脑室内出血。⑤中线结构移位小于10mm。⑥非闭塞性血肿。⑦对于继发性脑室内出血幕上脑实质内血肿小于30ml或小脑、脑干、多发性出血破入脑室，蛛网膜下隙出血逆流入脑室；原发血肿量少，患者意识障碍轻者，亦可考虑保守治疗。⑧高龄伴多个器官衰竭，脑疝晚期不宜手术者。

2. 治疗措施　内科治疗自发性脑室内出血的治疗原则基本上同单纯脑出血和蛛网膜下隙出血一样。传统的内科治疗措施为镇静、止血、减轻脑水肿、降低颅内压、控制血压及防治并发症、改善脑功能等。

腰椎穿刺对于严重颅内高压者禁止施行，以免诱发脑疝。但是，对于颅内压已正常，尤其是原发性脑室内出血患者，可慎重地反复腰椎穿刺缓慢放液，每次1～7ml为宜，以减少脑脊液中的血液成分，缓解症状，避免因血液吸收引起的高热反应和蛛网膜颗粒阻塞而发生迟发性交通性脑积水。

（二）外科治疗

由于自发性脑室内出血约93%的患者属于继发性脑室内出血。而且脑出血血块期作为占位性病变以及急性梗阻性脑积水的形成，存在着颅内高压和脑受压、脑疝的威胁，内科治疗措施不尽满意。因此，自发性脑室内出血作为自发性脑出血的一种严重类型，外科治疗更值得探讨。

1. 手术方法与适应证　手术方法大致可分为直接手术（穿刺血肿吸除及引流术、开颅血肿清除术）及脑室穿刺脑脊液引流术。

（1）直接手术：对于脑实质内血肿较大而脑室内血肿较小的继发性脑室内出血，或有脑疝症状以及脑室穿刺脑脊液引流术未能奏效者，反复CT扫描血肿逐渐增大以及脑血管造影时发现造影剂外溢者，均应考虑直接手术清除血肿。直接手术的死亡率一般为33.75%，这主要是由于做手术的患者多为危重患者所致，并非手术效果不好。

①立体定向脑内血肿穿刺吸除术和引流术：以往因本手术方式带有一定的盲目性，血块抽不出或吸除不全及不能止血等原因，使这项手术的应用受到限制，大有被废弃之势。近年来，随着CT及立体定向术的发展与应用，此手术又开始复兴。据报道，首次准确穿刺血肿可吸出急性期血肿量的35%，然后用尿激酶反复冲洗引流，于1~2d内可完全清除血肿。另外，用阿基米德钻可以一次全部清除血肿。

②骨窗开颅与骨瓣开颅血肿清除术：此手术是目前最常用的方法。现在多采用局部麻醉下小切口骨窗开颅血肿清除术，这是在传统的骨窗和骨瓣开颅术基础上的改进。此法的优点是损伤较小，并发症少，手术简单迅速。一旦进入血肿腔，由于周围脑组织压力较高，可不断将血肿推向切口部位，使血肿"自然娩出"。但是，由于手术视野小，需要良好的照明。也有人认为还是骨瓣开颅为好，其优点是手术暴露好，血块清除彻底，便于清除脑室内的血肿，止血充分。但是，这样颅脑损伤较大，手术时间长。无论使用哪种方法，术后均应放置引流管，以利脑水肿的消退及残留血块的引流。

无论何种手术方式，要降低死亡率，关键在于恰当地掌握好手术适应证。

③直接手术适应证：意识障碍进行性加重或早期深昏迷者；大脑半球出血，血肿量超过30ml，中线结构移位超过10mm的继发性脑室内出血；脑实质内血肿大而脑室内血肿小者，或复查CT血肿逐渐增大者；小脑血肿直径大于3cm，脑干血肿直径大于2cm，或脑室引流后好转又恶化的继发性脑室内出血；早期脑疝经脑室穿刺脑脊液引流好转后，亦应考虑直接手术。

（2）脑室穿刺脑脊液引流术：脑室穿刺脑脊液引流术是治疗自发性脑室内出血的另一重要而有效的手术方式，分单侧和双侧脑室穿刺脑脊液引流术。一般多采用经额穿刺脑室脑脊液引流。

①治疗效果：脑室穿刺脑脊液引流治疗脑室内出血，临床上往往能收到意料不到的效果。尤其是对于原发性脑室内出血，单靠脑室穿刺脑脊液引流就能基本上解决问题。但也有人否定此方法的治疗作用，其根据是引流管几乎全被血块堵塞。脑室穿刺脑脊液引流术治疗自发性脑室内出血的死亡率一般为25%左右。

②适应证：由于脑室穿刺脑脊液引流术简单易行，安全有效，可在床边进行，故可作为自发性脑室内出血患者的首选治疗方法，亦可作为直接手术之前的应急治疗措施以缓解症状，赢得时间，进一步手术治疗。凡内科保守治疗无效或高龄，有心、肺、肝、肾等脏器严重疾病者以及脑干血肿不能直接手术或脑疝晚期患者，均可试行脑室穿刺脑脊液引流术。尤其对于有急性梗阻性脑积水的原发性脑室内出血患者和有闭塞型血肿的脑室内出血患者，更为适用。但是，对于动脉瘤、动静脉畸形等破裂出血引起的脑室内出血，在未处理原发病之前，行脑室穿刺脑脊液引流要小心谨慎，避免过度降低颅内压，诱发再出血。

③注意事项：A.钻颅与置管的部位：一般可于含血量少的一侧侧脑室前角或健侧侧脑室置管引流。这样对侧侧脑室内血液需要经过室间孔和第三脑室才能达到引流管，避免了较大的血块对引流管的阻塞。另外，出血侧侧脑室可能有病理性血管，于同侧穿刺时，可能会造成再出血。若室间孔阻塞可同时行双侧侧脑室穿刺脑脊液引流术。

B.引流管的选择：有关脑室引流管的选择问题很重要。因为脑室穿刺脑脊液引流不仅是为了引流脑脊液，更重要的是引流血肿，这样要求引流管的内径要适当的粗些，故宜选择质软、无毒、壁薄、腔大、易消毒的导管。若采用大钻头钻孔可用内径为 4mm 的橡胶管。

C. 拔管时机：何时拔除脑室引流管，临床上没有统一的时间规定。一般来说，引流的血性脑脊液色泽变淡或颅内压已正常，特别是经 CT 复查后，脑室内血肿明显减少或消失，临床症状好转，即可拔除脑室引流管。若无 CT 检查，亦可在临床表现明显好转后，夹闭引流管观察 24h，若临床表现无变化即可拔管。若引流的脑脊液已变清，但是颅内压仍较高或引流量仍多，可考虑行脑室—腹腔或脑室左心耳分流术。然而，如果引流后病情明显好转，即使引流出的脑脊液含血量较多，但颅内压已正常，也可以及早拔管，必要时可以间断腰椎穿刺放液，以免长期引流并发颅内感染。遇此情况，应酌情尽早地拔除引流管，终止脑脊液引流。

D. 预防感染：继发性化脓性脑室炎和脑膜炎是脑室穿刺脑脊液引流术最严重的并发症，也是造成患者额外死亡的主要原因之一。细菌侵入的最重要的途径是引流管内波动的脑脊液。严格要求无菌操作，避免引流管漏液和逆流，防止引流管外口与脑脊液收集瓶内液体接触，CT 复查时夹闭引流管等，都是预防颅内感染的重要环节。另外，预防性应用抗生素对预防颅内感染也是十分必要的。

2. 手术时机　手术时机可分为超早期（发病后 7h 之内）、早期（发病后 7h 至 3d）和延期（发病后 3d 以上）手术 3 种。

（1）超早期手术：超早期手术治疗自发性脑室内出血的死亡率为 7%～14%。超早期手术的优点可概括为以下四点：

①手术时脑水肿轻微或无脑水肿，此期将血肿清除，利于防止和打断脑水肿的发生和发展的恶性循环。

②脑室内血肿清除并给予脑室引流，可尽早地解除脑脊液循环障碍。

③尽早地解除因血肿压迫导致的脑疝，降低死亡率和致残率。

④超早期手术得到早期止血，防止血肿的增大或再出血，利于术后意识和神经功能的恢复。

超早期手术治疗自发性脑室内出血的临床效果均比早期和延期手术更为理想。

（2）早期与延期手术：出血 1d 内自主神经功能紊乱，生命体征多不稳定，而数天后，血肿和脑水肿造成的颅内压增高逐渐明显，此时手术效果较好。延期手术时，自主神经功能紊乱，脑水肿多已消退，血肿与脑组织分界清楚，此时手术比较容易，再出血的机会也减少。目前，在实际工作中，由于各种因素的限制，神经外科医师在很多情况下是被动地接受手术患者。因为自发性脑室内出血的患者首诊往往不是神经外科医师，在会诊时，不少患者往往已处于脑疝晚期阶段，不要说是超早期手术，就连早期手术的时机也失去了。因此，多数手术患者属于延期或早期手术。

（三）治疗方法的选择

国内外学者曾对自发性脑室内出血的治疗进行过许多探讨，其疗效差别很大，而且这些报告中手术治疗的病例都是经过筛选的，所以不能说明手术治疗是否较内科治疗优越，也看不出手术治疗所能提高疗效的程度，并且，由于其轻重患者的构成比不一样，故内、外科治疗的方法的死亡率不具可比性。

自发性脑室内出血的最佳治疗方案为：Ⅰ级患者行内科治疗；Ⅱ级患者行超早期脑室穿刺脑脊液引流术；Ⅲ级患者行超早期开颅血肿清除术；Ⅳ级患者应积极探索新的治疗方法，以挽救患者的生命，治疗上亦可考虑行超早期手术。但是，Ⅳ级患者即使偶尔有个别病例存活，也多遗有严重的神经功能障碍。

（史占华）

第三节　脑动静脉畸形

脑动静脉畸形（cerebral arteriovenous malformations）是一种先天性脑血管疾病。在胚胎早期，原始的动静脉是相互交通的，以后由于局部血管发育异常，动静脉血管仍然以直接沟通的形势遗留下来。由于缺少正常毛细血管的阻力，血液由动脉直接进入静脉，使静脉因压力增加而扩张，动脉因供血增加而增粗。同时，由于侧支循环形成及扩大，形成了迂曲、粗细不等的畸形血管团。脑动静脉畸形又称脑血管瘤、血管性错构瘤、脑动静脉瘘等。在畸形的血管团两端有明显的供血输入动脉和回流血的输出静脉。虽然该病为先天性疾病，但大多数患者在若干年后才表现出临床症状，通常50%～68%可发生颅内出血，其自然出血率每年为2%～4%，首次出血的病死率近10%，致残率更高。

一、病因

因畸形血管管壁无正常动静脉的完整性而十分薄弱，在病变部位可有反复的小出血，也由于邻近的脑组织可有小的出血性梗死软化，使病变缺乏支持，也容易发生出血，血块发生机化和液化，再出血时使血液又流入此腔内，形成更大的囊腔，病变体积逐渐增大。由于病变内的动静脉畸形管壁的缺欠和薄弱，长期经受增大的血流压力而扩大曲张，甚至形成动脉瘤样改变。这些均构成了动静脉畸形破裂出血的因素。

二、病理

病变血管破裂可发生蛛网膜下隙出血、脑内或脑室内出血，常形成脑内血肿，偶可形成硬膜下血肿。因多次反复的小出血，病变周围有含铁血黄素沉积使局部脑组织发黄，邻近的甚至较远的脑组织因缺血营养不良可有萎缩，局部脑室可扩大；颅后窝病变可致导水管或第四脑室阻塞而产生梗阻性脑积水。

三、临床特点

小的动静脉畸形也可无症状，除非出血或引起癫痫才能被发现。绝大多数脑动静脉畸形患者可表现出头痛、癫痫和出血的症状，也有根据血管畸形所在的部位表现出相应的神经功能障碍者；少数患者因血管畸形较小或是隐性而不表现出任何症状，往往是在颅内出血后被诊断，也有是在查找癫痫原因时被发现。

1. 颅内出血　是脑动静脉畸形最常见的症状，约50%的患者为首发症状，一般多发生在30岁以下年龄较轻的患者，高峰年龄较动脉瘤早，为15～18岁。为突然发病，多在体力活动或情绪激动时发生，也有在日常活动及睡眠中发生者。表现为剧烈头痛、呕吐，甚至意识不清，有脑膜刺激症状，大脑半球病变常有偏瘫或偏身感觉障碍、偏盲或失语；颅后窝病变可表现有共济失调、眼球震颤、眼球运动障碍及长传导束受累现象。颅内出血除表现为蛛网膜下隙出血外，可有脑内出血、脑室内出血，少数可形成硬膜下血肿。较大的脑动静脉畸形出血量多时可引起颅压升高导致脑疝而死亡。

与颅内动脉瘤比较，脑动静脉畸形出血的特点是出血年龄早、出血程度轻、早期再出血发生率低，出血后发生脑血管痉挛较一般动脉瘤轻，出血危险程度与年龄、畸形血管团大小及部位有关。

2. 头痛　约80%的患者有长期头痛的病史，多数是颅内出血的结果，除此以外，约43%的患者在出血前即有持续性或反复发作性头痛。16%～40%为首发症状，可表现为偏头痛、局灶性头痛和全头痛。头痛的部位与病灶无明显关系，头痛的原因与畸形血管扩张有关。当动静脉畸形破裂时头痛变得剧烈且伴有呕吐。

3. 癫痫　也是脑动静脉畸形的常见症状，可单独出现，也可在颅内出血时发生。发生率为28%～64%，其发生率与脑动静脉畸形的大小、位置及类型有关，位于皮质的大型脑动静脉畸形及呈广泛毛细血管扩张型脑动静脉畸形的发生率高。癫痫常见于30岁以上年龄较大的患者，约有半数患者为首发症状，在一部分患者为唯一症状。

4. 神经功能障碍　约40%的患者可出现进行性神经功能障碍，其中10%为首发症状。表现的症状由血管畸形部位、血肿压迫、脑血循环障碍及脑萎缩区域而定。主要表现为运动或感觉性障碍。位于额叶者可有偏侧肢体及颜面肌力减弱，优势半球可发生语言障碍；位于颞叶者可有幻视、幻嗅、听觉性失语等；顶枕叶者可有皮质性感觉障碍、失读、失用、偏盲和空间定向障碍等；位于基底节者常见有震颤、不自主运动、肢体笨拙，出血后可发生偏瘫等；位于脑桥及延髓的动静脉畸形可有锥体束征、共济失调、听力减退、吞咽障碍等脑神经麻痹症状，出血严重者可造成四肢瘫、角弓反张、呼吸障碍等。

5. 颅内杂音　颅内血管吹风样杂音占脑动静脉畸形患者的 2.4% ~38.0%，压迫同侧颈动脉可使杂音减弱，压迫对侧颈动脉则增强。主要发生在颈外动脉系统供血的硬脑膜动静脉畸形。患者感觉自己脑内及头皮上有颤动及杂音，但别人听不着，只有动静脉畸形体积较大且部位较浅时，才能在颅骨上听到收缩期增强的连续性杂音。横窦及乙状窦的动静脉畸形可有颅内血管杂音。

6. 智力减退　可呈现进行性智力减退，尤其在巨大型动静脉畸形患者，因严重的脑盗血导致脑的弥漫性缺血和脑的发育障碍。

7. 眼球突出　位于额叶或颞叶、眶内及海绵窦者可有眼球突出。

8. 其他症状　动静脉畸形引流静脉的扩张或其破裂造成的血肿、蛛网膜下隙或脑室内出血，均可阻塞脑脊液循环通路而引起脑积水，出现颅内压增高的表现。脑干动静脉畸形可引起复视。在婴儿及儿童中，因颅内血循环短路，可有心力衰竭，尤其是病变累及大脑大静脉者，心力衰竭甚至可能是唯一的临床症状。

四、实验室检查

1. 脑脊液　出血前多无明显改变，出血后颅内压大多在 1.92 ~3.84kPa，脑脊液呈血性。

2. 脑电图　多数患者有脑电图异常，脑电图异常主要表现为局限性的不正常活动，包括 α 节律的减少或消失，波率减慢，波幅降低，有时出现弥漫性 θ 波，与脑萎缩或脑退行性改变的脑电图相似；脑内血肿者可出现局灶性 δ 波；幕下动静脉畸形可表现为不规则的慢波；约一半有癫痫病史的患者表现有癫痫波形。

3. 核素扫描　一般用 ^{99}Tc 或 ^{197}Hg 做闪烁扫描连续摄像，90% ~95% 的幕上动静脉畸形出现阳性结果，可做定位诊断。直径在 2mm 以下的动静脉畸形不易发现。

五、影像学检查

1. 头颅 X 线平片　有异常发现者占 22% ~40%，表现为病灶部位钙化斑、颅骨血管沟变深加宽等，颅底平片有时可见破裂孔或棘孔扩大。颅后窝动静脉畸形致梗阻性脑积水者可显示有颅内压增高的现象。出血后可见松果体钙化移位。

2. CT 扫描　虽然不像血管造影能显示病变的全貌，对出血范围、血肿大小及血栓形成梗死灶脑室内出血、脑积水也有很高的价值。有利于发现较小的病灶和定位诊断。

3. 磁共振影像（MRI）及磁共振血管造影（MRA）　MRI 对动静脉畸形的诊断具有绝对的准确性，对畸形的供血动脉、血管团、引流静脉、出血、占位效应、病灶与功能区的关系均能明确显示，即使是隐性脑动静脉畸形往往也能显示出来。主要表现是圆形曲线状、蜂窝状或葡萄状血管流空低信号影，即动静脉畸形中的快速血流在 MRI 影像中显示为无信号影，而病变的血管团、供血动脉和引流静脉清楚地显示为黑色（图 5 -2）。

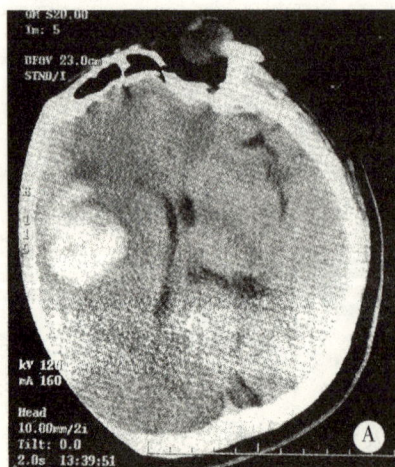

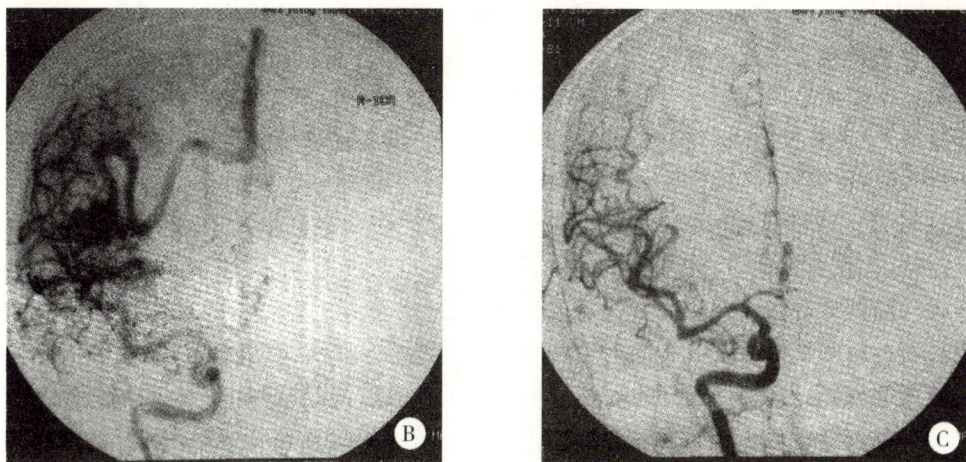

图 5 - 2　外侧裂区脑动静脉畸形

4. 脑血管造影　蛛网膜下隙出血或自发性脑内血肿应进行脑血管造影或磁共振血管造影（MRA），顽固性癫痫及头痛提示有颅内动静脉畸形的可能，也应行脑血管造影或 MRA。

Lasjaumias 等（1986 年）报道，在超选择性血管造影见到畸形血管的结构是：①动脉直接输入血管团。②动脉发出分支输入病灶。③与血流有关的动脉扩张形成动脉瘤。④不在动静脉畸形供血动脉上的动脉瘤。⑤动静脉瘘。⑥病灶内的动脉扩张形成动脉瘤。⑦病灶内的静脉扩张形成静脉瘤。⑧引流静脉扩张。

5. 经颅多普勒超声（TCD）　经颅多普勒超声是运用定向微调脉冲式多普勒探头直接记录颅内一定深度血管内血流的脉波，经微机分析处理后计算出相应血管血流波形及收缩期血流速度、舒张期血流速度、平均血流速度及脉搏指数。术中利用多普勒超声帮助确定血流方向和动静脉畸形血管结构类型，区分动静脉畸形的流入和流出血管，定位深部动静脉畸形，动态监测动静脉畸形输入动脉的阻断效果和其血流动力学变化，有助于避免术中因血流动力学变化所引起的正常灌注压突破综合征等并发症。经颅多普勒超声与 CT 扫描或磁共振影像结合有助于脑动静脉畸形的诊断（图 5 - 3 ~ 图 5 - 5）。

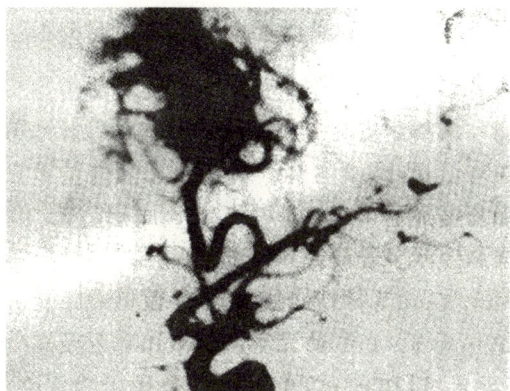

图 5 - 3　颈动脉造影侧位像

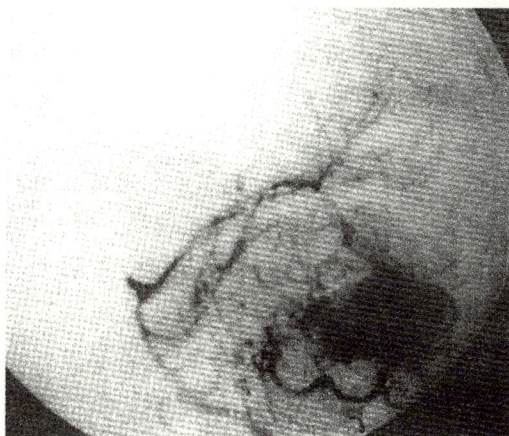

图 5 - 4　椎动脉供血小脑血管畸形侧位像

六、诊断与鉴别诊断

（1）诊断：年轻人有突然自发性颅内出血者多应考虑此病，尤其具有反复发作性头痛和癫痫病史者更应高度怀疑脑动静脉畸形的可能；听到颅内血管杂音而无颈内动脉海绵窦瘘症状者，大多可确定为此病。CT 扫描和经颅多普勒超声可提示此病，协助确诊和分类，而选择性全脑血管造影和磁共振成像是明确诊断和研究本病的最可靠依据。

（2）应注意与下列疾病相鉴别：①海绵状血管瘤。②胶质瘤。③转移瘤。④脑膜瘤。⑤血管网状细胞瘤。⑥颅内动脉瘤。⑦静脉性脑血管畸形。⑧moyamoya 病等。

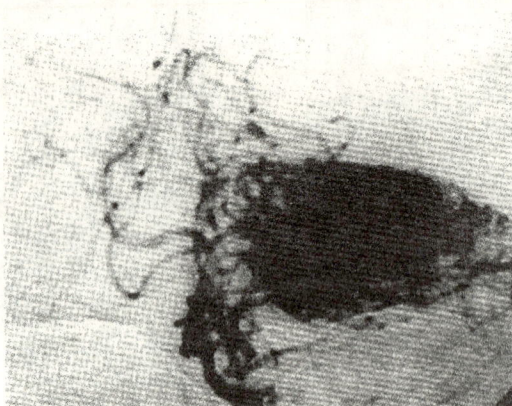

图 5-5　椎动脉供血小脑血管畸形正位像

七、治疗方法

脑动静脉畸形的治疗目标是使动静脉畸形完全消失并保留神经功能。脑动静脉畸形治疗目的是阻断供血动脉及去除畸形血管团，解决及预防出血、治疗癫痫、消除头痛、解决盗血，恢复神经功能。

1. 手术治疗　如下所述：

（1）脑动静脉畸形全切除术：仍是最合理的根治方法，既杜绝了出血的后患，又除去了脑盗血的根源，应作为首选的治疗方案。适用于 1~3 级的脑动静脉畸形，对于 4 级者因切除的危险性太大，不宜采用，3 级与 4 级间的病例应根据具体情况决定。

（2）供血动脉结扎术：适用于 3~4 级和 4 级脑动静脉畸形及其他不能手术切除但经常反复出血者。可使供血减少，脑动静脉畸形内的血流减慢，增加自行血栓形成的机会，并减少盗血量。

2. 血管内栓塞　由于栓塞材料的完善及介入神经放射学的不断发展，血管内栓塞已成为治疗动静脉畸形的重要手段。对于大型高血流量的脑动静脉畸形、部分深在的重要功能区的脑动静脉畸形、供血动脉伴有动脉瘤、畸形团引流静脉细小屈曲使引流不畅者适用。

3. 立体定向放射治疗　是在立体定向手术基础上发展起来的一种新的治疗方法。该方法利用先进的立体定向技术和计算机系统，对颅内靶点使用一次大剂量窄束电离射线，从多方向、多角度精确地聚集于靶点上，引起放射生物学反应而达到治疗疾病的目的。

4. 综合治疗　近年来，对脑动静脉畸形采用一些先进的治疗方案，包括：①血管内栓塞治疗后的显微手术治疗。②放射治疗后的显微手术治疗。③血管内治疗后的放射治疗。④显微手术后的放射治疗等，这些疗法已取得一定的临床效果。

（史占华）

第四节　脑缺血性疾病

一、概述

脑卒中包括出血性卒中和缺血性卒中两大类，前者包括脑出血和蛛网膜下隙出血，后者为各种原因引起的脑缺血性疾病（cerebral ischemic diseases），缺血性卒中占所有卒中的 75%~90%。

造成脑缺血的病因是复杂的，归纳起来有以下几类：①颅内、外动脉狭窄或闭塞。②脑动脉栓塞。③血流动力学因素。④血液学因素等。

1. 脑动脉狭窄或闭塞　脑由两侧颈内动脉和椎动脉供血，两侧颈内动脉供血占脑的总供血量的

80%～90%，椎动脉占10%～20%。当其中一条动脉发生足以影响血流量的狭窄或闭塞时，若是侧支循环良好，可以不发生临床缺血症状，如果侧支循环不良，或有多条动脉发生足以影响血流量的狭窄时，则会使局部或全脑的CBF减少，当CBF减少到发生脑缺血的临界水平［18～20ml/（100g·min）］以下时，就会产生脑缺血症状。

轻度的动脉狭窄不至于影响其血流量，一般认为必须缩窄原有管腔横断面积的80%以上才足以使血流量减少。从脑血管造影片上无法测出其横断面积，只能测量其内径。动脉内径狭窄超过其原有管径的50%时，相当于管腔面积缩窄75%，即可认为是足以影响血流量的狭窄程度，也就是具有外科意义的狭窄。

多条脑动脉狭窄或闭塞对脑血流的影响更大，因可使全脑血流处于缺血的边缘状态［CBF为31ml/（100g·min）］，此时如有全身性血压波动，即可引发脑缺血。造成脑动脉狭窄或闭塞的主要原因是动脉粥样硬化，而且绝大多数（93%）累及颅外段大动脉和颅内的中等动脉，其中以颈动脉和椎动脉起始部受累的机会最多，而动脉硬化则多累及脑内小动脉。

2. 脑动脉栓塞　动脉粥样硬化斑块除可造成动脉管腔狭窄以外，在斑块上的溃疡面上常附有血小板凝块、附壁血栓和胆固醇碎片。这些附着物被血流冲刷脱落后形成栓子，被血流带入颅内动脉，堵塞远侧动脉造成脑栓塞，使供血区缺血。

最常见的栓子来源是颈内动脉起始部的动脉粥样硬化斑块，被认为是引起短暂性脑缺血发作（TIA）最常见的原因。

动脉栓塞另一个主要原因是心源性栓子。患有风湿性心瓣膜病、亚急性细菌性心内膜炎、先天性心脏病、人工瓣膜和心脏手术等形成的栓子随血流进入脑内造成栓塞。少见的栓子如脓毒性栓子、脂肪栓子、空气栓子等也可造成脑栓塞。

3. 血流动力学因素　短暂的低血压可引发脑缺血，如果有脑血管的严重狭窄或多条脑动脉狭窄，使脑血流处于少血状态时，轻度的血压降低即可引发脑缺血。例如，心肌梗死、严重心律失常、休克、颈动脉窦过敏、直立性低血压、锁骨下动脉盗血综合征等。

4. 血液学因素　口服避孕药物、妊娠、产妇、手术后和血小板增多症引起的血液高凝状态；红细胞增多症、镰状细胞贫血、巨球蛋白血症引起的黏稠度增高均可发生脑缺血。

二、临床表现与诊断

（一）脑缺血的类型和临床表现

根据脑缺血后脑损害的程度，其临床表现可分为两类，一类由于轻度或短暂的供血不足引起暂时性神经功能缺失，但无明显脑梗死存在，临床上表现为短暂性脑缺血发作（TIA），另一类缺血程度较重，持续时间较长，造成脑梗死，临床上表现为可逆性缺血性神经功能缺失（RIND）、进展性卒中（PS）和完全性卒中（CS）。

1. 短暂性脑缺血发作（TIA）　TIA为缺血引起的短暂性神经功能缺失，在24h内完全恢复。TIA一般是突然发作，持续不到10～15min，有的可持续数小时，90%的TIA持续时间不超过6h。引起TIA的主要原因是动脉狭窄和微栓塞。

重视TIA是近30年来脑缺血疾病防治工作的一大进展，因为TIA的发生率很高，而且是发生完全性卒中的一个警兆，正确处理TIA患者，可使很多患者免于发展成死亡率和致残率都很高的完全性卒中。

据Whisnant调查美国罗契斯特城的资料，每年每千人中有0.31例新发生的TIA患者，65岁以上的人口中，发生率为0.93/1000人/年。完全性卒中的患者中，在发病之前大部分患者有TIA史，最危险的时期是首次TIA发作之后数日之内，约有半数发生在一个月之内，首次TIA后的5年之内有35%的患者发生完全性卒中。曾发生过TIA者有半数患者将再次发生TIA。有的TIA患者，在数小时至数天之内连续发生越来越频繁和持续时间越来越长的TIA，称为"渐重性TIA"，这种发作显示神经状态特别不稳定，而且发生脑梗死的危险性很大。

TIA 的临床表现根据病变累及的动脉不同而各异。

（1）颈动脉系统 TIA：表现为颈动脉供血区神经功能缺失。患者突然发作一侧肢体无力或瘫痪、感觉障碍，有的有失语和偏盲，有的发生一过性黑矇，表现为突然单眼失明，持续 2～3min，很少超过5min，然后视力恢复。黑矇有时单独发生，有时伴有对侧肢体运动和感觉障碍。

（2）椎-基底动脉系统 TIA：椎-基底动脉系统 TIA 的症状比颈动脉系统复杂，眩晕是最常见的症状，当眩晕单独发生时，必须与其他原因引起的眩晕相鉴别。此外，可出现复视、同向偏盲、皮质性失明、构音困难、吞咽困难、共济失调、两侧交替出现的偏瘫和感觉障碍、面部麻木等。有的患者还可发生"跌倒发作"，表现为没有任何先兆的突然跌倒，但无意识丧失，患者可很快自行站起来，是脑干短暂性缺血所致。跌倒发作也见于颈椎病的患者，由于颈椎的骨赘压迫椎动脉，当颈部转动到某一方位时，骨赘将主要供血一侧的椎动脉压闭，使脑干突然缺血，当颈部转离该特殊方位后，又恢复供血。

2. 可逆性缺血性神经功能缺失（RIND）　RIND 是一种局限性神经功能缺失，持续时间超过 24h，但在 3 周内完全恢复，神经系统检查可发现阳性局灶性神经缺失体征。RIND 患者可能有小范围的脑梗死存在。

3. 进展性卒中（PS）　脑缺血症状逐渐发展和加重，超过 6h 才达到高峰，有的在 1～2d 才完成其发展过程，脑内有梗死灶存在。进展性卒中较多地发生于椎—基底动脉系统。

4. 完全性卒中（CS）　脑缺血症状发展迅速，在发病后数分钟至 1h 内达到高峰，至迟不超过 6h。

区分 TIA 和 RIND 的时间界限为 24h，在此时限之前恢复者为 TIA，在此时限以后恢复者为 RIND，在文献中大体趋于一致。但 PS 和 CS 发展到高峰的时间界限则不一致，有人定为 2h，但更常用的时限为 6h。

（二）检查和诊断

造成脑缺血性卒中最常见的原因是颈内动脉和动脉粥样硬化。动脉粥样硬化的病变不仅可使动脉管腔狭窄或闭塞，而且可形成栓子堵塞远侧脑动脉。在诊断脑血管病变方面，脑血管造影自然是最佳方法，但可能造成栓子脱落形成栓塞，这种危险虽然并不多见，但后果严重。近年来很多非侵袭性检查，如经颅多普勒超声探测、磁共振血管造影应用较多，只有在 TCD 和 MRA 不能确诊时才行常规脑血管造影。

1. 脑血管造影　脑动脉粥样硬化病变可发生于脑血管系统的多个部位，但最多见于头—臂动脉和脑动脉的起始部，在脑动脉中则多见于颈内动脉和椎动脉的起始部。有时在一条动脉上可发生多处病变，例如，在颈内动脉起始部和虹吸部都有病变，称为串列病变，故应进行尽可能充分的脑血管造影。

直接穿刺颈总动脉造影对颈总动脉分叉部显影清晰，简单易行，但直接穿刺有病变的动脉有危险性。穿刺处应距分叉部稍远，操作力求轻柔，以免造成栓子脱落。经股动脉插管选择性脑血管造影可进行 4 条脑动脉造影，是最常用的造影方法，但当股动脉和主动脉弓有狭窄时插管困难，颈总动脉或椎动脉开口处有病变时，插管也较困难并有一定危险性。经腋动脉插管选择性脑血管造影较少采用，腋动脉较少发生粥样硬化，且管径较粗并有较丰富的侧支循环，不像肱动脉那样容易造成上臂缺血，但穿刺时易伤及臂丛神经。经右侧腋动脉插管有时不能显示左颈总动脉、左锁骨下动脉和左椎动脉，遇此情况不得不辅以其他途径的造影。经股动脉或腋动脉插管到主动脉弓，用高压注射大剂量造影剂，可显示从主动脉弓分出的所有脑动脉的全程，但清晰度不及选择性插管或直接穿刺造影。

脑血管造影可显示动脉的狭窄程度、粥样斑块和溃疡。在造影片上测量狭窄程度的方法如（图 5-6）。计算公式如下：

$$狭窄程度 = \frac{1 - 狭窄处管径（mm）}{正常管径（mm）} \times 100\%$$

如狭窄程度达到 50%，表示管腔横断面积减少 75%，狭窄度达到 75%，管腔面积已减少 90%。如狭窄处呈现"细线征"，则管腔面积已减少 90%～99%。

动脉粥样硬化上的溃疡可被血管造影所显示，在造影片上溃疡的形态可表现为：①动脉壁上有边缘锐利的下陷。②突出的斑块中有基底不规则的凹陷。③当造影剂流空后在不规则基底中有造影剂残留。

有时相邻两个斑块中的凹陷可误认为是溃疡，也有时溃疡被血栓填满而被忽略。因此，脑血管造影对溃疡的确诊率只有47%左右。

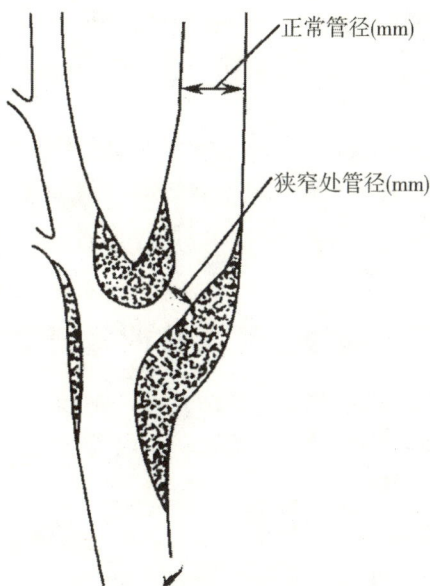

图5-6　动脉狭窄度测量法

2. 超声探测　超声探测是一种非侵袭性检查方法。B超二维成像可观察管腔是否有狭窄、斑块和溃疡；波段脉冲多普勒超声探测可测定颈部动脉内的峰值频率和血流速度，可借以判断颈内动脉狭窄的程度。残余管腔越小其峰值频率越高，血流速度也越快。根据颈动脉峰值流速判断狭窄程度（表5-4）。

颈动脉指数等于颈总动脉的峰值收缩期频率除颈内动脉的峰值收缩期频率。根据颈动脉指数也可判断颈内动脉狭窄的程度（表5-5）。

表5-4　多普勒超声探测颈内动脉狭窄程度

狭窄的百分比（%）	颈内动脉/颈总动脉 峰值收缩期流速比率	峰值收缩期流速（cm/s）
41~50	<1.8	>125
60~79	>1.8	>130
80~99	>3.7	>250 或 <25（极度狭窄）

表5-5　颈动脉指数与颈内动脉狭窄

狭窄程度	狭窄的百分比（%）	残余管径（mm）	颈动脉指数
轻度	<40	>4	2.5~4.0
中度	40~60	2~4	4.0~6.9
重度	>60	<2	7~15

经颅多普勒超声（TCD）可探测颅内动脉的狭窄，如颈内动脉颅内段、大脑中动脉、大脑前动脉和大脑后动脉主干的狭窄。

多普勒超声还可探测眶上动脉血流的方向，借以判断颈内动脉的狭窄程度或闭塞。眶上动脉和滑车上动脉是从颈内动脉分支眼动脉分出的，正常时其血流方向是向上的，当颈内动脉狭窄或闭塞时，眶上动脉和滑车上动脉的血流可明显减低或消失。如眼动脉发出点近侧的颈内动脉闭塞时，颈外动脉的血可通过这两条动脉逆流入眼动脉，供应闭塞处远侧的颈内动脉，用方向性多普勒探测此两条动脉的血流方向，可判断颈内动脉的狭窄或闭塞。但这种方法假阴性很多，因此只能作为参考。

3. 磁共振血管造影（MRA）　MRA也是一种非侵袭性检查方法。可显示颅内外脑血管影像，根据

"北美症状性颈动脉内膜切除试验研究"的分级标准，管腔狭窄 10% ~ 69%者为轻度和中度狭窄，此时MRA 片上显示动脉管腔虽然缩小，但血流柱的连续性依然存在。管腔狭窄 70% ~ 95%者为重度狭窄，血流柱的信号有局限性中断，称为"跳跃征"。管腔狭窄 95% ~ 99%者为极度狭窄，在信号局限性中断以上，血流柱很纤细甚至不能显示，称为"纤细征"。目前在 MRA 像中尚难可靠地区分极度狭窄和闭塞，MRA 的另一缺点是难以显示粥样硬化的溃疡。

4. CT 脑血管造影（CTA） 用螺旋 CT 进行三维重建是近年来发展的另一种非侵袭性检查脑血管的方法。需静脉注入 100 ~ 150ml 含碘造影剂，然后进行扫描和重建，可用以检查颈动脉的病变，与常规脑血管造影的诊断符合率可达 89%。其缺点是难以区分血管腔内的造影剂与血管壁的钙化，因而对狭窄程度的估计不够准确。

三、脑缺血性疾病的外科治疗

治疗脑动脉闭塞性疾病的外科方法很多，包括球囊血管成形术、狭窄处补片管腔扩大术、动脉内膜切除术、头—臂动脉架桥术、颅外—颅内动脉吻合术、大网膜移植术以及几种方法的联合等。

（一）头 - 臂动脉架桥术

从主动脉弓发出的各条头臂动脉都可发生狭窄或闭塞引起脑缺血。其中无名动脉、颈总动脉、锁骨下动脉、颈内动脉和椎动脉的起始部都是好发部位。最常见的病因是动脉粥样硬化，约有半数患者累及一条以上的动脉。颈动脉系统和椎—基底动脉系统闭塞性病变除可引起各该系统的缺血性神经症状以外，还可引起全脑性症状，如头晕、昏厥、错乱、痴呆和嗜睡等。一侧锁骨下动脉发出椎动脉的近侧段闭塞还可引起一种特殊的综合征，多发生于左侧锁骨下动脉，表现为上肢无力、疼痛、脉搏无力或消失，运动患肢时引发椎—基底动脉缺血症状。因患侧椎动脉通过椎—基底动脉会合处将对侧椎动脉的血"偷漏"到患侧椎动脉，以供应上肢而致脑缺血，称为"锁骨下动脉分流综合征"。

治疗这些大动脉闭塞性疾病最常用的外科方法是动脉架桥术。主动脉上大动脉起始部的闭塞，必须开胸在升主动脉与阻塞部远侧的动脉之间架桥。由于开胸的并发症较多且较困难，故应尽量避免开胸，而只在颈部各条动脉之间架桥。架桥的方式有多种，应根据动脉闭塞的不同部位来设计。架桥所用的材料为涤纶（Dacron）或聚四氟乙烯（Teflon）制成的人造血管，较小的动脉之间也可用大隐静脉架桥。

（二）动脉内膜切除术

动脉内膜切除术可切除粥样硬化斑块而扩大管腔，同时消除了产生栓子的来源，因此是防止和治疗脑缺血的有效方法。颈部动脉内膜切除术适用于治疗颅外手术"可以达到"的病变，包括乳突—下颌线（从乳突尖端到下颌角的连线）以下的各条脑动脉，其中主要为颈总动脉分叉部和椎动脉起始部的病变。

最常发生阻塞性病变的部位是颈总动脉分叉部，特别是颈内动脉的起始部，两侧的发生率相等，其次是椎动脉的起始部，左侧的发生率高于右侧。颅外手术可达到部分的阻塞性病变中，狭窄多于闭塞，二者之比为 3：1。

（三）颈动脉内膜切除术

1951 年，Carrea 等首次对脑缺血患者进行了颈内动脉血管重建术。1953 年，DeBakey 首次对颈内动脉完全闭塞的患者成功地进行了内膜切除术，1954 年，Eastcott 对颈动脉内膜切除术做了详细的描述。50 多年来，颈内动脉内膜切除术经受了时间的考验，证明是治疗脑缺血疾病有效的外科方法。近年来，有两种趋势在并行地发展着，一方面是对缺血性卒中危险因素处理的进步和抗血小板凝集药物的应用，使缺血性卒中的发生率下降，另一方面由于外科技术、麻醉和监护技术的进步，使颈动脉内膜切除术的安全性增加，这两种趋势的相互发展将影响颈动脉内膜切除术的适应证和手术对象的选择。

1. 适应证和禁忌证 决定颈动脉内膜切除术的适应证时应根据两个条件，即血管病变情况和临床表现。

（1）血管病变：要根据颈动脉狭窄的程度和范围、有无对侧颈动脉狭窄或椎动脉狭窄、有无溃疡和溃疡的大小等判断。管腔狭窄超过原有直径的50%即认为具有外科意义。溃疡深而面积大者易发生脑栓塞，而且有溃疡者手术中发生并发症的危险要大得多。

（2）临床表现：以下情况可作为手术的适应证。

①有TIA发作者，为防止以后发展为完全性卒中。

②完全性卒中患者，有轻度神经功能缺失，为改善症状和防止再次卒中。

③慢性脑缺血患者，为改善脑缺血和防止发生卒中。

④无症状性血管杂音患者，虽无症状但在数年内发生卒中的可能性在15%～17%。正常颈动脉管径为5～6mm，狭窄超过50%时即可出现血管杂音，超过85%或直径在1.0～1.5mm时杂音即消失，因此时血流显著减弱以致不能产生杂音，但发生卒中的危险性很大。

有下列情况者内膜切除术的效果不良。

①脑梗死的急性期，因重建血流后可加重脑水肿，甚至发生脑内出血。

②慢性颈内动脉完全闭塞超过2周者，手术使血管再通的成功率和长期通畅率很低。

③有严重全身性疾病不能耐受手术者，例如，心脏病、严重肺部疾病、糖尿病、肾脏病、感染、恶性肿瘤和估计手术后寿命不长者。

虽然有上述手术适应证和禁忌证的大体界定，但由于病情的复杂性，必须考虑手术的危险和效益的关系，对具体患者要个别地进行选择，在这方面仍存在争议。

颈动脉闭塞性疾病的患者，经4条脑血管造影，发现多数（67.3%～73.0%）有2处以上的病变，或2条以上的动脉上都有病变，称为多发性病变对多发性病变的处理提出以下原则：

①同一条动脉中有多发性病变时，应先处理近侧的病变，后处理远侧的病变。例如，应先处理无名动脉的病变，后处理右颈动脉和椎动脉的病变。

②颈动脉和椎动脉都有病变者，应先处理颈动脉的病变，因为颈动脉显露容易且管腔较大，手术的危险性较小。颈动脉的血流量比椎动脉大2.5～10.0倍，疏通之后可更有效地改善脑的供血。表现为颈动脉系统缺血的患者中，有1/3的患者还有椎—基底动脉系统症状，颈动脉内膜切除术后，往往椎—基底动脉系统的症状也得到改善，如果颈动脉手术后无效，再考虑做椎动脉内膜切除术，或其他改善椎动脉供血的手术。

③有狭窄程度不同的多发性病变时，应先处理狭窄程度较重的动脉，以期更有效地改善供血。例如一侧颈动脉狭窄90%，手术中阻断血流对脑的CBF影响较小，而另一侧狭窄50%，仍有相当多的血液供应脑内，阻断后对脑供血影响较大，可能耐受不良，如对侧颈动脉已经疏通，则增加耐受阻断的能力。若是两侧颈动脉狭窄程度相等，则看脑血管造影时交叉充盈程度而定。当一侧颈动脉造影时，可以通过前交通动脉供应对侧颈动脉系统，表示该侧的血流量大，是为"主侧"，暂时阻断后对脑的灌注影响较大，应先做"非主侧"的颈动脉内膜切除术。

④两侧颈动脉狭窄程度相等时，应先做非优势半球侧的颈动脉内膜切除术，这样可增加优势半球的侧支供血，以便下次做优势半球侧颈动脉内膜切除时，会增加阻断血流的安全性。两侧手术应分期进行，相隔时间至少1周。

⑤一个可以达到的颈部动脉病变和一个不可达到的颅内动脉病变同时存在，而两个病变之间有侧支循环渠道时，近侧病变疏通之后可以改善远侧病变动脉供血区的血流量。例如，一个病变在颈内动脉起始部，另一个在大脑中动脉，当颈内动脉的阻塞疏通后，血液可通过大脑前、中动脉间的吻合血管床和大脑后、中动脉间的吻合血管床，供应大脑中动脉的供血区。若是两个病变之间无侧支循环通路，则近侧病变疏通后不能改善远侧病变的供血。例如一个病变在颈内动脉起始部，另一个在虹吸部，二者之间无侧支循环渠道，当虹吸部狭窄程度超过颈内动脉，则疏通颈内动脉不会改善供血状态。反之，若近侧病变狭窄超过远侧病变，则近侧病变疏通后可以改善供血。

⑥颈内动脉闭塞同时有颈外动脉狭窄，疏通颈外动脉后可通过眼动脉增加颈内动脉颅内段的供血。当颈外动脉狭窄超过50%时，即有手术指征。

上述选择手术对象的标准是一个完整的思路，代表某些专家的实践经验，其中有些方面仍存在争论，例如对无症状性狭窄杂音的手术态度、双侧颈动脉狭窄时对无症状侧手术的问题、卒中急性期和完全性闭塞的手术问题等，将随内科治疗的进步和外科方法的改善逐步得出结论。

2. 麻醉　颈动脉内膜切除术可采用区域性阻滞麻醉或全身麻醉，区域性麻醉时患者清醒，便于术中观察缺血症状，有助于决定是否需用分流管。但手术野显露受限，患者精神紧张易导致手术的仓促。全身麻醉便于呼吸道管理，以保持正常的血气状态，充分显露手术野，便于进行防止脑缺氧的措施。故一般多采用全身麻醉，只有在患者患有严重的心、肺疾病而患者又能合作的情况下才采用区域麻醉。

3. 手术中的脑保护和监测　用氟烷或异氟烷全身麻醉可降低脑耗氧量，增加脑对缺氧的耐受性。巴比妥类虽也有同样作用，但对脑电活动的抑制作用不利于术中进行脑电图的监测，且可延缓术后的苏醒，妨碍术后对神经功能的检查。如果没有心脏方面的禁忌，阻断颈动脉后可适当提高血压以促进侧支循环，但收缩压不宜超过 22.7kPa（170mmHg）。较术前血压提高 1.3～2.6kPa（10～20mmHg）为宜。

手术中最常用于监测脑缺血的方法是连续监测脑电图。麻醉前先测定双侧大脑半球的基础脑电图，然后在手术中连续监测。脑电图与局部脑血流量的改变有高度相关性。在全身麻醉和 Pa（CO_2）在正常范围的条件下，维持正常脑电图的最低 rCBF 为 18ml/（100g·min）。直接测定 rCBF 的方法较烦琐，故较少应用。如果术中阻断颈内动脉有缺血危险者，应放置分流管。

关于术中是否需要放置分流管有不同意见，有的外科医师常规放置分流管，有的则不用分流管，有的则选择性地放置分流管。分流管为 9～15cm 的硅胶管，有不同的管径（8～14F）。两端必须非常光滑，以免损伤动脉内膜。在正常血压下，内径为 2.5mm 的分流管可流过血液 125ml/min，虽然不能完全替代颈内动脉的正常血流量，但已够维持脑的最低需血量，何况狭窄的颈内动脉在手术前已有血流量减少。安放分流管的缺点是：①可损伤动脉内膜。②造成栓子脱落堵塞远侧脑动脉。

安放分流管的指征如下：

（1）区域性麻醉者，暂时阻断颈内动脉血流，观察半小时，如出现脑缺血症状即应安放分流管。

（2）阻断颈内动脉后测量远侧的残余血压，如降到 6～7kPa（50～55mmHg）以下即应安放分流管。

（3）阻断颈动脉后描记脑电图，如发生显著改变即应安放分流管。

（4）阻断颈内动脉后测量 rCBF，如降到 30ml/（100g·min）以下即应安放分流管。

一般约有 10% 的患者需要放置分流管。

4. 颈动脉内膜切除术的技术　如下所述：

（1）切口：沿胸锁乳突肌前缘切开皮肤和颈阔肌，严密止血。在胸锁乳突肌前方显露颈总动脉，仔细保护舌下神经和迷走神经。

（2）分离颈动脉：先显露颈总动脉，然后向远侧分离颈内和颈外动脉。用利多卡因封闭颈动脉窦，以防发生反射性心动过缓和低血压。操作务必轻柔以免导致栓子脱落。保护喉上神经。颈内动脉至少应显露近侧段 2cm，颈外动脉需显露到甲状腺上动脉分支处以远，用条带绕过动脉以便控制其血流。

（3）切开动脉壁：静脉注入肝素 5000～7000IU。抽紧控制带，沿动脉长轴切开颈总动脉和颈内动脉壁至能看到斑块，沿斑块与动脉的界面向远侧分离。动脉壁切口从颈总动脉分叉部近侧 1～2cm 开始，并超过颈内动脉中斑块的远端。

（4）切除斑块：先切断颈总动脉中的斑块的近端，然后切断颈外动脉内的斑块，最后在斑块和正常内膜交界处切断颈内动脉远端的斑块。此时注意不要将内膜与肌层分离，如有分离可稍加修剪或缝合固定在动脉壁上，否则重建的血流会将内膜冲开形成隔膜堵塞管腔。

（5）缝合动脉壁：切除斑块后用肝素盐水冲洗管腔，用 6-0 血管缝合线连续缝合切口，也可从切口两端向中央相对缝合，缝至最后 3～4 针时先放开颈内动脉的控制带，使回流的血将管腔内的空气和碎片或血块冲出，再控制颈内动脉。然后松开颈总动脉的控制带，冲出其中的空气和碎片或血块，再控制颈总动脉，迅速将切口完全缝合。缝合完毕后先放开颈外动脉的动脉夹，再放开颈总动脉，使血流将可能残存的空气和碎片冲到颈外动脉中去，最后放开颈内动脉恢复血流。此时如有条件可进行血管造影，有助于发现远侧动脉狭窄和内膜瓣，这些在外观上很难发现。

（6）动脉壁补片成形术：当显露颈动脉后，如果发现管腔很细，估计缝合后管腔仍然狭窄，先从下肢取一段大隐静脉，纵行剖开备用，也可用浸以胶原的绦纶织片补在动脉切口上以扩大管腔。

（7）安置分流管：如有符合安放分流管的指征时，在切开动脉壁时连同斑块一起切开至管腔，在分流管中充满肝素盐水后夹住，先松开颈内动脉，迅速放入分流管远端后收紧控制带，放开分流管使回流的血冲出，再用同样方法将近端放入颈总动脉，即可建立从颈总动脉到颈内动脉的血流，然后进行内膜切除术。缝合动脉壁至最后几针时抽出分流管，最后完成缝合。

手术完毕后用鱼精蛋白中和肝素。有人为了防止手术后血栓形成而不中和肝素，并在手术后继续应用5~7d，但必须妥善止血。

5. 手术后并发症 包括以下几点：

（1）心血管并发症：心肌梗死在手术中和围手术期发生的危险性很大。以往认为手术后应提高血压以促进脑供血的观点应慎重考虑并酌情而定。

（2）神经系统并发症：常见并发症有以下几种：①脑内出血。②手术中阻断颈内动脉引起的脑缺血。③手术中脑栓塞。④颈动脉闭塞：应立即进行CT扫描或脑血管造影，如果是脑内出血或颈动脉闭塞需立即进行手术处理。绝大多数（大于80%）神经系统并发症发生于手术后的1~7d，多因脑栓塞或脑缺血所致。如脑血管造影显示手术部位有大的充盈缺损，需再次手术加以清除。如动脉基本正常，则多因脑栓塞所致，应给予抗凝治疗。

（3）切口部血肿：出血来源有：①软组织渗血。②动脉切口缝合不严密漏血。由于术中和术后应用肝素，如果止血不彻底，容易形成血肿。大的血肿可压迫气管，需立即进行止血，紧急情况下可在床边打开切口以减压。

（4）脑神经损伤：手术入路中可能损伤喉上神经、舌下神经、迷走神经、喉返神经或面神经的下颌支，特别是当颈动脉分叉部较高位时，并可损伤交感神经链发生Horner综合征。

（5）补片破裂：通常的静脉补片取自下肢踝前的大隐静脉，此处的静脉管径小而壁薄，不能承受颈内动脉的血压，手术后有破裂的可能。多发生于术后2~7d，突然颈部肿胀、呼吸困难。文献中报告静脉补片破裂者均取自踝前的大隐静脉，破裂率为1%~4%。而取自大腿或腹股沟的静脉补片很少发生破裂。

（6）高灌注综合征：动脉内膜切除术后有12%的患者发生高灌注综合征，表现为各种神经症状，少数发生脑内血肿。多发生于颈动脉严重狭窄的患者。原因是长期缺血使脑血管发生极度扩大，内膜切除后血流量突然增加而脑血管的自动调节功能尚未恢复，以致rCBF和血流速度急骤增高。故对高度狭窄的患者应进行TCD或rCBF监测，如发现高灌注状态，应适当降低血压。

6. 颈动脉内膜切除术的评价和效果 从20世纪50年代初开始，用内膜切除术预防和治疗颈动脉闭塞性疾病引起的脑缺血性卒中以来，有逐年增加的趋势。美国每年有85 000例颈动脉内膜切除术在施行，仅次于冠状动脉血管重建手术。这种手术的理论根据是合理的，因为：①除去动脉粥样硬化斑块、溃疡和附壁血栓，可消除脑栓塞的来源。②疏通和扩大颈动脉管腔，增加脑供血量，可改善缺血引起的神经功能障碍。有关颈动脉内膜切除术的文献浩繁，对这种手术的评价基本上是肯定的，但由于其中很多资料缺乏长期的随机对照研究，有人对这种手术与内科治疗何者更为优越提出质疑。因此必须对这种手术的危险—效益比率做全面的估计，才能评价这种手术与最佳的内科治疗何者对防治脑缺血卒中更为恰当以及如何选择手术适应证。

内膜切除术的危险包括手术死亡率和围手术期发生的各种并发症，其中主要有心脏并发症、切口并发症（血肿、感染等）和神经系统并发症。据多中心研究的统计，内膜切除术的手术死亡率为0~5%，围手术期卒中的发生率为15%~16%。手术死亡率和致残率的高低与手术患者的病情程度和各种危险因素有关，也与手术医生的经验和技术有关。引起不良后果的危险因素有：①年龄大于75岁。②有无同侧或对侧的症状。③术前舒张压大于110mmHg（14.63kPa）。④有心绞痛史。⑤为冠状动脉搭桥术预行颈动脉内膜切除术。⑥动脉内有血栓形成。⑦狭窄接近颈动脉虹吸部。如果有两个以上的危险因素同时存在，则手术的危险性增加1倍。

颈动脉内膜切除术的预防意义大于治疗意义。具有发生脑缺血性卒中高危险因素的颈动脉狭窄患者，经内膜切除术后确可减少卒中的发生率。

随着颈动脉内膜切除术在麻醉、监测、脑保护和手术技术进步的同时，内科治疗也在进步，内膜切除术在防治颈动脉源性脑缺血卒中的作用，也将会有新的评价。

（四）颈外动脉内膜切除术

颈动脉内膜切除术通常是指颈内动脉的内膜切除术。当颈内动脉完全闭塞时，颈外动脉作为一个重要的侧支循环即显得很重要。脑血管造影时可见颈内动脉闭塞，有的可留下一个残株，颈外动脉明显扩大，与眶上动脉的吻合明显，通过眼动脉注入颈内动脉的虹吸部。由于颈内动脉完全闭塞的手术再通率低，故当颈内动脉完全闭塞，而颈外动脉有斑块性狭窄并引起视网膜栓塞或 TIA 时，是颈外动脉内膜切除术的适应证。当双侧颈内动脉闭塞时，颈外动脉狭窄可导致全脑弥散性低灌注的症状，在此情况下颈外动脉内膜切除术可改善脑供血。此外，颈外动脉疏通后，可为颞浅动脉提供更充分的供血，有利于进行颅外颅内动脉吻合术。

颈外动脉内膜切除术的手术技术与颈内动脉内膜切除术相同，只是其管径比颈内动脉小，故较常应用静脉补片以扩大管腔。

（五）椎—基底动脉供血不足（VBI）和椎动脉内膜切除术

椎动脉的解剖分段可分为 4 段：第一段从椎动脉起始处到第 6 颈椎的横突孔；第二段从第 6 颈椎横突孔至第 1 颈椎的上缘；第三段从第 1 颈椎上缘至进入寰枕膜处；第四段从寰枕膜进入颅内，至与对侧椎动脉会合成为基底动脉处。这是人体中仅有的解剖现象，即由两条动脉合成为一条单一的第三条动脉。在第四段上发出一个最大的分支，即小脑后下动脉。

椎动脉粥样硬化性病变可发生于椎动脉的任何节段，但最多见于椎动脉的起始部和颅内段。由于动脉内的斑块性狭窄引起脑供血减少或由于栓子脱落而引起脑栓塞。椎—基底动脉供血不足的症状还可因心脏原因引起或诱发，如心律失常和心源性栓塞。椎—基底动脉缺血可表现为 TIA 或脑梗死，TIA 的发生率约为前循环的半数，其中 25% ~35% 将会在 5 年内发生脑梗死。

VBI 可表现为 3 方面的症状：①脑干症状：例如，复视、构音障碍和吞咽困难。②小脑症状：例如，眩晕、共济失调。③枕叶症状：例如，双侧黑矇或同向性偏盲。此外还可有猝倒和运动、感觉障碍。

并非所有椎动脉的病变都能引起 VBI 症状，因为对侧椎动脉可以代偿。在下述情况下可引起 VBI：①锁骨下动脉盗血综合征。②一侧椎动脉狭窄，对侧椎动脉也有狭窄或闭塞，或对侧椎动脉发育不良。③一侧椎动脉狭窄达到足以减少椎—基底动脉血流的血流并有溃疡易形成脑栓塞。

VBI 的外科治疗应根据具体情况选择，如为锁骨下动脉盗血综合征，可将椎动脉近侧切断，近侧断端结扎，远侧断端与同侧颈总动脉做端侧吻合。此外可根据椎动脉狭窄或闭塞的部位进行颅外颅内动脉吻合术，如枕动脉—小脑后下动脉吻合术、枕动脉小脑前下动脉吻合术、颞浅动脉小脑上动脉吻合术或颞浅动脉—大脑后动脉吻合术等。

1. 椎动脉近侧段内膜切除术 1957 年，Cate 和 Scott 首次成功地进行了枕动脉起始部的内膜切除术，经锁骨上入路显露锁骨下动脉，控制锁骨下动脉远侧段时需切断前斜角肌、颈内乳动脉和甲状颈干，但应保全膈神经，显露左侧锁骨下动脉时要注意不要伤及胸导管、迷走神经和喉返神经。暂时阻断椎动脉起始部近、远侧的锁骨下动脉和病变远侧的椎动脉，沿椎动脉长轴切开椎动脉并延长切口到锁骨下动脉，或是在椎动脉起点处沿锁骨下动脉长轴切开锁骨下动脉，行内膜切除术后缝合动脉壁，因椎动脉管径小，故常用静脉补片法以扩大管腔，一般不需放置分流管。缝合完毕后依以下次序放开动脉夹：锁骨下动脉远侧段—椎动脉—锁骨下动脉近侧段。切开动脉前静脉输入肝素 5000IU，手术完毕后用鱼精蛋白 50mg 中和肝素。

2. 椎动脉远侧段内膜切除术 过去对远侧段椎动脉狭窄引起的 VBI 只能用抗凝疗法治疗，自从颅外—颅内动脉吻合术开展以后，采用各种方式的吻合术来改善后循环的供血。1981 年 Allen 首先对颅内段椎动脉狭窄行内膜切除术。1982 年 Ausman 等为 1 例从颈$_2$至小脑后下动脉之间的椎动脉狭窄患者行内膜切除术，1990 年又报告 6 例，采用枕下正中直切口入路。1993 年 Anson 等认为后循环缺血一旦发生梗死，在急性期的死亡率达 20% ~ 30%，而且椎动脉颅内段比颅外段病变更易发生脑梗死，抗凝疗法的效果不佳，建议用远外侧枕下入路进行椎动脉颅内段的内膜切除术。根据"北美症状性颈动脉内膜切除术试验研究（NASCET）"报告，后循环的内膜切除术对防止缺血性卒中效果良好，但技术上较为困难。

3. 椎动脉减压术　椎动脉的第二段即横突孔内段也可发生狭窄或闭塞，引起 VBI。其病因与近、远侧段椎动脉狭窄不同，多由于颈椎骨赘压迫所致，除 VBI 的症状外，一个特殊的临床表现就是当颈部转到某一方位时引发 VBI 症状甚至猝倒，离开此方位后立即恢复。椎动脉造影可见椎动脉在横突孔处狭窄或在椎间隙处弯曲。处理的方法是行椎动脉减压术。采用颈前部横切口或胸锁乳突肌前斜切口，经胸锁乳突肌前缘进入，在颈动脉与气管之间的界面达到椎体前部，向外侧牵开颈长肌，用高速磨钻将钩椎关节处压迫椎动脉的骨赘磨去，并将横突孔敞开，彻底松解椎动脉。

（六）大脑中动脉血栓—栓子摘除术

大脑中动脉闭塞的原因很多，其中 90% 是由栓塞造成，其他原因有血栓形成、烟雾病、肿瘤压迫和动脉炎等，栓塞与血栓发生率之比约为 10 : 1，与颈内动脉闭塞的原因恰好相反，故有人称大脑中动脉为"栓塞的动脉"，颈内动脉为"血栓的动脉"。

大脑中动脉栓塞的来源大部分来自心脏，其他有颈内动脉或主动脉，有的来源不明。栓子多停留在大脑中动脉主干及其分为主支处。栓塞的后果因侧支循环的差异而不同。

大脑中动脉栓塞后经过一段时间，有些栓子可以溶解而使动脉重新管道化，脑血管造影见动脉又复通畅。虽然如此，但脑梗死也已形成，神经功能障碍将长期存在。

大脑中动脉闭塞后短时内尚不致发生脑梗死，发生脑梗死后再重建血流容易发生出血。很多学者在灵长类动物实验中，探讨大脑中动脉闭塞后至发生不可逆脑梗死的临界时间，其结果不一致，为 2~7h。Meyer 等从临床过程估计，人类大脑中动脉闭塞后的可逆性临界时间为 6h。但同时指出，6h 内重建血流并不完全预示后果良好，而超过 6h 重建血流也不都发生出血性梗死。

大脑中动脉血栓栓子摘除术是 1956 年 Welch 首先进行的。至 1985 年，英文文献中只有 64 例报告。对于这一手术的评价仍存在争论，原因是：①由于病例较少，对手术疗效和保守疗法何者更为恰当尚无定论。②大脑中动脉急性闭塞后的自然史尚无统一认识。③动物实验证明，动脉闭塞后有一可逆性的临界时限，超过此时限，脑梗死区将不可逆转。由于侧支循环的个体差异，这一时限并不适用于每一例患者。Chou 报告一例栓塞后 9h 行手术获得良好效果。为了延长这一时限，很多脑保护方法正在研究中。主要是降低脑代谢率（低温、巴比妥类药物等）和增加缺血区的脑灌注（扩容、降低血液黏稠度），以推迟脑梗死的发生。大脑中动脉血栓栓子摘除术采用翼部入路，充分敞开外侧裂，显露大脑中动脉主干及其分支，有栓塞的部位动脉呈蓝色而无搏动，暂时夹闭栓塞部的近、远侧，切开动脉壁，取出或用镊子挤出栓子，用肝素盐水冲洗管腔，放开远侧的动脉夹，见有血反流，表示远侧已通畅，再放开近侧动脉夹，冲出可能存在的血块，重新夹住，然后用 11 - 0 单股尼龙线连续缝合动脉切口。缝至最后一针时，再先后放开远、近侧的动脉夹，冲出气泡和碎块，最后完全缝合切口。术后可用抗血小板药物防止血栓形成。

大脑中动脉血栓—栓子摘除术可直接疏通管径较大的主干和各分支的血流，比颅外颅内吻合术更能有效地改善供血，如果在分支处有阻塞，各分支都将发生缺血，而吻合术只能与其中一个分支吻合，不能使大脑中动脉全部供血区都能得到灌注。因此，如果手术及时和成功，应比吻合术的效果更为优越。

（七）颅外—颅内动脉吻合术

早在 1951 年，Fisher 就曾提出将颅外动脉与颅内动脉吻合以增加脑供血的设想。1960 年，Jacobson 等用显微技术吻合管径为 2mm 的动脉，获得很高的通畅率，为颅内小血管吻合术奠定了技术基础。1967 年，Yasargil 和 Donaghy 分别在苏黎世和美国的伯林顿同时成功地进行了颞浅动脉大脑中动脉吻合术（STA－MCA），揭开了颅外颅内动脉吻合术（extracranial intracranial arterial bypass，EIAB）的历史篇章。从此这种手术便作为预防和治疗脑缺血的一种新手术在全世界广泛开展起来，在头 10 年中世界上已有 4000 多例报告。在 EIAB 发明后 20 年中，有关这种手术的理论和临床研究成为脑血管外科的一个热点，各种吻合方式也不断涌现。

EIAB 的理论根据是，当颈内动脉或椎基底动脉发生狭窄或闭塞而致脑的血流量减少时，运用颅外—颅内动脉吻合技术，使较少发生狭窄或闭塞的颅外动脉（颈外动脉系统）直接向脑内供血，使处于脑梗死灶周围的缺血半暗区（penumbra）和处于所谓艰难灌注（misery perfusion）区的脑组织得到额外的供血，从而可以改善神经功能，增强脑血管的储备能力（cerebrovascular reserve capacity，CRC），可以增强对再次发生脑栓塞的耐受力。很多文献报告，在 EIAB 术后局部脑血流量和脑代谢率（CM-RO$_2$）有增加，并有神经症状的改善和脑缺血发作减少，有的甚至发生戏剧性效果。Roski 等报告 1 例有右侧同向偏盲 7 年之久的患者，经 STA—MC 之后视野缺损立即消失，认为是视放射区的 rCBF 原处于边缘灌注状态，增加侧支供血后功能得以恢复。

1985 年，"EIAB 国际性随机研究"发表了一篇题为"颅外颅内动脉吻合术在减少缺血性卒中危险的失败"的研究报告。进入该项研究的中心共 71 个，病例为 1377 例，时间从 1977—1985 年。将患者随机分为两组：一组 714 例进行"最好的"内科治疗（主要是控制血压和抗血小板治疗）；另一组 663 例行 EIAB。手术组中吻合口通畅率为 96%，术后 30d 内死亡率为 0.6%，致残率为 2.5%。两组随访时间平均为 55.8 个月。其结论是"颅外—颅内动脉吻合术在减少缺血性卒中危险方面不比最好的内科治疗更优越"。这个结论无异是对 EIAB 在防治脑缺血卒中作用的全面否定。由于这项研究的权威性，使全世界神经外科医生对 EIAB 的热情骤降，手术例数大为减少，而且对手术适应证也重新规定。但事情并未就此终结，不少著名的脑血管外科专家对这项研究的合理性、严密性和统计方法提出质疑。Awad 和 Spetzler 指出，至少有两类患者可能在 EIAB 中受益，但未包括在这项国际协作研究中：①虽经最好的内科治疗但无效果的脑缺血患者。②经检查明确是因血液动力障碍引起脑缺血的患者。认为有的"协作研究"经过时间检验后才发现有错误，例如，1960 年关于蛛网膜下隙出血的国际协作研究中，对动脉瘤再度出血的时间和发生率的结论就是不正确的。

Sundt 也提出：①经调查参加这次研究的 71 个中心中的 57 个中心共有 2572 例手术病例未进入这项研究，只有 601 例进入随机的 EIAB 组。②协作研究的样本中，无症状的病例所占的比例过高，与实际情况不符，因而不能全面地反映 EIAB 防治脑缺血的效果。

争论的尘埃尚未完全落定，但是不可否认，在 EIAB 发明以后的十几年中，手术的适应证确实过宽。自协作研究报告发表以后，很多人又转而持完全否定的态度，说是"一个美丽的理论被一件丑陋的小事所扼杀"。Awad 和 Spetzler 则认为，EIAB 对于因血液动力因素引起的脑缺血患者仍是一个有效的治疗方法，"不要把孩子连同洗澡水一起泼掉"。虽然如此，但 EIAB 的手术适应证必须重新审定。

1. EIAB 的手术适应证　在协作研究报告以后，一些著名的脑血管外科专家提出以下的 EIAB 手术适应证。

（1）血液动力因素引起的脑缺血：脑缺血主要由两个因素引起，即血栓栓塞和低灌注，其中前者占绝大多数。血栓栓塞如为颈内动脉粥样硬化所引起，可行颈动脉内膜切除术，但有 15% 的患者其病变位于颅外手术不可到达的部位，即位于乳突尖端与下颌角的连线以上的部位，这样的病变不能行颈动脉内膜切除术，但可以造成脑的低灌注状态。此外，多发性动脉狭窄或闭塞也是低灌注状态的原因。低灌注状态经内科治疗无效者是 EIAB 的手术指征。

血液动力因素引起的脑供血不足的症状较为含糊，包括头昏眼花、眩晕或头痛。客观的检查包括脑血管造影、CT、MRI、rCBF 测定、PET 等，并经详细的心脏功能检查和排除了心源性栓塞。

（2）颅底肿瘤累及颈内动脉，切除肿瘤时不得不牺牲动脉以求完全切除肿瘤者，可在术前或术中行动脉架桥术以免发生脑缺血。

（3）梭形或巨大型动脉不能夹闭，需行载瘤动脉结扎或动脉瘤孤立术者。

2. EIAB 的手术方式　自 STA—MCA 开展以来，EIAB 的手术方式不胜枚举，现择其重要者分述如下。

（1）颞浅动脉—大脑中动脉吻合（STA—MCA）：是最先开展也是应用最多的一种手术方式。将颞浅动脉的前支（额支）或后支（顶支）分离出来，根据脑缺血的部位，与大脑中动脉的皮质支做端—侧吻合。STA 分支的内径为 1.2~1.5mm，吻合后血流量为 20~40ml/min，而正常 MCA 的平均血流量为 120ml/min，颈内动脉为 330ml/min，故只能补充而不能取代这些大动脉的供血。但吻合术后 STA 的管径可逐渐增大，血流量也随之增加。为增加供血量，有人建议将 STA 直接或用静脉移植架桥法吻合在 MCA 的主干上。

（2）脑膜中动脉—大脑中动脉吻合术（MMA—MCA）：当 STA 不宜于作为供血动脉时，可将 MMA 与 MCA 吻合。MMA 的平均内径为 1.1mm（0.8~1.4mm），约为 STA 的 2/3，但也属肌肉型动脉，吻合后可以扩张。MMA 虽是颈外动脉的分支，但位于颅内，与皮质动脉靠近，不必通过颅骨。

（3）颞浅动脉—小脑上动脉吻合术（STA—SCA）：1979 年由 Ausman 首先报告，适用于基底动脉远侧段病变引起的后循环供血不足的病变。

（4）颞浅动脉—大脑后动脉吻合术（STA—PCA）：为 Sundt 首先报告，适用于后循环供血不足的病变。手术方法与 STA-SCA 相似。

（5）枕动脉—小脑后下动脉吻合术（OA—PICA）：1975 年由 Ausman 首先开展，适用于 PICA 发出点近侧的椎动脉狭窄或闭塞性病变引起的脑缺血。

（6）枕动脉—小脑前下动脉吻合术（OA—AICA）：1980 年由 Ausman 首先开展，适用于 AICA 发出点近侧的椎—基底动脉病变引起的脑缺血。

（7）颞浅动脉—静脉—大脑中动脉吻合术（STA—V—MCA）：当 STA 的分支管径太细，不宜于作为供血动脉时，可在 STA 主干与 MCA 分支或主干之间移植一段自体静脉以增加供血量。

（8）颈总（外）动脉静脉—颈内动脉吻合术（CCA—V—ICA）：1971 年由 Lougheed 首先开展。用一长段大隐静脉在颈总（外）动脉与床突上段颈内动脉之间架桥，血流量可达 150ml/min，适合于立即需要大量供血者。

（9）颈外动脉—静脉—大脑后动脉吻合术（ECA—V—PCA）：1982 年，Sundt 在颈外动脉与大脑后动脉之间移植一条大隐静脉以治疗椎—基底动脉缺血。颈外动脉与静脉行端端吻合，静脉与大脑后动脉行端—侧吻合。术中测静脉的血流量为 35~170ml/min。

（10）颞浅动脉—动脉—大脑前动脉吻合术（STA—A—ACA）：1981 年刘承基为 1 例大脑前动脉闭塞而有对侧下肢轻瘫的患者行颞浅动脉—胃网膜动脉—大脑前动脉吻合术。移植的胃网膜动脉长 10cm，外径 2mm。动脉近端与 STA 作端—端吻合，远端与胼周动脉作端—侧吻合。术后对侧下肢肌力明显改善；1982 年 3 月 15 日，Ishii 报告在 STA 与 ACA 之间移植一段头静脉获得成功。

（11）锁骨下动脉—静脉—颈外动脉吻合加颞浅动脉—大脑中动脉吻合术（SCLA—V—ECA + STA—MCA）：1978 年，Ausman 在锁骨下动脉与颈外动脉之间移植一条大隐静脉，然后行 STA—MCA。用以治疗颈总动脉和颈内动脉闭塞的患者。手术后患者原有的一过性黑矇不再发作。

3. 颅内外血管连通术　1950 年，Henschen 在一次手术中将颞肌覆盖在脑的表面，后来发现颞肌上的血管与脑表面血管建立了吻合。以后用这种方法治疗脑缺血，称为脑—肌—血管连通术（encephalo—myo—synangiosis，EMS）。1976 年，Ausman 为 1 例脑缺血患者行 STA—MCA，5 个月后脑血管造影时，发现头皮血管通过开颅术的切口与脑皮质血管建立了丰富的连通，8 个月后血管连通更为增多。1981 年，Matsushima 根据这一原理，将颞浅动脉从头皮内面剥离一段而不切断，将此段颞浅动脉缝合固定在切开的硬脑膜上，使动脉与脑表面接触。手术后脑血管造影发现，颞浅动脉游离段与脑表面血管建立了血管连通，用以治疗烟雾病，称这种手术为脑硬脑膜—动脉—血管连通术（encephalo—duroarterio—synangiosis，EDAS）。

1993 年，Kinugasa 等认为烟雾患者行 STA—MCA 时常常找不到合适的受血动脉，而单纯的 EMS 或 EDAS 仍不足以提供丰富的供血，于是将 EMS 和 EDAS 联合起来，先行 EDAS，然后将硬脑膜敞开，将颞肌贴敷在裸露的脑表面上，使其发生血管连通，称这种手术为脑硬脑膜—动脉—肌—血管连通术

（encephalo—duroarterio—myo—synangiosis，EDAMS）。已行 17 例，效果良好。

4. 大网膜颅内移植术　1936 年，Oshauguessy 首先用带血管的大网膜包裹在缺血的心脏表面以建立大网膜与心脏之间的侧支循环。1973 年，Gold—smith 等用带蒂的大网膜覆盖在缺血的脑表面以建立侧支循环。从大网膜的动脉中注入颜料，发现脑表面血管有染色。1974 年，Yasargil 等首先在动物实验中将游离大网膜片上的动、静脉与颞浅动、静脉分别吻合，然后将大网膜覆盖在脑表面上，使之与脑血管发生连通，改善脑的供血。目前大网膜颅内移植的方法有带蒂移植和游离移植两种方法。

（1）带蒂大网膜移植术：1972 年，Alday 和 Gold – smith 研究了 136 例尸体大网膜动脉的分布，将其分为 5 型。

Ⅰ型：大网膜中动脉（MOA）的分叉处接近大网膜裙的下端，占 85.2%。

Ⅱ型：MOA 分叉处在胃网膜动脉弓与大网膜裙下端的中点，占 10.2%。

Ⅲ型：MOA 分叉处在胃网膜动脉弓下 2 ~ 3cm 处，占 2.9%。

Ⅳ型：MOA 缺如，左、右大网膜动脉在大网膜裙下方合成大网膜血管弓，占 0.7%。

Ⅴ型：脾动脉不参与胃网膜动脉弓的构成，而是直接构成左大网膜动脉。MOA 和右大网膜动脉由胃网膜动脉弓发出，占 0.7%。

1977 年，我国宁夏医学院解剖教研组报告 80 例尸体的大网膜动脉分布，按 Alday 的标准分型，其所占百分比有所不同：其中Ⅰ型占 77.5%，Ⅱ型占 11.2%，Ⅲ型占 6.2%，Ⅳ型占 1.3%，Ⅴ型占 3.8%。

根据大网膜动脉的分布，可以将大网膜制成带血管的长条，通过胸部和颈部的皮下隧道，覆盖在脑的表面，使大网膜血管与脑表面血管建立连通。

（2）游离大网膜颅内移植术：1877 年，Yonekawa 等在 Yasargil 动物实验的基础上，用游离大网膜颅内移植术治疗脑缺血患者。1993 年，Karasawa 等用游离大网膜颅内移植术治疗 30 例儿童烟雾患者，大网膜片可裁成（8cm×8cm）~（13cm×13cm）大小，其动、静脉分别与颞浅或枕动、静脉吻合。术后除 2 例外均有不同程度的改善。

大网膜颅内移植可以覆盖大面积的脑表面，而且不受脑表面受血动脉条件的影响，此点非其他手术方法所能达到。目前这种手术很少应用，但直到 1993 年仍有人用于治疗难治的儿童烟雾病，而且获得一定的疗效。外科手术史上不断涌现各种新的术式，有的经过时间的检验而被扬弃，有的则由于其优越性而传诸后世，有的则经过一个时期的湮没而在新的条件下又新被起用，例如，经蝶窦垂体瘤切除术早在 20 世纪 20 年代即有人进行，后来只有少数人采用，但是现在在显微技术条件下已成为治疗垂体瘤的主要手术方法。虽然后来有的方法已很少应用，但却给他人以启示，为科技的发展提供了正、反两方面的借鉴。

（史占华）

第五节　脑血管痉挛

一、概念

目前认为脑血管痉挛这一概念的含义包括：①脑血管造影见一条或多条脑底部大血管的管腔明显变窄。②蛛网膜下隙出血后出现迟发性神经功能缺失症状。③上述两种情况并存，即所谓的症状性脑血管痉挛。

二、发生率

由于脑血管痉挛的发现与发生受脑血管造影的时间、血管测量方法、出血部位、患者的年龄等因素的影响，故其真正的发生率目前难以估计。自发性蛛网膜下隙出血后，脑血管痉挛的发生率为 16% ~ 80%，动脉瘤术后的发生率为 9.0% ~ 71.2%，脑血管造影上脑血管痉挛的发生率为 30% ~ 50%。各部位动脉瘤脑血管痉挛的发生率分别为：前交通动脉动脉瘤为 21.4%，颈内动脉动脉瘤为 16.8%，大脑中动脉动脉瘤为 25.7%，大脑前动脉动脉瘤为 25%，椎—基动脉动脉瘤为 31.3%，多发性动脉瘤为 24.5%。

三、病理

（一）范围与部位

脑血管痉挛的轻重不一，一般是先局限性发生，然后广泛累及大脑，亦可是节段性血管痉挛。脑动脉痉挛常发生在大脑前、中动脉及颈内动脉硬脑膜内段，椎—基动脉系统较少见。脑血管痉挛多发生在患侧，亦可见于对侧。破裂的动脉瘤的近侧端与远侧端均可发生。广泛性脑血管痉挛者仅见于有颅内压增高者。血管痉挛可局限在载瘤动脉或该动脉主干，有时亦可扩展到对侧动脉或累及全脑。

（二）组织结构变化

在蛛网膜下隙出血的 3 周内（早期），显微镜下可观察到血管内膜水肿，肌层变性、坏死，内弹力层肿胀、排列混乱，出现肥胖细胞，外膜水肿并有淋巴细胞、浆细胞和巨噬细胞浸润。在出血 3 周后（晚期）可见痉挛的血管内膜增厚和纤维变性、内弹力层和肌层萎缩及纤维变性、外膜结缔组织增生等。总之，脑血管痉挛早期仅为动脉肌层收缩或组织学上可逆性改变，而后期则为动脉内膜、弹力层、肌层的变性、坏死与增生一系列的器质性变化。

（三）继发变化

脑血管痉挛发生后常继发出现迟发性脑缺血与脑梗死。由脑血管痉挛引起的脑缺血和脑梗死，肉眼观可见脑组织苍白、肿胀，与其他阻塞性脑血管病引起脑组织充血性肿胀不一样。因为脑血管痉挛仅导致血管腔狭窄，并非闭塞，故脑缺血与脑梗死多为不完全性，而其他阻塞性血管病引起的脑梗死多是完全性的。

四、发生机制

（一）机械因素

血管壁的破裂刺激、出血后的血凝块、手术操作、电刺激以及围绕血管壁的纤维带的牵引均可引起血管痉挛。机械因素所引起的脑血管痉挛多为局限性的且短暂，多历时 20~30min。动脉瘤破裂出血发生蛛网膜下隙出血时，使蛛网膜下隙胀满，牵拉蛛网膜下隙血管壁上的束带，刺激其中的神经引起脑血管痉挛。

（二）神经因素

脑血管上有丰富的自主神经分布，血管中层及最外层的平滑肌细胞间形成的神经肌肉接头可产生若干收缩因子使血管痉挛，此神经肌肉接头处由颈交感神经发出神经纤维支配。在脑血管痉挛急性期是通过神经介质改变交感神经张力，后期则通过体液介质改变交感神经张力，通过神经反射引起血管舒缩。

（三）体液因素

体液因素亦称化学因素。能引起脑血管痉挛的体液因素很多，以下简介几种引起脑血管痉挛的主要体液因素。

1. 血管痉挛因子　蛛网膜下隙中的血块可释放出许多种血管痉挛因子，而脑血管壁上存在各种受体，如肾上腺素能、胆碱能、5—羟色胺、组胺、前列腺素等受体。积血与脑脊液相混合分解释放出各种血管活性物质，包括肾上腺素（AD）、去甲肾上腺素（NA）、多巴胺、血管紧张素、组织胺、5—羟色胺、前列腺素（PG）、氧合血红蛋白（OXYHb）、凝血酶、血浆素、血栓素 A_2、过氧脂质、纤维蛋白降解产物、K^+ 等。其中以 5—羟色胺、收缩性前列腺素及氧合血红蛋白的作用最强，它们之间可相互作用，增强导致血管痉挛的效应。5—羟色胺几乎全部存在于血小板中，它具有强大的血管收缩作用，也是蛛网膜下隙出血后在脑脊液中唯一能达到血管收缩浓度的物质。一般认为 5—羟色胺在蛛网膜下隙出血后 15min 即可从血小板中释放出来，在数分钟内引起脑血管痉挛，持续时间不到 1h，故它是引起急性期血管痉挛的原因。蛛网膜下隙出血后脑脊液中的前列腺素增高，具有血管收缩作用。5—羟色胺可加速前列腺素的释放。氧合血红蛋白可能是引起慢性期血管痉挛的原因。蛛网膜下隙积血导致脑血管痉挛可能从以下三方面发挥作用，即脑血管周围的血管活性物质浓度增高致使动脉痉挛；血液成分阻塞血管外膜与蛛网膜下隙相通的微孔道，影响了血管壁自身营养代谢；蛛网膜下隙出血造成血管壁的炎性改变。

2. 内皮细胞功能障碍　蛛网膜下隙出血后脑主干动脉内皮细胞发生广泛性损伤，表现为内皮细胞对辣根过氧化酶（HRP）通透性增强，使血管活性物质作用于平滑肌，引起血管痉挛。当屏障进一步损坏时，血中的大分子活性物质、血浆蛋白等透入内皮下，引起内皮细胞水肿，刺激平滑肌细胞增殖，使动脉管腔狭窄，构成脑血管痉挛的后期病理表现。内皮细胞具有产生血管活性物质、调节血管张力的功能。产生的舒血管物质有前列环素（PGI_2）、内皮源性血管舒缓因子（EDRF）、血小板活化因子（PAF）等，缩血管物质有血栓噁烷 A_2（TXA_2）、内皮源性血管收缩因子（EDCF）如内皮素等。正常情况下，上述物质相互协调，处于生理平衡状态。当内皮细胞受损时，导致其功能障碍，生理平衡失调，脑血管的紧张度发生变化，促进脑血管痉挛的发生和发展。

3. 其他　血管壁的炎性反应及器质性改变是引起晚期脑血管痉挛病理改变的主要原因。

五、临床表现

蛛网膜下隙出血后脑血管造影显示有脑血管痉挛的患者，临床上并不一定都有延迟性脑缺血所致的临床症状恶化，只有 20%～30% 的患者发生症状性脑血管痉挛。

（一）发生时间

脑血管痉挛可发生在各个年龄组患者，以 50 岁以下者常见。其发生时间为蛛网膜下隙出血后的 4～16d，亦可发生在出血后 24h 内，高峰时间为 6～9d。在再出血的患者中，脑血管痉挛的发生高峰为出血后 4～9d，慢性痉挛持续的时间一般在 6～17d 之间。脑血管痉挛在血管造影上可持续 3～4 周。

（二）发生部位

动脉瘤的部位与脑血管痉挛的发生无明显关系。

（三）前驱征象

蛛网膜下隙出血的患者经适当的治疗多逐步好转。若在出血的 3～4d，患者头痛、意识障碍、偏瘫、脑膜刺激征进行性加重以及周围血白细胞持续增高、持续高热（39.0～40.5℃），均提示可能发生脑血管痉挛。昏迷不足 1d 者易发生脑血管痉挛，而无昏迷或昏迷超过 1d 者，发生率相对较少。

（四）辅助检查

1. CT 扫描　在蛛网膜下隙出血 4d 内，行颅脑 CT 扫描基底池内出血量及积血部位，均可提示脑血管痉挛的发生及其程度。CT 显示蛛网膜下隙有 1mm 以上厚度的高密度影像者，几乎都可能发展成为脑血管痉挛，并且出血量越多，其发生率越高，程度也越严重。另外，CT 增强扫描有血管通透性增加及脑池、池周增高效应者可能发生脑血管痉挛。CT 上无脑池积血者，脑血管造影上血管痉挛的发生率为 32%，发生缺血性神经功能缺失者仅 5%；而有脑池积血者，造影上脑血管痉挛及缺血性神经功能缺失的发生率分别为 55% 和 90%。

2. 经颅 Doppler 超声　经颅 Doppler 超声显示颈内动脉颅内段及大脑前、中动脉近端血流速率异常增加或脑血流下降，均提示可能发生脑血管痉挛。大脑中动脉直径降至 1.5mm 以下，则血流速度增至 1.4m/s 以上，这是诊断大脑中动脉显著痉挛的标准。大脑中动脉血流速率与颅外颈内动脉血流速度之比超过 10 时（正常人为 1.1～2.3），提示脑血管痉挛发生。

3. 脑血流量及颅内压测定　当脑血流量低于 6.7μl/（g·s）时以及颅内压持续高于 3.5kPa 时，均提示脑血管痉挛的发生。

（五）延迟性缺血综合征

1. 意识变化　患者的意识变化是本综合征的特点，可为首发或主要体征。表现为由清醒转为嗜睡或昏迷，或由昏迷到清醒又转为昏迷。

2. 颅内压增高征　表现为头痛、恶心、呕吐、眼底视盘水肿等，这是由于脑血管痉挛发生后脑梗死或脑缺血的范围增大，继发脑水肿所致。

3. 局灶性体征　可有不同程度的偏瘫、失语、偏身感觉障碍等。其他表现尚有高热、项强加重等脑膜刺激征。

多数患者病情发展缓慢，蛛网膜下隙出血后经数小时或数天逐渐出现较重的神经障碍或意识恶化，持续 1~2 周，然后逐渐缓解；约半数患者可自行缓解，少数患者恶化死亡。

六、诊断与鉴别诊断

脑血管痉挛是指形态学上的改变，主要依靠脑血管造影确诊。在阅片时应考虑到动脉硬化、先天性动脉发育不良、占位病变的压迫或牵拉、造影中的伪迹如血液层流现象等因素并加以排除，才能诊断为脑血管痉挛。

临床上根据脑血管痉挛发生的时间、临床表现及辅助检查多不难诊断。但尚需要与颅内血肿、交通性脑积水、再出血、手术损伤、先天性颈动脉及椎—基动脉发育异常等相鉴别，借助 CT 等辅助检查多容易鉴别。

七、治疗

迄今尚无特效方法。因此，脑血管痉挛关键在于预防，一旦发生，很难逆转其进程，只能减少神经并发症。

（一）预防

维持有效循环量、应用尼莫地平以及早期手术清除脑池内积血是预防脑血管痉挛的有效措施。

1. 维持有效循环量　扩充血容量和提高血压被公认为是预防和治疗脑血管痉挛的方法。扩容有助于提高患者血压、增加心搏出量、稀释血液、降低全血黏稠度、增加脑灌注压，进而改善全身和脑微循环的血流。早期或超早期手术处理动脉瘤、密切监测中心静脉压及肺动脉楔压等措施，以保证扩容和提高血压疗法的顺利进行。

目前常用的扩容和提高血压的药物有血浆、白蛋白、低分子右旋糖酐、706 代血浆及晶体液体等。

2. 应用尼莫地平　尼莫地平可选择性扩张脑血管，其给药途径及剂量对于治疗和预防脑血管痉挛有一定影响。

（二）治疗

除采用扩容、提高血压及应用尼莫地平外，脑血管痉挛的治疗尚包括：

1. 抗炎治疗　可采用激素、布洛芬、消炎痛、甲氯灭酸、自由基清除剂等，对治疗脑血管痉挛均有一定效果。

2. 与前列腺素代谢有关的药物　有前列环素、carbacyclin、OKY—1581、OKY—046、ITF—182、T—IHA 和咪唑啉等。

3. 其他钙离子拮抗剂　除尼莫地平外尚有尼卡地平、verapamil、diltiazon、nifedipine 等。

4. 血管内球囊技术　后期的脑血管痉挛多为血管壁的器质性病变，药物治疗常常无效，仅能用物理方法扩张。球囊腔内血管成形术的应用指征是：①患者对常规治疗和药物治疗反应差。②CT 和/或 MRI 证实没有血管痉挛区坏死。③在血管内球囊栓塞治疗动脉瘤时，颅内血管痉挛造成神经体征恶化。但动脉粥样硬化造成的脑内动脉狭窄属于禁忌证。

5. 其他治疗　包括脑保护药物（如巴比妥类药）、改善脑血管血液流变学药物以及肾上腺能 α 受体阻滞剂（如酚妥拉明）、磷酸二酯酶抑制剂（异丙肾上腺素、氨茶碱等）等药物均可应用。血管内支架、高压氧治疗及脑室引流术必要时也可试用。

八、预后

弥漫性脑血管痉挛预后不良，节段性血管痉挛预后较好，局限性者预后最好。术前发生脑血管痉挛的死亡率为 18.5%，术后发生脑血管痉挛的死亡率为 13.3% ~ 50.0%，未手术者的死亡率为 76.8%。动脉瘤半年时死亡和致残的主要原因是脑血管痉挛，占死残总数的 33.5%。弥漫性血管痉挛者死亡率为 22%，无血管痉挛者仅为 9.2%。

（张学君）

第六节　海绵状血管瘤

海绵状血管瘤（cavernous angioma 或 cavernoma）也称海绵状血管畸形。海绵状血管瘤是由众多结构异常的薄壁血管窦聚集构成的团状病灶，可发生在中枢神经系统任何部位，但以大脑半球为最多见，72% ~ 78% 位于幕上，其中 75% 以上在大脑半球表面；20% 左右位于幕下，7% ~ 23% 位于基底节、中脑及丘脑等深部结构；位于脑室系统者占 3.5% ~ 14.0%；也有位于脊髓的报道。

一、临床特点

因病变侵犯的部位不同而异，多以癫痫、头痛、局灶神经损害症状及出血为临床特征。

1. 癫痫　是病灶位于幕上患者最常见的症状，发生率约为 62%。病灶位于颞叶，伴钙化或严重含铁血黄素沉积者癫痫发生率较高。

2. 出血　几乎所有的海绵状血管瘤病灶均伴亚临床微出血，有明显临床症状的出血相对较少，为 8% ~ 37%。幕下病灶、女性尤其孕妇、儿童和既往有出血史者有相对高的出血率。

3. 局灶性神经症状　常表现为急性或进行性神经缺失症状，占 16.0% ~ 45.6%。

4. 头痛　不多见，主要因出血引起。

5. 无临床症状　无任何临床症状或仅有轻度头痛，据近年的磁共振扫描统计，无症状的海绵状血管瘤占总数的 10% ~ 14%，部分无症状者可发展为有症状的病变，Rob Lnson 等报道 40% 的无症状患者在半年至 2 年后发展为有症状的海绵状血管瘤。

二、影像学检查

1. 颅骨 X 线平片　表现为病灶附近骨质破坏，无骨质增生现象。

2. 脑血管造影　由于海绵状血管瘤的组织病理特点，血管造影很难发现该病，可能与病灶内供血动脉细小、血流速度慢、血管腔内血栓形成及病灶内血管床太大、血流缓慢使造影剂被稀释有关。

3. CT 扫描　病灶平扫时表现为边界清楚的圆形或椭圆形等密度或高密度影，也可呈混杂密度影。

4. 磁共振成像　具有较高的敏感性和特异性，是目前确诊和评估海绵状血管瘤的最佳检查方法。典型的表现是在 T_1 加权像上有不均一高强度信号病灶，周围伴有低密度信号环，应用顺磁性造影剂后，病灶中央部分有强化效应，病灶周围无明显水肿，也无大的供血或引流血管。当伴有急性或亚急性出血时，显示出均匀高信号影。如有反复多次出血，则病灶周围的低信号环随时间而逐渐增宽。

三、治疗方法

（1）本病临床上多采用手术治疗：对有神经功能缺失和出血的表浅病灶应尽早切除病灶；对于位于脑重要结构部位的病灶，如反复出血和进行性神经功能缺失，也应考虑手术治疗。立体定向治疗无效。

（2）放射治疗：应用 γ 刀或 X 刀治疗，可使病灶缩小和减少血供，但易出现放射性脑损伤的并发症。目前仅限于手术难于切除的或位于重要功能区有明显症状者，并应适当减少周边剂量以防止放射性脑损伤。

（张学君）

第七节　脑底异常血管网症

脑底异常血管网症（moyamoya disease）是指原发性颈内动脉进行性狭窄和（或）闭塞，伴有脑底部异常血管网开成，是一种少见病。脑血管造影时可见新生血管很像喷出的烟雾，故用日语"moyamoya"（烟雾）命名此病。该病在世界各地均有报道，而以亚洲，尤其是日本居多。

一、病因

本病病因不明，目前认为本病可能先有 Willis 环某种程度的发育不全，以后由于多种病因（尤其是结核性脑膜炎、钩端螺旋体动脉炎等）引起血管（特别是双侧颈内动脉及基底动脉）炎症、狭窄、闭塞，周围动脉代偿性扩张，形成新生侧支循环，而在脑底部出现异常毛细血管扩张样的血管网。

发病年龄为 10 岁以内的青少年，通常在 3 岁左右发病。成人为 20~30 岁发病。有关资料表明，本病有家族倾向，但遗传学尚不能证实。

二、病理

本病的病理学特点是：①受累血管多为双侧性，以颈内动脉末端，大脑中、前动脉起始部，基底动脉末端狭窄或闭塞最为突出。②受累血管主要改变为内膜增厚，内弹力度屈曲、增厚或变薄、分层、断裂、崩解。③异常血管网的血管壁薄而脆弱，明显扩张、弯曲，直径为 200~300μm。④少数患者可并发颅内动脉瘤，动脉瘤多位于异常血管网或其他侧支循环上，其发生显然与侧支循环血管内血流量显著增加有关。

三、临床特点

（1）青少年以局部缺血为主要表现，约占 81%，其中短暂性局限性脑缺血发作占 41%，脑梗死占 40%，常由过度通气所诱发（如吹风装置、哭喊等），也表现为癫痫发作（TIA）型、梗死型和出血型。

（2）一般患者多呈进行性发展过程，在发病数周至数月由单侧发展为双侧，持续 1 年至数年，表现为智能低下、头痛、失语、抽搐、肢体麻木、感觉障碍、视力障碍、偏瘫、脑神经麻痹、眼球震颤、局限性癫痫、四肢痉挛等。这些症状反复发作，随着脑底异常血管网形成，侧支循环建立，病情渐趋稳定。

（3）随着年龄的增长，新生血管网及侧支循环动脉增粗、纤曲、扩张，血管壁张力增高，管壁脆弱，甚至形成动脉瘤。如某种因素使血管内压力骤增可导致破裂出血，临床上则表现为出血性卒中。多伴有较明确的偏瘫、失语、精神智力障碍等局灶性定位体征。如无危及生命的颅内血肿，一般预后良好。

四、诊断要点

1. 脑血管造影　本病的确诊主要依靠脑血管造影，随着病变的发展，脑血管造影像有不同的阶段性表现。

2. CT 扫描　烟雾病患者的脑 CT 扫描所见并无特异性，主要是缺血或出血引起的 CT 图像改变，前者表现为双侧多发性低密度改变，皮质萎缩，脑室扩大；后者为高密度块影。但增强的 CT 像则可见典型的脑底异常血管网症特征，脑底部有广泛弯曲的丛状血管影，脑表面有多条扩大的皮质血管，是扩大的软脑膜侧支循环通道。

3. 磁共振成像　磁共振成像（MRI）在显示增多的侧支血管方面比 CT 更为清晰。而磁共振血管造影（MRA）则诊断价值更高，能看到狭窄和闭塞的颅内动脉和增多的侧支循环。

4. 正电子发射断层扫描（PET） PET 是一种无侵袭性测定 rCBF 和氧耗量的方法。

5. 脑电图 烟雾病的脑电图改变有两种特征性形式，一是在安静状态下病侧大脑半球有弥漫性高电位慢波，于额叶和枕叶尤为明显；二是过度换气后慢波增多，称为慢波建立现象（build up phenomena），过度换气停止后慢波增多仍延续一段时间。脑电波恢复到静止状态 20～50s 后，再度出现慢波增多，称为再建立现象（rebuild up phenomena），持续约 10min。

6. 单光子发射断层扫描（SPECT） 在缺血区有 rCBF 下降，同时可进行 DiaMox 试验测知脑血管储备能力（CRC），有助于决定治疗方法。

五、治疗方法

1. 内科治疗 发生脑缺血症状后可进行内科治疗，类固醇药物对于偶发和短暂性、局限性脑缺血发作复发时有效。包括皮质激素、阿司匹林、噻氯匹定（ticlopidine）（血小板抑制剂）、血管扩张剂和抗凝疗法。右旋糖酐 40、烟酸、尼莫地平、氟桂利嗪（西比灵）及神经细胞营养剂均可应用。如有明确的病因如钩端螺旋体病、非特异性感染等，应积极进行病因治疗。药物治疗对防止成年患者发生出血无任何效果。

2. 外科治疗 有许多办法对缺血的脑组织供血重建有益，主要包括：①颅内外血管吻合搭桥术：主要是颞浅动脉—大脑中动脉吻合（STA—MCA）术，及脑膜中—大脑中动脉吻合术。②非吻合搭桥术：手术方法简单，效果不亚于血管搭桥，目前常用的方法为脑—肌—血管连通术，即将颞肌贴敷缝合于脑皮质之上，可与 STAMCA 吻合并用。③大网膜颅内移植术。④星状神经节切除和颈动脉周围交感神经切除术；⑤颞肌贴敷术（但在谈话和咀嚼时可导致感染问题和大脑神经冲动的传递）。

3. 血管吻合术并发症 ①慢性硬膜下血肿。②吻合部位脑内血肿。③脑缺血症状。④术后癫痫及再出血。

（张学君）

第六章

颅内肿瘤

颅内肿瘤包括原发性肿瘤以及由身体其他部位转移到颅内的继发性肿瘤。其中，原发性肿瘤发病率为（7.8~12.5）/10万，可发生于任何年龄段。儿童和少年以颅后窝及中线部位的髓母细胞瘤、颅咽管瘤、松果体区肿瘤为多见；成人以胶质细胞瘤、脑膜瘤、垂体瘤、听神经瘤等为多见；老年以胶质细胞瘤及转移瘤为多见。颅内肿瘤在40岁左右为发病高峰期，之后随年龄的增长，发病率呈下降趋势。

颅内肿瘤的发病机制，目前尚未完全清楚。研究表明，细胞染色体上的癌基因及各种后天诱因可导致颅内肿瘤的发生。潜在的危险因素包括：遗传因素，如遗传综合病症或特定基因多态性；物理因素，如电磁辐射；化学因素，如亚硝胺类、多环芳烃类化合物；生物性因素，如DNA病毒、RNA病毒等。

第一节　颅内肿瘤的临床表现及治疗

颅内肿瘤的临床表现主要包括颅内压增高和局部症状及体征。90%以上的颅内肿瘤患者存在颅内压增高症状，且症状常呈慢性、进行性加重；若肿瘤存在囊性变或瘤内出血，则可出现急性颅内压增高，甚至出现脑疝，直接导致患者死亡。局部症状及体征为肿瘤对周围脑组织的压迫、破坏所致，临床表现取决于肿瘤的生长部位。

一、颅内压增高症状和体征

颅内肿瘤的临床表现主要为头痛、呕吐以及视神经盘水肿。头痛是因颅内压增高刺激、牵扯脑膜血管及神经所致，多位于前额及颞部，颅后窝肿瘤可致枕颈部疼痛并向眼眶放射。疼痛性质常为持续性，并呈阵发性加剧，晨醒、排便、咳嗽时加重，呕吐后可缓解。呕吐是因迷走神经中枢及神经受激惹引起，常伴随头痛发生，呕吐多为喷射性。颅内压增高导致视神经受压，眼底静脉回流受阻，从而引起视神经盘水肿，是颅内压增高的客观征象，严重时可有眼底出血。颅内压增高晚期，患者视力减退，视野向心性缩减，甚至可致失明，常双侧都受影响。部分患者，特别是幼儿，可无视神经盘水肿。

除上述主要表现，患者还可出现头晕、复视、黑矇、猝倒、意识模糊、精神淡漠等症状。中、重度急性颅内压增高常引起生命体征改变，呼吸、脉搏减慢，血压升高，即Cushing综合征。

二、局部症状与体征

局部症状与体征为肿瘤压迫或破坏周围脑组织所致，临床表现主要取决于肿瘤生长部位。包括两种类型：一种为刺激性症状，如疼痛、癫痫、肌肉抽搐等；另一种是正常神经组织受挤压或破坏导致的功能丧失，如偏瘫、失语、感觉障碍等麻痹性症状。因首发症状或体征提示最先受肿瘤压迫、损害的脑组织部位，故最早出现的局部症状具有定位意义。不同部位脑肿瘤具有不同的局部特异性症状及体征，以下对常见部位进行描述。

1. 大脑半球肿瘤　大脑半球功能区附近的肿瘤早期可有局部刺激症状，如癫痫、幻听、幻视等；晚期则出现破坏性症状，如肌力减弱、感觉减退、视野缺损等。常见临床症状如下：

（1）精神症状：最常见于额叶肿瘤，尤其是肿瘤侵犯双侧额叶时症状最为明显，表现为人格改变及记忆力减退、反应迟钝、生活懒散、丧失判断力、性情改变等。

（2）癫痫发作：可为全身性大发作，也可为局限性发作，而局限性发作对肿瘤的诊断具有重要意义。癫痫发作前可有先兆症状，如颞叶肿瘤癫痫发作前常有眩晕、幻嗅；顶叶肿瘤癫痫发作前可有感觉异常，如肢体麻木等。癫痫发作最常见于额叶肿瘤，其次是颞叶肿瘤和顶叶肿瘤，枕叶肿瘤最少见。

（3）锥体束损害症状：最早常发现一侧腹壁反射减弱或消失，其后同侧腱反射亢进、肌张力增加、病理征阳性。症状因肿瘤大小及对运动区损害程度的不同而各异。

（4）感觉障碍：顶叶肿瘤常见，痛、温觉障碍常不明显，多位于肢体远端，且多轻微。皮质感觉障碍则表现为两点辨别觉、实体觉、对侧肢体位置觉障碍等。

（5）失语症：见于优势大脑半球肿瘤，分运动性、感觉性、混合性及命名性失语。运动性失语是指优势半球额下回受侵犯，患者具有理解语言的能力，而语言表达能力丧失。感觉性失语是指优势半球颞上回后部受侵犯时，患者具有语言表达能力，而不能理解语言。

（6）视野缺损：常见于枕叶及颞叶深部肿瘤，因肿瘤累及视辐射神经纤维所致。早期呈同向性象限视野缺损，而后视野缺损的范围随肿瘤体积的增大而增大，最后可形成同向偏盲。

2. 鞍区肿瘤　鞍区肿瘤患者颅内压增高症状较少见，因患者初期即可出现视力视野改变及内分泌功能紊乱，从而及早就医。

（1）视力减退及视野缺损：常为鞍区肿瘤患者就诊的主要原因，因肿瘤向鞍上发展压迫视交叉所致，眼底检查可见原发性视神经萎缩。视力减退常由一只眼开始，另一只眼视力也逐渐减退，呈进行性发展，可致双眼相继失明。典型的视野缺损表现为双颞侧偏盲，若肿瘤向前发展压迫一侧视神经，可出现一侧失明，而另一侧颞侧偏盲或正常；若肿瘤向后发展压迫视束，表现为同向偏盲。

（2）内分泌功能紊乱：泌乳素水平过高，女性出现闭经、泌乳、不孕等；男性出现阳痿、性功能减退。生长激素水平过高，于儿童可致巨人症，于成人可致肢端肥大症。促肾上腺皮质激素水平过高，可致 Cushing 综合征。

3. 松果体区肿瘤　肿瘤位于松果体区者，颅内压增高常为首发，甚至唯一临床症状和体征，主要因肿瘤位于中脑导水管开口附近，极易导致脑脊液循环梗阻。肿瘤继续向周周生长，从而压迫四叠体、中脑、小脑、下丘脑等，引起以下相应的局部症状。

（1）四叠体受压迫症状：主要表现为上视障碍、瞳孔对光反应和调节反应障碍。此外，还可出现眼睑下垂、滑车神经不完全麻痹等。

（2）中脑受压迫症状：若肿瘤累及脑干基底部皮质脊髓束，则可见肢体不完全麻痹、双侧锥体束征。若肿瘤累及中脑网状结构，则可影响患者的意识状态。

（3）小脑受压迫症状：若肿瘤压迫小脑上蚓部或通过中脑的皮质脑桥束，则表现为持物不稳、步态蹒跚、眼球水平震颤等。

（4）下丘脑损害表现：嗜睡、肥胖、尿崩症、发育停止等，男性还可见性早熟。

4. 颅后窝肿瘤　肿瘤累及小脑半球、小脑蚓部、脑干及脑桥小脑角 4 个部位，出现以下 4 组不同的临床表现。

（1）小脑半球受累：主要表现为患侧肢体共济失调。此外，还可出现患侧肌张力减退或消失、腱反射迟钝、膝反射钟摆样等临床表现。

（2）小脑蚓部受累：主要表现为躯干和下肢远端共济失调，患者步态不稳或不能行走，Romberg 征阳性。

（3）脑干受累：交叉性麻痹为其特征性表现。中脑受累多表现为患侧动眼神经麻痹；脑桥受累可表现为患侧眼球外展肌、面肌麻痹，同侧面部感觉、听觉障碍；延髓受累可出现患侧舌肌、咽喉麻痹，舌后1/3味觉消失等。

（4）桥小脑角受累：常见患侧中后组脑神经症状及小脑症状。中后组脑神经症状，如患侧耳鸣、进行性听力减退、颜面麻木、面肌麻痹或抽搐、眩晕、声音嘶哑、饮水呛咳等。小脑症状，如患侧共济失调、眼球水平震颤等。

三、治疗

1. 降低颅内压 在治疗颅内肿瘤的过程中，降低颅内压处于非常重要的地位。降低颅内压最直接、最根本的方法是切除颅内肿瘤，但部分肿瘤无法手术或不能全切，需要行放射治疗或化学治疗。临床常用降低颅内压的方法有脱水治疗、脑脊液引流、综合治疗等。

（1）脱水治疗：脱水药物分利尿性和渗透性两类。前者通过将水分排出体外，使血液浓缩，从而增加其吸收组织间隙水分的能力；后者则通过升高血液渗透压，使水分从脑组织向血管内转移。

（2）脑脊液体外引流：主要包括侧脑室穿刺和脑脊液持续外引流两种。侧脑室穿刺主要用于急救和迅速降低因脑室扩大引起的颅内压增高，穿刺点常为右侧脑室额角，排放脑脊液不可过快，防止因颅内压骤降导致的脑室塌陷或颅内出血。脑脊液持续外引流主要用于缓解术前、术后的颅内压增高症状，或用于监测颅内压变化情况。

（3）综合治疗：综合防治措施包括低温冬眠或亚低温、激素治疗、限制水钠输入、保持呼吸道畅通、保持合理体位等。

2. 手术治疗 手术是治疗颅内肿瘤最直接，也是最有效的方法，临床常见手术方法如下：

（1）切除手术：切除手术的原则是在保留正常脑组织的基础上，最大限度地切除肿瘤。按切除肿瘤的程度分为全切（完全切除）、次全切（切除90%以上）、大部切除（切除60%以上）、部分切除以及活检。

（2）内减压手术：若肿瘤不能达到全切，可切除肿瘤周围的非功能区脑组织，获取足够空间，达到降颅压、延长患者寿命的目的。

（3）外减压手术：常用于不能切除、仅行活检及脑深部肿瘤放疗前，通过去除颅骨骨瓣，敞开硬脑膜以降低颅内压。常用术式有去大骨瓣减压术、颞肌下减压术、枕肌下减压术等。

（4）脑脊液分流术：常用于解除脑脊液梗阻，常用术式有侧脑室—腹腔分流术、侧脑室—枕大池分流术、终板造瘘术、第三脑室底部造瘘术等。

3. 放射治疗 位于重要功能区或位置深在而不宜手术的肿瘤，或不能全切的肿瘤术后，或对于放射治疗较敏感、不能耐受手术或不同意手术的患者，可采用放射治疗。放射治疗分内照射法和外照射法两种。内照射法又称间质内放疗，通过将放射性同位素植入肿瘤内，达到放疗目的。外照射法包括普通放疗、等中心直线加速器治疗、伽马刀放射治疗等。

4. 化学治疗 临床上常用的化疗药物有卡莫司汀、洛莫司汀、司莫司汀、博来霉素、阿霉素、丙卡巴肼、长春碱、替尼泊苷等。选药原则为：①药物应能通过血—脑屏障，对中枢神经无毒性，并能在血液和脑脊液中长时间维持。②分子量小、脂溶性高的非离子化药物。③颅内转移瘤应参照原发肿瘤选择药物。

5. 基因药物治疗 基因药物治疗颅内肿瘤目前仍处于临床研究阶段。例如，单纯疱疹病毒胸苷激酶基因能使抗病毒药物丙氧鸟苷转化为细胞毒性药物，以逆转录病毒为载体，导入胶质瘤细胞内，特异性杀伤处于分裂期的瘤细胞，并可诱导周围瘤细胞凋亡，且不影响正常或静止的细胞。

（张学君）

第二节 脑肿瘤影像学及治疗技术进展

一、脑肿瘤术前影像学

目前临床诊疗中，医学影像已成为决定最终医疗行为的重要依据，脑肿瘤常规检查多依靠X线片、CT及MRI等。近年来，由传统CT及MRI衍生出的三维CT、正电子发射断层显像（PET）、磁共振弥散加权成像（DWI）、磁共振波谱（MRS）、磁共振弥散张量成像（DTI）、扩散张量纤维束成像（DTT）

技术等新兴检查手段的出现，为脑肿瘤的临床诊断及治疗提供了重要的参考依据。

1. 三维CT　CT可以说是20世纪医学研究的重要成果之一，它使临床医学发生了革命性的变化，但由于受到计算机技术发展的限制，成像以二维轴位图像为主。而临床医生对于病灶的认识，也只能由二维CT图像进行想象和抽象叠加，难以对病灶及其周围结构勾画出准确的三维立体关系。三维CT是指CT图像的三维重建，是目前研究的热点，涉及数字图像处理、计算机图形学、医学等相关领域。螺旋CT（SCT）扫描速度快，可获得无间断的容积数据，一次体积数据采集在短时间内即可完成；同时配合三维CT成像软件，对数据进行回顾性处理，从而产生高质量的立体三维图像，对颅内病灶的定位极其精细。

2. 磁共振波谱（MRS）　MRS是目前唯一能无创伤探测活体组织化学特征的方法，是在磁共振成像的基础上产生的一种新型的功能分析诊断方法，是磁共振成像和磁共振波谱的完美结合。MRI研究的是人体器官组织大体形态的病理生理改变，而MRS研究的是人体细胞代谢的病理生理改变，二者的物理学基础都是核磁共振现象。许多疾病的代谢改变早于病理形态改变，MRS则对代谢改变的潜在敏感性很高，可提供信息以早期检测病变。在20世纪70年代，MRS即被应用于人和动物组织器官的活体组织检测，随着MRS的迅速发展，近年来美国食品药品监督管理局（FDA）已认可MRS技术，MRS也从实验室转入临床应用阶段。MRS对于一些疾病的病理生理变化、早期诊断、疗效及预后的判断都有重要意义。对一般的神经影像学技术而言，MRS是一项辅助检查技术，通过特定的脑立体像素反映代谢产物的水平，从而提供解剖影像以外的局部生理性数据，在MRI检查的同时无须花费过多的时间。MRS可检测许多代谢产物，并根据代谢产物的含量分析组织代谢的改变。MRS不但可以将肿瘤与炎症、脱髓鞘病变区分开来，也可以在肿瘤性疾病的分级、放疗后反应、鉴别复发和假性进展等方面提供有价值的数据。

3. 功能性磁共振成像（fMRI）　fMRI在观察大脑思维活动时，时间分辨率很高，而空间分辨率也可达到毫米水平。借助于fMRI，大脑的研究范围可延伸至记忆、注意力、决策、情绪等方面。在某些情况下，fMRI可识别研究对象所见到的图像或阅读的词语。尽管广义上将fMRI分为脑血流测定技术、脑代谢技术、神经纤维示踪技术三类，但目前应用最广泛的是BOLD效应的fMRI，即通常所说的fMRI。

fMRI的原理，即BOLD效应是基于局部神经元功能活动对耗氧量和脑血流量影响程度不匹配而导致的局部磁场性反应，如氧合血红蛋白和去氧合血红蛋白。氧合血红蛋白是抗磁性物质，对质子弛豫没有影响；而去氧合血红蛋白是顺磁物质，可产生横向磁化弛豫时间（T_2）缩短效应。故当去氧合血红蛋白含量增加时，T_2加权信号减低；当神经元兴奋时，电活动引起脑血流量显著增加，同时耗氧量也增加，但增加幅度较低，使局部血液氧含量增加，去氧血红蛋白的含量减少，T_2加权信号增强。总之，神经元兴奋可引起局部T_2加权增强，这就是T_2加权像信号能反映局部神经元活动的原理，即BOLD效应。

早期的fMRI单纯利用神经元活动的血流增强效应，是通过注射顺磁造影剂的方法实现的；随着成像技术的发展，才逐渐形成BOLD。由于fMRI成像技术是无创的，因此应用的范围越来越广。与其他非手术脑功能定位技术，如脑电图、脑磁图、正电子发射断层显像、红外光谱成像相比，fMRI具有极好的时空分辨率。针对肿瘤切除计划，fMRI能提供有价值的额外信息。在术前神经功能定位方面，fMRI可对血流量的微小变化以及有功能的皮质产生生理活性时的T_2加权信号进行定位，与传统MRI获得的解剖信息和术中电刺激测绘的数据相结合，能更精确、更完全地切除肿瘤，并可避免损伤邻近脑功能区。

4. 磁源成像（MSI）　MSI通过测量脑神经电流产生的生物磁场而获得神经元兴奋的信息，并与MRI解剖图像叠加进行空间定位。其重要意义在于改变了CT、MRI、PET、单光子发射计算机断层扫描等时间分辨率和静止图像的现状，使其叠加在MRI图像上，如电影一般，在解剖结构中实时地合成活动功能图像，动态观察、确定大脑神经功能活动的起源及传导通路。这种解剖与功能的结合、互补，把脑磁图（MEG）短暂、间隙的准确性与MRI解剖学、病理学的特异性相结合，并针对皮质功能组织，提供精确、实时的三维神经功能活动立体定位解剖图像。与fMRI相似，MSI可在术前对外侧裂皮质和语言优势半球进行定位。MEG 可在 MRI 影像上明确标记脑主要功能区，实现无创脑功能成像，同时可与计算机导航系统融合，为术前手术入路的制订和术中选择最佳入路以避免损伤脑功能区提供了可靠依据。

5. 磁共振弥散张量成像（DTI）和扩散张量纤维束成像（DTT）技术　如使用美国GE－Signa HD 1.5T 超导双梯磁共振机固有 Funtool 4.3 功能软件对采集到的原始数据进行处理，感兴趣区（ROI）设置选取两侧整个大脑区。计算术后区及对侧相应区域白质与灰质的 FA 值，在彩色 FA 图的基础上再重组双侧 CST 3D 白质纤维束图，观察纤维束的结构变化（移位、分布、连续性及破坏等），双侧 CST 的选取尽量做到全面且多方位重建 DTT 图像，显示纤维束与肿瘤的关系和术后纤维束的形态异常改变，为术前诊断及术后评价提供依据。

二、微创手术方式

就手术治疗而言，须根据术前神经肿瘤的部位、大小、大体特征、组织学特征、放化疗敏感性、术前患者神经系统症状严重程度以及所在医院的医疗条件来决定切除肿瘤的策略。肿瘤全切虽是医患双方共同追求的目标，但若存在诸多因素限制，则应充分衡量患者得失，适当地缩小手术范围，或仅做以组织学诊断为目标的肿瘤活体组织检查手术。随着科技的进步，神经外科进入了微创手术时代，无框架神经导航、术中成像、术中超声定位及脑功能区定位等辅助措施迅速发展。将各种技术有机结合，可以在完全切除肿瘤的同时，使肿瘤以外的正常组织仅受最轻微的创伤。

1. 锁孔技术　1971 年，神经外科医生 Wilson 最早提出锁孔技术，Perneczky 等使其逐步规范和完善。1998 年，Fries 等在锁孔入路解剖学研究的基础上提出了内镜辅助下锁孔技术的手术理念。2000 年，赵继宗提出了类似锁孔的微骨孔手术治疗理念，兰青较全面地开展了眶上、颞下、远外侧枕髁后等经神经导航下锁孔手术入路的解剖与临床研究。2005 年，Reiscb 等报道了 1125 例眶上锁孔手术经验。锁孔手术是神经外科手术入路微创化研究的产物。神经外科手术，经历了最初的扩大切口使光线射入颅内深部，以确保手术医生及助手能看清颅内深部结构的裸眼手术，到采用眼睛式手术放大镜，再到采用手术显微镜的过程。颅底入路的设计与完善，使以前不能到达的颅中线和颅底的肿瘤得以暴露和切除，而采用锁孔理念为基础的入路从某种程度上改善了颅底手术巨大创伤的状况。

神经内镜的光线从内镜头端发出，看不到物镜上方和后方的区域，而显微镜光线从颅外的一定距离射入，则可看到包括内镜上方、后方的整个手术通道，将手术显微镜与神经内镜巧妙结合，相互补充，故最初开展锁孔手术的医生也多为内镜手术者。人们又致力于寻找一种手术技术，其既有内镜微创的优点，又能克服内镜手术不能直接在显微镜下操作的缺点，不但可用于脑室系统及颅内自然间隙，还可用于以往创伤较大的颅底手术，锁孔手术技术被逐步发展和完善起来，成为不依赖神经内镜的独立手术方法。

（1）理念和原则：锁孔手术在我国尚未全面展开，在手术理念及原则方面仍存在争议。锁孔技术的核心是根据患者影像学检查所显示的病变部位、性质和局部解剖学特点，进行精确、个体化设计，从而选择最佳手术入路。锁孔手术是以现代影像和定位技术为依托，吸收显微外科的原则和技术而发展起来的微创神经外科技术，以小骨孔为特色，微创原则贯穿手术全过程，不仅是开颅时微创，而且进颅后更应遵循微创。理解锁孔的理念是发展和提高该技术的关键。锁孔在神经外科领域具有三重含义：①锁：一把钥匙对应一把锁，对于不同的病变应采用不同的手术入路，即个性化设计手术入路。锁孔技术虽有其常用入路，但不应拘泥于此，应注重每个患者的特殊性。②孔：每个病变和手术入路都有其重要的切入点，即钻孔处。此孔有唯一性，体现在只有在该处钻孔、进颅、暴露病变，直到完成手术，患者所受创伤才最小。③锁孔效应：经锁孔所看到的空间不是与锁孔相同的大小，而是离孔越远视野越大，即门镜放大效应（猫眼效应）。利用颅内解剖结构中已经存在的间隙，通过显微技术开创出一条创伤最小的手术通道，以到达脑深部的靶区，并进行有效手术操作。

锁孔手术的原则：首先追求的是患者的手术安全，其次是追求满意的手术效果，再次是基于上述两条追求对患者造成最小手术创伤。锁孔手术的微侵袭性不仅是小骨孔和轻柔操作，还强调对病灶处理的满意程度。若对某一病变无原则地采用锁孔手术而不能充分地处理病变，则被 Perneczky 称为最大的侵袭。不适合做锁孔手术入路的肿瘤，选择骨窗大一些入路可能获得更好的疗效。锁孔手术微创的原则是兼顾颅内、外，并以颅内为重点。虽然锁孔手术切口的标志是骨孔小于 3cm，但并非绝对。更重要的是根据患者的具体情况，设计最合适于切除病变的最小骨孔，有可能是大于 3cm 的。

（2）锁孔手术的适应范围：常用锁孔手术入路分为定型和非定型两类；用于治疗各种脑部深处病变。

定型是指利用颅内已有的几个主要自然间隙，将深部空间扩大后进行手术的锁孔入路。常用入路有：①眶上锁孔入路：目前采用最多，从前向后可显露前颅底、视交叉前方、垂体柄及鞍膈等，甚至可见颅后窝脑干腹侧面和基底动脉分叉部。②翼点锁孔入路：在 Yasargil 翼点入路的基础上，通过磨除蝶骨嵴，利用外层裂自然间隙，可暴露从同侧颅前窝至中颅底的全部范围，对于鞍区偏侧方的病灶尤为合适。③颞下锁孔入路：此入路可显露鞍区、岩斜区、小脑幕游离缘等处的病变。④纵裂锁孔入路：骨窗可位于矢状窦的任意侧，而无须越过矢状窦，若切开胼胝体，可经穹窿间到达第三脑室。⑤幕下锁孔通路：此通路使常规颅后窝开颅范围进一步缩小，如枕下乙状窦后入路，可显露脑桥小脑角及岩斜区病变。⑥经皮质—侧脑室锁孔入路：较常规入路切口和骨孔明显缩小，充分利用脑室间隙暴露室间孔、侧脑室及第三脑室。⑦其他入路：经蝶垂体瘤、经迷路听神经瘤等手术的锁孔入路。

非定型是指病变接近骨窗或需切开脑组织暴露病变的锁孔入路。此类手术是锁孔入路由定型到非定型的发展，使锁孔入路的适应范围得以扩大，而不局限于常规锁孔入路。因周围明显的解剖标志较少，故手术切口难以定位，需根据病变位置选择小骨孔，若定位不准确，骨孔会偏离病变，给手术带来困难。打开硬膜后，周围少有正常存在的自然间隙或脑池可利用，脑膨出较多见。切开脑皮质后，其手术入路的走向很大程度上依赖于术者的手术经验。这类手术应在术前根据脑沟在 MRI 上的显像标记好位置，采用立体定向或导航技术确定关键孔，并尽量利用脑沟等颅内间隙，以减少脑实质创伤，且应严格遵循在肿瘤边界进行操作和手术切除靶标。

2. 立体定向手术 立体定向手术分为有框架和无框架两类。诊断性活体组织检查常在局部麻醉下用封闭式立体定向的方式，即在有框架的立体定向下完成手术操作。利用影像引导的立体定向活体组织检查能获得足量的病理学和分子生物学诊断所需的组织，而手术意外的发生率可降到最低点。Bernstein 等报道，立体定向活体组织检查因活体检查组织取材不当所致的误诊率约为 8%，术后肺活动性出血的发生率约为 53.9%，相关并发症的发生率约为 6%，死亡率约为 2%。目前，立体定向活体组织检查仅用于一部分疑似胶质细胞瘤的患者，根据病变的大小、深度、有无传播及特征性临床症状，来决定是否需要活体组织检查。尽管印迹、涂片或冷冻切片具有速度快的优点，可用于确诊，但仍有必要留下更多的组织做石蜡切片。根据活体组织检查所得到的病理学资料是否能指导辅助治疗以及是否存在优势，尚无随机对照研究资料。回顾性非随机化研究表明，与采用常规外科手术的患者相比较，活体组织检查后放疗的存活率没有明确的实质性益处。

三、神经导航和术中成像

神经导航是神经外科领域一项重大的进步，利用此方法可帮助医生制订手术计划和选择到达肿瘤的最佳途径以及在术中实时评价肿瘤切除的程度，尤其在解剖变异或有困惑时，术中实时获取解剖信息更加宝贵。肿瘤连同周围水肿带，往往扭曲正常的解剖关系，给凭经验定位的神经外科医生带来很多困难。术中导航可根据术前为导航准备的影像资料，通过 T_2 加权像描绘的肿瘤边界，在完整切除与正常脑组织毗邻肿瘤的同时保护好肉眼难以鉴别的正常脑组织。术中实时导航的主要部件包括：把手术对象与相关的周围结构和物理空间进行注册，确定手术对象与固定装置间的关系，整合实时数据及计算机界面。利用天然标记或外部基准标记，使多幅图像的数据相互关联。无框架立体定向神经导航系统包括：超声波数字化系统、红外显示系统、磁场数字化仪、多关节编码臂及机器人系统。多重注册技术对手术区域相关联的图像很有用，无论首选的注册方法如何，因无框架定向系统的标记物能反映出图像的变形，故在精确定位方面，无框架定向系统优于有框架系统。此外，因无框架定向系统不需固定框架，故可用于颅骨切除。一些新的无框架定向系统包括基于超声波、发光二极管及磁场的跟踪系统，也已投入使用。而在术中产生的"脑移位"影响肿瘤切除的准确性，还需术中超声波或术中磁共振来解决。

1. 术中超声波 手术切除肿瘤后，病灶收缩，切除的残腔或脑脊液的漏出都可能引起术中脑组织移位，从而使术前已规划好的手术区域发生变化，并可导致正常脑组织的损害。神经导航系统通过综合术中超声波获取的数据，对组织移位加以部分纠正。与其他实时图像的成像方式相比，术中超声波存在一些不足，如有时检查到的图像结构不清，无法有效区别异常组织和正常组织，手术区域的血性产物可能导致对超声图像的误读等。通过术中成像技术证实，无论在皮质或是皮质下水平，神经导航系统最大的误差来源于术中脑移位。解决此问题，可通过跟踪皮质相对已知标志的移动，采用术中超声波或数字成像所获得的数据进行实时更正，但尚需在临床上有更多的研究来评价此方法的有效性。根据 Berger 等的经验，术前 MRI 影像在术中无法使用时，利用术中超声波校准是一种可接受的选择。超声波导航的优点在于能配合术前 MRI 影像，提供肿瘤切除的实时信息，有利于处理术中出血、囊肿引流及肿瘤切除，还可在使用标准的导航技术时计算脑移位。

2. 术中磁共振 采用术中 MRI 需要有与 MRI 相兼容的器械，如陶瓷或钛器械，以尽量降低人为影响。能实时正确反映肿瘤位置是术中 MRI 追求的主要目标，若出现影像失真，则必然导致注册目标不准确，从而导致肿瘤定位的偏差。除了器械，空气—组织界面也可造成人为影响，需提高 MRI 机器性能加以解决。手术损伤血—脑屏障造成造影剂外渗，可能会被解释为残余肿瘤。为了减少此类影像错误，必须认真研究每个系统，并用模型定期检查失真情况以及常规使用修正程序以校准误差。在切除病灶前，采用更高的对比度获得的影像，可有效辨别术中造影剂外渗，提高切除病灶的准确性。Tronnier 等通过对 27 个病例的数据研究发现，更新导航系统参数有益于肿瘤切除程度的评价和消除传统导航系统术中脑漂移。Black 等通过研究 140 例病例得出了类似的结论。术中 MRI 在评价切除范围以及在追踪活体组织检查方面都是可靠的方法。另有研究表明，开放式 MRI 仪放在手术室邻近的一间手术室内，检查时把患者从主手术室移至隔壁 MRI 室，有 16% 的幕上肿瘤在手术切除后的术中 MRI 影像上发现本不该残留的肿瘤。目前的 MRI 无论放在何处，对于低级别胶质瘤；尤其是处于功能区附近者，术中成像对鉴别其水肿及正常脑组织的边界都具有一定的困难，这需要采用术中刺激映射技术来解决。

四、刺激映射技术

刺激映射技术即术中电生理监测技术，可实时精确显示语言、运动等功能区所在的位置，是一种通过在相应的区域借助于皮质刺激或皮质下刺激以确认脑功能区的客观评价方法，是近几年开展的新技术。神经肿瘤手术治疗的原则是在保护脑功能不受损伤的前提下尽可能多地切除肿瘤。然而，即使在肉眼可见的明显肿瘤边界内切除肿瘤，对于肿瘤附近的脑功能区来说仍然是不安全的。因此，在术中利用刺激映射技术实时精确地确定脑功能区十分重要。

1. 技术原理及适应证 刺激映射技术可通过术中刺激映射肿瘤内部及其周围的皮质和皮质下组织，辨别、保留功能区域内的正常组织，最大限度地减少术后出现永久性功能缺陷的风险。刺激映射技术除了应用于确定脑皮质功能区的范围以外，还能可靠地辨别皮质下运动、语言、感觉区的下行传导束，是目前指导术者安全切除肿瘤的唯一有效的方法。位于功能区及其附近的大脑半球的低级别胶质细胞瘤，是采用术中刺激映射技术的主要适应证。因胶质细胞瘤有侵犯皮质下脑白质束的倾向，故无论是辨别皮质运动区还是其下行通路都十分重要。有功能的脑组织很可能位于大块拟切除组织内部，术前须用刺激映射加以辨别。

传统观念认为，语言功能的皮质代表区包括语言区、Broca 区、Wernicke 区及后语言区。这一观念现在仍被大多数人认可。但关于皮质电刺激方面的研究已经发现，语言功能区存在明显的个体差异，并对传统观念提出质疑。基于不同患者语言中枢位置不尽一致，所以应根据术中患者对指定物体命名，以及对某一段文字阅读后所反馈的图像信息来确定其功能区，而不能仅依据标准的神经外科解剖标志定位来切除位于颞叶"非语言功能区"的肿瘤。即使切除距颞极仅 4cm 的颞叶组织或仅切除颞上回，都有可能导致术后永久性失语。

2. 操作过程　将患者放置在适当的位置，以利于暴露手术所需的区域，同时需保护并垫好四肢。刮洗头部，标记切口，一般需较广泛地暴露，以确保有充分的皮质部位供测试用。使用加热毛毯保持中心温度在正常体温上下1℃左右。若患者的体温降得过低，尤其是患者在常规麻醉下，会使皮质刺激映射变得困难。麻醉诱导时常规预防性使用抗生素。采用的麻醉方法是静脉注射丙泊酚或静脉滴注芬太尼，以维持镇静和睡眠。通过鼻套管输入氧气，防止动脉血氧饱和度降低。无论是否使用渗透性利尿剂，均需插入导尿管。颅骨切除范围应足够大，以利于暴露肿瘤及其周围的脑组织，包括可能存在的相关功能区，提供充足的能映射功能的皮质区，并用术中超声或手术导航系统确定肿瘤位置。由于硬脑膜对疼痛很敏感，在硬脑膜上的动脉周围，需用利多卡因和布比卡因混合液做浸润麻醉，以减轻患者唤醒后的不适。

3. 识别运动中枢皮质和皮质下通路　硬膜打开后，行刺激映射检查，首先识别运动皮质，在脑表面放置一个间距双极电极，间距5mm，用2～16mA电流每隔2～3s刺激一次。用直流电发生器产生双相性脉冲方波，频率60Hz，峰值持续时间1.25ms。唤醒运动区皮质活动所需的电流大小取决于患者的麻醉状态。一般来说，睡眠状态下运动区的刺激电流需达到4mA，而清醒状态则可减少到2mA。以1～2mA的幅度调整电流，直至运动区皮质产生可辨别活动。除了肉眼可见的运动区皮质活动，多通道肌电图具有更强的敏感性，水平较低的刺激也可引起运动反应。一般没必要用16mA以上的刺激去唤醒运动或感觉反应。处理术中刺激诱发的局灶性运动性癫痫最好的方法是使用室温林格液快速冲洗皮质，迅速中止源于被激惹皮质的癫痫活动。

外侧裂下皮质运动中枢的确立是通过引出张、闭眼和握手的动作反应来完成的。腿的运动皮质中枢靠近大脑镰，不在视野内，需将条状电极沿大脑镰插入，并用适合外侧裂皮质表面的电流刺激引起腿部运动区的活动。下行运动和感觉传导通路的确立，是在辨别出运动皮质后，用相似的刺激参数刺激和辨别下行传导束。下行运动和感觉传导通路可延伸至内囊及其下方的脑干和脊髓。切除浸润性胶质细胞瘤时，因有功能的运动、感觉或语言中枢可能位于肉眼可见的肿瘤内部或被肿瘤浸润的脑组织内，故这一检测就显得十分重要。切除肿瘤后还应再次刺激皮质或皮质下结构，若能证实运动和感觉通路完好，即使患者神经系统受损，功能障碍也只是暂时的，可在术后数日或数周内恢复。当切除位于放射冠、内囊、岛叶、辅助运动区及其附近区域的肿瘤时，确定皮质下通路十分重要。由于双极刺激来自电极连接片的电流极微弱，故一旦出现运动或感觉异常，须立即停止切除。

4. 识别语言中枢　丙泊酚麻醉去除颅骨后，应使患者在清醒状态下测定语言中枢所在的位置。识别皮质运动中枢后，将皮质脑电图的连接线固定在骨窗周边的颅骨上，用脑电图双极电极刺激记录皮质电极的连接点。这种刺激可引出一种能在监视器上看到的后放电电位，这种后放电电位的存在表明刺激电流强度过大，须以1～2mA的幅度逐渐减小，直至后电位消失。术中让患者从1～50计数，同时将双极的刺激探针放置到中央沟前的运动回下方，以识别Broca区。当计数中断时，即在完整的语言表达过程中，捕捉到没有口咽运动的时刻就意味着找到了Broca区。语音捕捉计数的完整性中断通常局限于面部运动皮质的正前方。应用理想的电流刺激的同时，将命名对象的幻灯片展示给患者，每隔4s变换一次，并让患者说出所示物体的名称，仔细记录下答案。为确保没有"命名困难"或"命名不能"的刺激映射错误，每个皮质点要测3遍。所有用于命名的基本皮质点，均需用无菌、带有编号的小纸片在脑表面记录下来。脑电图在语言映射的全过程中连续监测，能标记出多发的后放电棘波，一则可减少连续电流刺激诱发癫痫的机会，二来可减少由电流扩散效应导致的命名错误。

有研究表明，从病灶切除边界至语言中枢距离的长短，决定了术前已经存在的语言障碍术后会持续多久、能否恢复以及手术造成的语言障碍是否为永久性。一般来说，手术切除边界至最近语言中枢的距离超过1cm，则不会出现永久性语言功能障碍。

五、虚拟手术计划系统

虚拟现实技术（VRT）是一种利用计算机创建虚拟环境，并借助于多种专用输入、输出设备，实现用户与虚拟环境直接交互的技术，具有交互性、临境感和构想性。

1. 虚拟现实技术的现状　目前，VRT 已成为医学领域应用最活跃的技术之一。VRT 术前计划系统可将原有的二维影像重新整合，形成三维立体影像，并可提供虚拟的手术环境。应用操作工具在术前制定计划和模拟手术，有助于提前了解手术的难易度，评估手术风险，并对术前诊断予以补充和完善。术者可于虚拟环境中体验手术的全过程。VRT 系统的优势在于实现了个体化，通过模拟系统减少了手术风险，提高了对手术成功率的可控性。在教学方面，VRT 技术更能体现其优越性，除了能极大地节约培训的时间和费用以外，还可大大降低非熟练术者实施手术的风险性。充分利用已有的成功经验和感受，术前制订计划并模拟手术过程，可减少手术并发症。目前，国内外许多研究机构和商业公司在虚拟外科手术计划及模拟训练等方面进行了研究和实践。

2. 虚拟现实技术在神经外科中的应用　为了达到虚拟与实际情况相吻合，对影像扫描有一定的要求：CT 须 8 排以上，螺旋扫描模式或容积扫描效果更好；MRI 须 1.5T 以上，梯度回波，三维数据采集；最小矩阵 256×256，所有影像学资料原始数据以 DICOM 格式输出至光盘，对于不同序列须严格区分；若病例有 CT、CT 血管造影（CTA）、MRI、磁共振血管造影（MRA）这 4 种数据，则可提供最佳解剖影像；同一患者在扫描时，所有影像资料的扫描区域应当一致，以获得精确融合；CT 与 CTA、MRI 与 MRA 的扫描要求一致；周边不能有磁场或产生磁场的设备，以免影响操作效果。

VRT 将同一例患者的多种影像数据进行三维立体重建并融合为一体，变想象为实体；对同一患者的多种影像数据进行融合，并可从冠状位、矢状位、轴位任意一个方位观察二维、平面三维及立体三维图。有利于医生分析和研究病例解剖关系，对病灶进行进一步确诊。

通过 6D 自由度图像控制器和处理器对立体三维图像进行互动操作，可模拟手术的真实过程。其最大的优势在于可逆性，即可在术前无数次修改并确认哪种模拟手术计划为最佳方案。通过 PACS 连接和 DICOM 网络功能即可获取图像，为神经外科和影像科的医生提供一个便捷、高效的交流平台，也便于会诊和教学信息交流。

3. 手术方法和操作程序　全球有很多研究机构和公司研发手术虚拟及计划系统，但真正进入临床应用的并不多。VI 公司的 Radio Dexter 是将先进的 VRT 与实时体积测量和三维透视相结合的医学成像软件，其神经外科手术模拟系统的工作流程如下：

（1）影像资料的收集：记录患者的术前资料，收集数据并输入，可选择 1~4 种影像资料，包括 CT、CTA、CT 静脉成像（CTV）、MRI、MRA、磁共振静脉成像（MRIV）、PET 等，以多种影像融合为最佳选择。影像采集通常于术前 3d 内进行，扫描前安放 8~10 个体表标志，一直保持到其他影像资料收集完成，以备与 MRI 等资料融合。CT 应获得连续 1.5mm 薄层断层扫描资料，以保证三维重建的质量；MRI 通常采用快速梯度回波序列，对整个脑组织进行对比增强扫描及 T_1 加权磁化快速梯度回波扫描序列，层厚 2mm；MRA 采用三维时间飞跃法，层距 0.6mm，层厚 1.2mm，必要时还可选时间飞跃法 MRV 检查，以备重建静脉系统与病灶的关系。影像资料经以太网输入右旋镜设备中，并由计算机产生立体图像，通过一面镜子发射进入操作者的视野中，操作者佩戴液晶眼镜即可同步观看镜后浮动的虚拟立体图像。

（2）虚拟界面的观察和输出：虚拟界面输出功能包括：①三维立体影像显示功能：同时显示冠状位、矢状位以及轴位图像。可显示大体解剖，提供手术体位参考，还可选择显示或隐藏，使图像处于透明状态以观察其内部细节。②虚拟控制面板显示功能：采用符合人体工学的超低磁场、虚拟现实互动操作平台和互动式显示屏幕，以显示三维互动效果。③6D 图像旋转控制器和 6D 拉动切割图像处理器：可进行操作切换和界面工具切换，具有三维立体成像显示系统功能；高分辨率显示器，分辨率大于等于 0.24mm，水平频率为 30~110kHz，垂直频率为 50~160Hz，刷新率大于等于 100Hz，以实现与控制台显示器内容一致并能同步高清立体显示。④配备高端视频显卡处理器并配置双图形加速接口，使该屏幕能将设备的主要功能及应用得以实现，以确保更多的人浏览和讨论。⑤远红外发射功能：与专业三维立体接收装置及立体成像软件包一起提供实时图像，无须媒介转换。与传统影像检查最大的不同在于 VRT 的可介入性、可操作性，而不仅仅是分析二维平面上的影像。VRT 系统利用 Dextroscope 平台，使用者双臂放置于类似于脑外科手术中的托盘上，与实际手术中双眼到切口的距离（30~40cm）相当。

使用者左手控制对象的位置，可随意移动；右手进行各种精细操作，模拟器械的阻力感和细致性可增加术者在显微镜下操作的感觉，提高显微手术技巧。佩戴专用眼镜对三维图像进行观察，可有用双手捧住患者虚拟头颅的真实感。最后输出每个病例图片、视频资料及 html 文件，并可在网络上共享。

（3）手术计划的制订：手术计划的制订依赖于对多种技术融合性资料进行体积探查的工具。每个患者的多种影像技术资料被记录后，经过融合处理，则可显示为三维立体图像，系统中含有一套三维处理工具，可用来记录数据或切割、测量图像；也可模拟术中情景，如打开颅骨、分离软组织、夹闭动脉瘤、切除病灶等。在设计一些难以到达部位的神经外科手术步骤，如处理颅底或大脑深部的肿瘤或血管时，VRT 技术可为颅内解剖结构及异常空间关系提供更快、更好的理解。

实施过程，使用以下工具进行操作：①色彩调节台：调整所有显示结构的颜色和透明度。②切割工具盒：去除物体容积内需调整的部分，以提供一个混合性的正交立体观。③剪辑工具：控制反映体积大小的 6 个正交表面的位置，使图像或其分割出来的亚部分能以三维立体的形式被显示出来，并通过"接触"和"滑动"使之移动。④虚拟笔：对图像进行任意立体分割、着色、调剂透明度，可显示多平面相互垂直和等体积画面分割。⑤虚拟叉：提取所需要的任意图像，进行近距离、多方位的观察；使用手柄或夹子观察 6 个相互垂直的边界面，立体切割各部位的图像，同时观察其周边结构。⑥测量器：用于任意的空间距离及曲线长度的测量。⑦体素编辑工具：可适时改变像素的大小，模拟电钻、吸引器等手术器械，切除虚拟图像的任意部分或改变其颜色，还可在 CT 数据上切除颅骨或在 MRI 图像上切除病灶，也可模拟手术显微镜对手术入路中的结构进行多方位、放大观察等。

4. 虚拟现实技术的展望　有学者认为，该技术有助于颅底疾病的诊断，并有助于分析复发病例手术失败的原因，且能在术前计划时筛选出最佳的个性化手术入路，减少并发症。但该技术尚未成熟，目前难以大范围推广，有些问题仍须解决：①提高 CT 和 MRI 的分辨率，能更加清晰地显示基底核、基底池、脑干或外侧裂的确切边界，达到几何学水平三维结构被分割的要求。②增加配套的手术工具，如笔杆式反馈器。③仪器小型化：用带液晶屏的眼镜直接传输图像，可使多人同时操作，以模拟主刀与助手间的配合。④建立解剖和手术资料模板。⑤将术前 VRT 资料与手术导航资料相结合，实时指导手术。

六、机器人手术

2000 年，美国 FDA 批准了由 Intuitive Surgical 公司研发的达芬奇手术系统，这是美国第一个可在手术室使用的机器人系统。这些机器人不能单独进行手术，而需借助外科医生的指令来完成操作。通过远程控制和语音启动，使其为外科医生提供机械化帮助。在微创手术中，机器人可以实现对外科仪器前所未有的精确控制，并可轻松到达肉眼无法看到的手术部位，更好地完成手术。

达芬奇系统主要由两个部件组成：控制台和手术臂。使用达芬奇系统进行胆囊手术时，仅需在患者腹部切开略小于铅笔直径的切口，用于插入 3 根不锈钢杆。这 3 个钢杆分别由机器人的 3 只机械臂固定，一根安置照相机，另外两根装配外科器械，用于解剖和缝合。与传统外科手术不同，手术器械不需术者直接持握，术者只需站在距离手术台半米外的控制台边，通过屏幕观察患者体内照相机发回的 3D 图像，来观察内部情况，并控制手柄，通过计算机向机械臂发出信号，使机械臂上的器械与外科医生的手同步移动。

另外一个机器人系统 ZEUS 是由 Computer Motion 公司研发的，与达芬奇系统的装置类似，目前在美国被批准用于医疗试验，德国医生已经使用此系统进行了冠心病搭桥手术。ZEUS 系统得到了自动化内镜定位机器人系统的协助。自动化内镜定位机器人系统（AESOP）比 ZEUS 和达芬奇系统简单得多，只有一只用于定位内镜的机械臂，这就使术者空出了一只手。手术机器的自动化控制可最大限度地减少操作人员，也许将来在一间宽敞的手术室中，只有一名医生控制着机器完成整台手术；医生甚至可以通过计算机远程控制机器人来完成手术，即在甲地某医院的医生可对乙地某医院的患者进行手术。此外，机器人系统还可使医生在长达几个小时的手术中节省体力。术者在长时间的手术过程中可能会很疲惫，甚至会引起手的颤动，机器人系统可对人手的颤动进行矫正，忽略颤动，保持机械臂的稳定。

手术机器人系统优点很多，但要普及还有一段很长的路要走。期待在 21 世纪能设计研发出一种无人参与的自动化机器人对人体进行手术，其可自动找出人体病变部位，并进行分析、手术，而不需要人类的任何指导。

（戴巧英）

第三节　脑胶质瘤

胶质瘤来源于神经上皮，是颅内最常见的恶性肿瘤，占颅内肿瘤的 40%～50%。随着对脑胶质瘤研究的深入，许多新的诊疗方法逐渐出现并不断完善，如射频热疗、基因治疗、光动力学治疗、免疫治疗、神经干细胞治疗等。

一、临床表现

胶质瘤患者常有头痛、呕吐、视神经盘水肿等一般症状，局部症状因肿瘤侵犯部位不同而表现不同，如癫痫、视力视野改变、偏瘫、共济失调、生命体征改变等。其中，胶质母细胞瘤及髓母细胞瘤恶性程度较高，病程较短，颅内压增高症状较明显；少突胶质细胞瘤常以癫痫为首发症状，也是最常见症状；室管膜瘤，恶心、呕吐、头痛是最常见的症状，而在患儿中，视盘水肿是最常见的体征。

二、影像学检查

1. MRI 和 MRS 联合应用　单一代谢形式对肿瘤类型诊断依然有限，而在常规 MRI 影像的基础上借助于 MRS 信息而诊断正确的病例不断增加。对于患者来说，MRI 的增强对比、水肿、异质性、囊肿或坏死皆为评估要素，且成为 MRS 的分组标准，再依据 MRS 数据计算每个代谢物在病变和侧体素之间的比值，相对 IRS 定量线性判别分析，将诊断正确率由 87% 提升至 91%。MRS 通过检测特定代谢变化，可帮助 MRI 影像进一步精确诊断颅内病变的性质，合理地应用 MRS 能在临床实践中提高诊疗效率，同时可避免不必要的手术，减少手术并发症的发生。

2. PET—CT　^{18}FDG—PET—CT 是一种能够检测胶质瘤复发的技术，它能有效地区分反射性坏死与治疗导致的其他损伤。^{18}FDG—PET 可确认机体代谢活动的损害情况，故能鉴别复发肿瘤和放射后或手术后的改变。有研究显示，^{18}FDG—PET—CT 的准确度（80.85%）高于增强 MRI（68.09%），且 ^{18}FDG—PET—CT 对 WHO Ⅲ级复发肿瘤有较高的诊断准确度（91.43%）和特异度（94.74%），但这仍需要增大亚组样本量，做进一步研究。^{18}FDG—PET—CT 的优点还在于早期描述肿瘤的活动情况，有效地指导手术及放疗。虽然 ^{18}FDG—PET—CT 诊断的效果很明显，但临床上还要考虑其较高的假阳性率，而且，因脑组织对 ^{18}FDG 摄取率高和 CT 缺乏明确的病灶，故有遗漏病灶的可能。^{18}FDG—PET—CT 的敏感度较低，不建议作为检查复发的初级筛选手段，但可在 MRI 检查出病灶后，再行 ^{18}FDG—PET—CT 做一定的特性描述。

三、治疗

1. 外科手术治疗　手术是治疗胶质瘤最基本、最直接的方式，是最关键的一步，也是首选治疗方法。尽管显微手术技术在不断进步，但术后早期 MRI 复查证实，仅 60% 左右的脑胶质瘤可达到影像学全切除。近年来，随着显微神经外科与功能影像学技术的迅速提高，胶质瘤手术治疗正由"解剖模式"向"解剖—功能"模式加速转化，向着"保障功能的前提下最大程度切除肿瘤"进一步迈进。目前已经采用的手术新技术主要有：①术前应用功能影像学技术，包括功能性磁共振成像（fMRI）、磁共振波谱（MRS）、磁共振弥散张量成像（DTI）等。②以神经导航为主的影像学引导手术（IGS）的手术计划制定及术中应用。③唤醒麻醉技术在术中的安全应用。④术中成像技术，包括术中超声、术中 MRI 等。⑤以直接皮质电刺激技术为代表的术中脑功能定位。⑥术中荧光造影及荧光显微镜的使用。

2. 射频热疗技术　射频（RF）热疗技术的出现已经有一百多年历史，目前已应用于临床治疗的多个方面，如实体肿瘤、心血管系统、骨骼系统、妇科疾病、疼痛医学及医学美容等领域，但在神经外科

— 131 —

肿瘤方面，尤其是对发病率最高、预后差的脑胶质瘤的治疗，还处于试验摸索阶段。

（1）热疗与放、化疗的协同作用：热疗联合放疗具有协同增敏作用，可增强对肿瘤细胞的杀伤效应，临床效果显著。热疗联合化疗也可增强灭活肿瘤细胞效果，有研究显示，单独通过动脉内用药可延长生存期，但单独通过静脉内化疗无效，联合热疗则可增强静脉内及动脉内化疗的效果。

（2）联合应用热感受性脂质体：脂质体是一种人工生物膜，作为抗癌药物载体，能降低药物毒性，保护被包封药物，且具有良好的天然通透性及靶向性，临床上已逐渐开展应用。热敏脂质体是脂质体靶向研究领域的一个热点，并一开始就与肿瘤热疗结合起来。应用温度敏感脂质体载药，结合病变部位升温，以实现药物的靶向投递，成为一种全新的脂质体靶向策略。将抗癌药封入热敏脂质体，在恶性脑胶质瘤热疗过程中，肿瘤部位被加热到设定温度以上，在加热杀死肿瘤的同时，脂质体打开并释放抗癌药，靶向性地在加热肿瘤部位高浓度释放抗癌药。

随着射频消融技术的改进、对脑胶质瘤发病机制研究的深入以及对热敏脂质体的不断探索，以射频热疗技术联合热敏脂质体为基础的靶向热化疗技术有望成为一种有效治疗脑胶质瘤的新方法。

3. 免疫治疗 以树突状细胞（DC）为基础的肿瘤疫苗是目前免疫治疗研究的热点。DC 疫苗可激活免疫细胞，且激活的免疫细胞能精确、特异地监测整个中枢神经系统，并于首次治疗后获得免疫记忆功能，具有潜在的持久反应能力。目前，国际上正有十几项应用 DC 疫苗治疗胶质瘤的临床研究。部分已结束的研究表明，DC 疫苗治疗脑胶质瘤是安全的，在诱导抗肿瘤免疫的同时没有诱发自身免疫性疾病；部分临床研究结果显示，肿瘤疫苗延长了患者的生存时间。但免疫治疗的具体机制仍未完全明晰，并缺乏标准、有效的监测疗效的免疫学指标，且自身免疫性破坏、选择性免疫抵抗以及患者的免疫调节之间的平衡问题有待于进一步的研究。

4. 分子靶向治疗 恶性胶质瘤的靶向治疗是全新的治疗理念。2009 年，美国 FDA 批准贝伐单抗用于在常规治疗条件下病情仍继续恶化的多形性胶质细胞瘤患者，但目前关于贝伐单抗治疗复发胶质母细胞瘤的研究仍仅限于少数几项 II 期临床试验，大型随机对照研究尚在进行中，缺乏有力的临床数据表明其可显著缓解病情或明显延长患者生存期，而国内推荐使用贝伐单抗同样是基于美国 FDA 的标准，尚存在争议。有个别研究者认为，应用贝伐单抗后肿瘤缩小可能是一种影像学上的假象，实际上肿瘤并未缩小，而是正在"积极"地向远处播散。

5. 氩氦刀冷冻消融治疗 目前，氩氦刀仅作为手术治疗的辅助手段，肿瘤经冷冻消融后术中出血减少，便于肿瘤切除，在提高了手术安全性的同时减少了术后并发症。术中 CT 和 MRI 可清晰地显示病变范围，实时监控冷冻消融形成冰球的大小，也可提供三维图像。MRI 对冰球的实时监测优于 CT，冷冻过程中的实际坏死范围与 MRI 监测图像接近，MRI 还可通过恰当地模拟软件预测并绘区。对于病灶较小或难以耐受开放性手术者，可选 CT 及 MRI 引导下微创氩氦刀冷冻消融治疗，手术可在局部麻醉下进行，肿瘤消融较为彻底，术后患者恢复快，可明显提高患者生存质量。虽然氩氦刀冷冻消融治疗恶性胶质瘤具有诸多优势，但疗效仍难以令人满意。

氩氦刀作为一种新型、有效的治疗手段，正逐渐为神经外科医生所重视。大量的基础及临床研究已经证实了氩氦刀外科辅助治疗和立体定向微创介入治疗的有效性和可行性。氩氦刀与化疗、放疗、基因治疗等其他治疗联合应用是冷冻治疗胶质瘤的未来发展方向。

（戴巧英）

第四节 脑膜瘤

脑膜瘤多为良性，只有极少数为恶性，发病率占颅内肿瘤的第二位，仅次于胶质瘤。2007 年，WHO 将脑膜肿瘤分为四大类：脑膜上皮细胞肿瘤、间叶性肿瘤、原发性黑色素细胞性病变、血管网状细胞瘤。各大类肿瘤再细分，共有脑膜肿瘤 40 余种。脑膜肿瘤占颅内原发肿瘤的 14.4% ～ 19.0%，平均发病年龄 45 岁，男女发病率之比为 1∶1.8，儿童少见。

一、临床表现

脑膜瘤多为良性，生长缓慢，病程较长，瘤体积较大。头痛和癫痫常为首发症状，老年患者尤以癫痫发作为首发症状。因肿瘤生长部位不同，还可出现相应的视力视野改变、嗅觉、障碍、听觉障碍及肢体运动障碍等。虽瘤体较大，但大多数患者，尤其是老年患者，颅内压增高等临床症状并不明显，即使出现视神经萎缩，头痛也不剧烈，也没有呕吐。但生长于哑区的肿瘤体积较大且脑组织已无法代偿时，患者可出现颅内压增高症状，病情会突然恶化，甚至短时间内出现脑疝。脑膜瘤可致邻近颅骨骨质改变，骨板受压变薄或被破坏，甚至肿瘤穿破骨板侵犯致帽状腱膜下，此时头皮可见局部隆起。肿瘤还可致颅骨增厚，增厚的颅骨内可含肿瘤组织。

二、特殊检查

1. 脑电图　一般无明显慢波，当肿瘤体积较大时，压迫脑组织引起脑水肿，则可出现慢波。多为局限性异常 Q 波，以棘波为主，背景脑电图改变轻微。血管越丰富的脑膜瘤，其 δ 波越明显。

2. X 线平片　脑膜瘤导致局限性骨质改变，出现内板增厚，骨板弥漫增生，外板呈针状放射增生。无论肿瘤细胞侵入与否，颅骨增生部位都提示为肿瘤中心位置。约 10% 的脑膜瘤可致局部骨板变薄或破坏。

3. 脑血管造影　脑膜瘤血管丰富，50% 左右的脑膜瘤血管造影可显示肿瘤染色。造影像上脑膜小动脉网粗细均匀，排列整齐，管腔纤细，轮廓清楚，呈包绕状。肿瘤同时接受颈内、颈外或椎动脉系统的双重供血。血液循环速度比正常脑血流速度慢，造影剂常于瘤中滞留，在造影静脉期甚至窦期仍可见肿瘤染色，即"迟发染色"。

4. CT　平扫可见孤立、均一的等密度或高密度占位病变，边缘清楚，瘤内可见钙化。瘤周水肿很轻，甚至无水肿，富于血管的肿瘤周围水肿则较广泛，偶可见瘤体周围大片水肿，需与恶性脑膜瘤或其他颅内转移瘤相鉴别。肿瘤强化明显。约 15% 脑膜瘤伴有不典型囊变、出血或坏死。

5. MRI　大多数脑膜瘤信号接近脑灰质。在 T_1WI 图像上常为较为均一的低信号或等信号，少数呈稍高信号，在 T_2WI 上呈等信号或稍高信号。脑膜瘤内，MRI 信号常不均一。MRI 还可显示瘤体内不规则血管影，呈流空效应。因脑膜瘤血供丰富，在增强扫描时呈明显均匀强化效应，但有囊变、坏死时可不均匀，其中 60% 肿瘤邻近脑膜发生鼠尾状强化，称为硬膜尾征或脑膜尾征，是肿瘤侵犯邻近脑膜的继发反应，但无特异性。瘤周常有轻、中度的脑水肿，呈长 T_1、T_2 信号影，无强化效应，这是典型脑膜瘤 MRI 信号特征，具有一定的诊断价值。不典型脑膜瘤多为 Ⅱ～Ⅲ 级脑膜瘤，肿瘤较大，形态多不规则，边缘毛糙，信号常不均匀，瘤周有水肿，MRI 表现多样，容易误诊。

三、治疗原则

1. 手术治疗　手术切除是最有效的治疗方法，多数患者可治愈，切除的越多，复发的概率越小。切除的范围受肿瘤的位置、大小及肿瘤与周围组织的关系、术前有无放疗等因素影响。

（1）体位：仰卧位、侧卧位、俯卧位都是常用的体位，应根据患者肿瘤的部位选择最佳体位。

（2）切口：手术入路应尽量选择距离肿瘤最近的路径，同时避开重要的血管和神经。位于颅底的肿瘤，入路的选择还应当考虑到脑组织的牵拉程度。切口设计的关键在于使肿瘤位于骨窗中心。

（3）手术要点：在显微手术镜下分离肿瘤，操作更细致，更有利于周围脑组织的保护。血供丰富的肿瘤，可在术前栓塞供血动脉，也可在术中结扎供血血管。受到肿瘤侵蚀的硬脑膜和颅骨应一并切除，以防复发。经造影并在术中证实已闭塞的静脉窦也可切除。

（4）术后注意事项：术后应注意控制颅内压，予以抗感染、抗癫痫治疗，还应预防脑脊液漏的发生。

2. 非手术治疗　对于不能全切的脑膜瘤或恶性脑膜瘤，应在术后行放疗；对于复发而不宜再行手术者，可做姑息治疗。

四、诊疗进展

1. 鞍区脑膜瘤的治疗进展 如下所述:

(1) 手术治疗:鞍区脑膜瘤占颅内脑膜瘤的 4% ~ 10%。目前最主要的治疗方法仍然是手术治疗。80% 以上的鞍区脑膜瘤患者存在视力障碍,保留或改善视觉功能是鞍区脑膜瘤治疗的主要目的。鞍区脑膜瘤的手术入路有很多,如额底入路、翼点入路、额外侧入路、纵裂入路以及眶上锁孔入路、经蝶窦入路等。各种手术入路各有其优、缺点,在此不做赘述。

近几年兴起的眶上锁孔入路避免了常规手术入路的开颅过程,选择直接而精确的路径,微创或无创地到达病变部位。若有合适的病例实施手术,眶上锁孔入路可取得满意的疗效,但对于侵入鞍内的肿瘤及大型鞍区肿瘤切除较困难。

经蝶窦入路可避免开颅手术对脑组织的牵拉及损伤,对视神经和视交叉的干扰最小,可较早显露垂体柄,在直视下处理病灶,最大限度地避免了损伤。该入路对于局限于中线生长的,没有重要血管、神经包裹粘连的以及蝶窦内侵犯的鞍区脑膜瘤具有明显优势。

近 10 年来,微创技术倍受青睐,神经内镜经蝶窦入路技术不断成熟,而各种锁孔入路如眶上锁孔入路、翼点锁孔入路、额外侧锁孔入路等也不断涌现。有分析表明,与其他入路相比,采用眶上锁孔入路及神经内镜经蝶窦入路治疗鞍结节、鞍膈脑膜瘤的患者,其术后视力恢复更好。

(2) 放射治疗:随着放射外科、神经放射学的发展,放射治疗正向着高剂量、高精准、高疗效、低损伤的方向不断发展,立体定向放射外科(SRS)、分次立体定向放射治疗(FSRT)、三维适形放射治疗、调强适形放射治疗等技术也不断成熟。

(3) 生物学治疗:目前,分子靶向治疗成为肿瘤治疗的研究热点。分子靶向治疗利用肿瘤细胞与正常细胞之间的生化及分子差异作为靶点,并依此设计靶向的抗肿瘤药物,其选择性更强,不良反应更低。有研究表明,脑膜瘤的发生和生长与内皮生长因子、血管内皮生长因子、血小板源性生长因子、转化生长因子—β 以及胰岛素样生长因子等因子的高表达及其相关受体上调密切相关,而这些都可以作为潜在的靶点进行分子靶向治疗。

2. 非典型性脑膜瘤诊疗进展 非典型性脑膜瘤是 WHO Ⅱ 级脑膜瘤,介于良性脑膜瘤和恶性脑膜瘤之间。

(1) 影像学进展:除了 CT 及 MRI,越来越多的学者在诊断中尝试应用一些新的影像学技术,如磁共振波谱(MRS)、磁共振弥散加权成像(DWI)、正电子发射断层显像(PET)等。研究发现,脑膜瘤 MRS 胆碱/肌酸比值、脂质/胆碱比值在不同级别的脑膜瘤中有明显的差异性;通过 DWI 评估一些表观弥散系数,也可提示脑膜瘤的分级;通过 PET 可观察到氟脱氧葡萄糖在高级别的肿瘤中高度聚集。

(2) 治疗进展:关于手术,许多研究中心都认为全切除术可单独作为 Ⅱ 级脑膜瘤治疗的首选手段,但最近有研究结果显示,单独采用全切除术结果较差,特别是对于侵袭静脉窦或颅底等部位者,术后复发率往往更高。因非典型脑膜瘤手术后复发率高,许多学者推荐行早期放疗,对非典型脑膜瘤次全切除术患者给予辅助性放射治疗。对于采取全切除术的患者,有些学者提倡放疗;但也有学者建议观察,并将放疗作为复发后的补救措施。新的治疗措施还包括立体定向放射外科(SRS)、低分次立体定向放射治疗(HFSRT)、外部照射放射治疗(EBRT)等。对于立体定向放射治疗的报道,多为在肿瘤残余或复发的治疗上,大部分是后者。美国放射治疗肿瘤学组和欧洲癌肿研究治疗机构在非典型性脑膜瘤治疗的 Ⅱ 期临床试验中,采用外部照射放射治疗。HFSRT 通常采用光子治疗更大、定位更准的脑膜瘤,可减少脑膜瘤治疗后水肿的发生。

3. 岩斜区脑膜瘤手术治疗进展 岩斜区位于颅底中央,位置深,与脑干相邻,周围血管、神经丰富。岩斜区脑膜瘤是岩斜区常见肿瘤,约占颅后窝脑膜瘤的 50%,肿瘤基底位于颅后窝上 2/3 斜坡和内听道以内岩骨嵴,瘤细胞起源于蛛网膜细胞或帽细胞。目前,岩斜区脑膜瘤的手术治疗尚存在一些争议。随着手术显微镜、神经内镜、神经导航及神经电生理监测等技术的应用以及放射神经外科的兴起,岩斜区脑膜瘤的手术策略向着多元化发展,手术风险及术后残死率均显著下降。

（1）显微外科手术。

①额—眶—颧入路：由 Hakuba 等于 1986 年最早提出，其后又经 Francisco 等改良，适用于肿瘤主体位于幕上，并累及颅中窝、海绵窦、蝶骨，且向眶壁侵犯的岩斜区脑膜瘤。该入路优点在于距肿瘤近，颞叶牵拉轻，安全性较好；缺点是对于中下岩斜及脑桥小脑角区暴露不佳，且手术创伤较大，耗时较长，对术者要求较高。此入路目前已很少单独使用，仅作为其他入路的补充。

②颞下入路及其改良入路：为早期颅底手术经典入路。该入路优点在于手术操作位于硬膜外，避免过分牵拉颞叶，减少血管、神经损伤，降低了手术风险。

③经岩骨乙状窦前入路：又称迷路后入路。Sammi 于 1988 年提出该入路，后经改良。优点在于暴露范围大，手术距离短，小脑及颞叶牵拉轻；缺点在于手术创面较大，且在磨除岩骨后部时易损伤乙状窦、内耳及听神经。此外，因脑桥小脑角区血管神经遮挡严重，故肿瘤暴露及手术切除较困难。

④部分迷路切除入路：又称经半规管脚入路，于迷路后入路基础上，在上半规管及后半规管壶腹部向总脚处分别开窗，并磨除部分骨迷路，完整保留膜迷路。缺点在于易损伤听神经而导致听力丧失，中耳破坏广泛致术后发生脑脊液漏，手术时间较长，风险较大。

⑤枕下乙状窦后入路及其改良：经脑桥小脑角暴露岩斜区，视野可达岩斜区外侧部。深部及幕上因血管、神经、岩尖以及小脑幕遮挡，暴露不佳。Sammi 等于 2000 年对该入路进行了改良，即乙状窦后内听道上入路，该入路磨除内听道上嵴，并切开小脑幕，以暴露幕上岩斜区及颅中窝，但脑干腹侧及深部斜坡的暴露仍不佳。另外，岩尖磨除及小脑幕切开过程中易损伤滑车神经、三叉神经、岩静脉以及岩上窦，且对于侵犯海绵窦及与第三脑室、中脑紧密粘连的肿瘤，该入路不适用。

⑥枕下远外侧入路：经侧方达颅颈交界，显露椎动脉入硬膜处，切除枕骨大孔后缘至枕骨髁或其背内侧，暴露下斜坡及脑干腹外侧部。该入路优点在于：下斜坡、枕骨大孔至 C_5 的脑干及高位延髓腹侧区域显露良好，不需牵拉脑干及颈髓；手术距离短，术野良好，可直视后组脑神经及大血管，肿瘤切除率高，且手术创伤显著降低；较易确认基底动脉、椎动脉及其分支，较易阻断或控制肿瘤血供；于冠状面显露肿瘤与延髓、颈髓的界面，可明确肿瘤与后组脑神经及血管的关系；可同时处理硬膜内、外病变，一期全切、哑铃形肿瘤。其缺点在于：中上斜坡显露欠佳；易损伤脑神经、椎动脉、颈内静脉及颈静脉球，可致乙状窦出血及栓塞；手术时间较长。

⑦联合入路：根据颅底解剖特点可将颅底外科联合入路大致分为横向联合和纵向联合。横向联合包括前方及后方横向联合，前者如各岩骨侧旁入路联合额—眶—颧入路，可使术野前移，扩大暴露范围；后者如岩骨侧方入路联合枕下远外侧入路或乙状窦后入路，可使术野下移达下斜坡及枕骨大孔区域。纵向联合，即小脑幕上下联合，可使岩斜区暴露良好，通过进一步改良，又可暴露鞍上、海绵窦及颅中窝，并将术野扩大至岩斜区以外区域。联合入路的缺点为：因术区解剖结构复杂，手术步骤繁多，对手术者要求较高；鞍上部分显露时有颞叶过度牵拉的可能；术野仍存在如三叉神经麦克囊到海绵窦后部等死角区；手术时间较长。

（2）神经导航技术在显微手术中的应用：自 1986 年第一台神经导航仪应用于临床以来，导航下显微手术发展迅速。应用神经导航辅助暴露颅底术区，可在保证手术安全前提下显著增加肿瘤全切率。导航的优点在于实时反馈功能，可对肿瘤实时定位，术前利于优化切口及骨窗设计，术中可准确定位肿瘤，并避开重要血管、神经。在显微手术过程中注重以下操作技巧，可有效降低手术风险，减少并发症。

①分离肿瘤前：应先放出脑池内脑脊液以降低颅压，再牵拉脑组织。

②分离肿瘤时：应暴露肿瘤与正常组织间蛛网膜界面，并沿此界面操作。术中常见肿瘤与重要血管神经粘连紧密以及蛛网膜界面模糊的情况，需确认软脑膜界面，若此界面存在，可继续分离；若肿瘤已侵犯重要结构，而软脑膜界面已经消失，则不宜强行切除。

③切除肿瘤时：应先做包膜内处理，缩小肿瘤体积，以获得充足空间处理肿瘤基底部，切断供血动脉，最后处理肿瘤包膜。

（戴巧英）

第五节　垂体腺瘤

垂体腺瘤（PA）是一组源于垂体前叶和垂体后叶及颅咽管上皮残余细胞的肿瘤，是最常见的鞍区占位性病变。最新调查表明，垂体腺瘤占颅内肿瘤的 8%～15%。发生于垂体前叶的垂体腺瘤，良性，约占颅内肿瘤的 10%，仅次于胶质瘤和脑膜瘤。尸检垂体瘤发生率接近 25%。男女发病率总体相当，小于 20 岁或大于 71 岁的人群发病率很低。男女间存在明显的年龄差异：女性有两个发病高峰，即 20～30 岁和 60～70 岁，而男性的发病率则随年龄的增长而增加。垂体腺瘤常具有内分泌腺功能，因而影响机体的新陈代谢，造成多种内分泌功能障碍。按形态和功能将其分为催乳素腺瘤、生长激素腺瘤、促肾上腺皮质激素腺瘤、促甲状腺激素腺瘤、促性腺激素腺瘤、多分泌功能腺瘤、无分泌功能腺瘤等。

一、临床表现

主要是垂体激素分泌过量或不足引起的一系列内分泌症状和肿瘤压迫鞍区结构导致的相应功能障碍。

1. 内分泌功能紊乱　分泌性垂体瘤可过度分泌激素，早期即可产生相应的内分泌亢进症状。肿瘤压迫、破坏垂体前叶细胞，造成促激素减少及相应靶腺功能减退，出现内分泌功能减退症状。

（1）催乳素（PRL）腺瘤：PRL 腺瘤占垂体腺瘤的 40%～60%，多见于 20～30 岁的年轻女性，男性约占 15%。PRL 增高可抑制下丘脑促性腺激素释放激素的分泌，使雌激素水平降低，黄体生成素（LH）、促卵泡素（FSH）分泌正常或降低。女性患者的典型临床表现为闭经—溢乳—不孕三联征，又称 Forbis—Albright 综合征。早期多出现月经紊乱，如月经量少、延期等，随着 PRL 水平进一步增高，可出现闭经。闭经多伴有溢乳，其他伴随症状还有性欲减退、流产、肥胖、面部阵发性潮红等。处于青春期的女性患者，可出现发育期延迟及原发性闭经等症状。男性高 PRL 血症，可致血睾酮水平降低，精子生成障碍，精子数量减少、活力降低、形态异常。临床表现有阳痿、不育、睾丸缩小、性功能减退，部分男性患者还可出现毛发稀疏、肥胖、乳房发育及溢乳等症状。

女性患者多可早期确诊，其中约 2/3 为鞍内微腺瘤，神经症状少见。男性患者往往因性欲减退羞于治疗或未注意到，故在确诊时大多 PRL 水平很高，肿瘤较大并向鞍上或海绵窦生长，且多有头痛及视觉障碍等症状。

（2）生长激素（GH）腺瘤：占分泌性腺瘤的 20%～30%。GH 可促进肌肉、骨、软骨的生长以及促进蛋白质的合成。垂体生长激素腺瘤过度分泌 GH，并通过胰岛素样生长因子—1（IGF—1）介导作用于各个器官靶点。若 GH 腺瘤发生在青春期骨骺闭合以前，则表现为巨人症；若发生在成人，则表现为肢端肥大症。

①巨人症：患者身高异常，甚至达 2m 以上。生长极迅速，体重远超同龄人。外生殖器发育与正常成人相似，但无性欲。毛发增多，力气极大。成年后约 40% 的患者可有肢端肥大样改变。晚期可有全身无力、嗜睡、头痛、智力减退、毛发脱落、皮肤干燥皱缩、尿崩症等症状。此型患者多早年夭折，平均寿命 20 余岁。

②肢端肥大症：患者手、足、头颅、胸廓及肢体进行性增大。手、足肥厚，手指增粗，远端呈球形。前额隆起，耳郭变大，鼻梁宽而扁平，眶嵴及下颌突出明显，口唇增厚，牙缝增宽，皮肤粗糙，色素沉着，毛发增多，女性患者外观男性化。部分患者可因脊柱过度生长而后凸，锁骨、胸骨过度生长而前凸，胸腔增大可呈桶状胸。脊柱增生使椎间孔隙变小从而压迫脊神经根，引起腰背疼痛或其他感觉异常；而椎管狭窄则有可能出现脊髓压迫症。因患者舌、咽、软腭、悬雍垂及鼻旁窦均可出现肥大，故说话时声音嘶哑、低沉，睡眠时打鼾。呼吸道管壁肥厚可致管腔狭窄，影响肺功能。心脏肥大者，少数可出现心力衰竭。其他器官如肝、胃、肠、甲状腺、胸腺等均可出现肥大。血管壁增厚，血压升高。组织增生可引起多处疼痛，故除头痛外，患者常因全身疼痛而被误诊为"风湿性关节炎"。少数女性患者可出现月经紊乱、闭经，男性早期性欲亢进，晚期性欲减退，尚可导致不孕不育。约 20% 的患者有黏液

性水肿或甲状腺功能亢进，约35%的患者可并发糖尿病。患者早期精力充沛、易激动，晚期疲惫无力、注意力不集中、记忆力减退、对外界事物缺乏兴趣。

少数GH腺瘤患者，其肿瘤大小、GH水平高低与临床表现不尽相符，如肿瘤较大抑或GH水平显著升高，而临床表现却甚为轻微；血GH水平升高不显著的患者，临床症状反而明显。

（3）促肾上腺皮质激素（ACTH）腺瘤：占垂体腺瘤的5%～15%。ACTH腺瘤多发于青壮年，女性多见。一般瘤体较小，不产生神经症状，甚至放射检查也不易发现。其特点为瘤细胞分泌过量的ACTH及相关多肽，导致肾上腺皮质增生，产生高皮质醇血症，出现体内多种物质代谢紊乱。

①脂肪代谢紊乱：可产生典型的"向心性肥胖"，患者头、面、颈部及躯干脂肪增多，形成"满月脸"，颈背交界处脂肪堆积形成"水牛背"，四肢脂肪较少，相对瘦小。患者晚期可有动脉粥样硬化改变。

②蛋白质代谢紊乱：可导致全身皮肤、肌肉、骨骼等的蛋白质分解过度。表皮、真皮处胶原纤维断裂，暴露皮下血管，形成"紫纹"，多见于下肢、腰部、臀部及上臂。血管脆性增加，从而易导致皮肤瘀斑，伤口易感染、不易愈合等。50%的患者可有腰背酸痛，可出现软骨病、佝偻病及病理性压缩性骨折。在儿童则影响其骨骼正常生长。

③糖代谢紊乱：可引起类固醇性糖尿病。

④性腺功能障碍：70%～80%的女性患者出现闭经、不孕及不同程度的男性化，如乳房萎缩、毛发增多、痤疮、喉结增大、音色低沉等。

⑤高血压：约85%的患者出现高血压症状。

⑥精神症状：约2/3的患者存在精神症状，如轻度失眠、情绪不稳定、易受刺激、记忆力减退，甚至精神变态。

（4）促甲状腺激素（TSH）腺瘤：占垂体瘤不足1%。TSH腺瘤表现为甲状腺肿大，可扪及震颤、闻及血管杂音，有时可见突眼及其他甲状腺功能亢进症状，如急躁、易怒、双手颤抖、多汗、消瘦、心动过速等。TSH腺瘤可继发于原发性甲状腺功能减退，可能因甲状腺功能长期减退，TSH细胞代偿性肥大，部分致腺瘤样变，最后形成肿瘤。

（5）促性腺激素腺瘤：很罕见。促性腺激素腺瘤起病缓慢，因缺乏特异性症状，故早期诊断困难。多见于中年以上男性，主要表现为性功能减退，但无论男女患者，早期多无性欲改变。晚期大多有头痛、视力、视野障碍，常误诊为无功能垂体腺瘤。本病分FSH腺瘤、LH腺瘤、FSH/LH腺瘤3型。

①FSH腺瘤：患者血FSH水平明显升高。病程早期，LH、睾酮水平正常，男性第二性征正常，大多数性欲及性功能正常，少数性欲减退，勃起功能差。晚期LH、睾酮水平相继下降，可出现阳痿、睾丸缩小及不育。女性则出现月经紊乱或闭经。

②LH腺瘤：患者血LH、睾酮水平明显升高，FSH水平下降，睾丸及第二性征正常，性功能正常。全身皮肤、黏膜可有明显色素沉着。

③FSH/LH腺瘤：患者血FSH、LH、睾酮三者水平均升高。早期常无性功能障碍，随着肿瘤体积增大，破坏垂体产生继发性肾上腺皮质功能减退症状以及阳痿等性功能减退症状。

（6）多分泌功能腺瘤：腺瘤内含有两种或两种以上的分泌激素细胞，根据肿瘤所分泌的多种过量激素而产生不同的内分泌亢进症状，出现多种内分泌功能失调症状的混合症候，最常见的是GH+PRL。

（7）无分泌功能腺瘤：多见于30～50岁人群，男性略多于女性。肿瘤生长较缓，不产生内分泌亢进症状。往往确诊时瘤体已较大，压迫或侵犯垂体已较严重，导致垂体分泌促激素减少，出现垂体功能减退症状。一般认为，促性腺激素的分泌最先受影响，其次为促甲状腺激素，最后影响促肾上腺皮质激素，临床上可同时出现不同程度的功能低下的症状。

①促性腺激素分泌不足：男性性欲减退，阳痿，第二性征不明显，皮肤细腻，阴毛呈女性分布；女性月经紊乱或闭经，性欲减退，阴毛、腋毛稀少或出现肥胖等。

②促甲状腺激素分泌不足：患者畏寒、少汗、疲劳、乏力、精神萎靡、食欲减退、嗜睡等。

③促肾上腺皮质激素分泌不足：患者虚弱无力、恶心、厌食、免疫力差、易感染、血压偏低、心音

弱、心率快、体重偏轻。

④生长激素分泌不足：儿童骨骼发育障碍，体格矮小，形成侏儒症。

少数肿瘤可压迫后叶或下丘脑，产生尿崩症。

2. 神经症状　神经症状由肿瘤占位效应直接引起。一般无功能腺瘤在确诊时体积已较大，多有鞍上及鞍旁生长，神经症状较明显。分泌性腺瘤因早期产生内分泌亢进症状，确诊时体积较小，肿瘤多位于鞍内或轻微向鞍上生长，一般无神经症状或症状较轻。

（1）头痛：约2/3的无功能垂体腺瘤患者有头痛症状，但并不十分严重。早期出现头痛是因肿瘤向上生长时，鞍膈被抬挤所致。头痛位于双颞部、前额、鼻根部或眼球后部，间歇性发作。若肿瘤继续生长，穿透鞍膈，则头痛症状可减轻甚至消失。晚期头痛可因肿瘤增大压迫颅底硬膜、动脉环等痛觉较敏感的组织所致。肿瘤卒中可引起急性剧烈头痛。

（2）视神经受压：肿瘤向上生长，可将鞍膈抬起或突破鞍膈压迫视神经、视交叉，导致视力、视野发生改变。

①视力改变：视力的减退与视野的改变并不平行，双侧也并不对称。常到晚期才出现视力改变，主要原因是视神经受压原发性萎缩。肿瘤压迫所致的视神经血液循环障碍也是引起视力下降甚至失明的原因。

②视野改变：多为双颞侧偏盲。肿瘤由鞍内向上生长压迫视交叉的下部及后部，将视交叉向前推挤，此时首先受压迫的是位于视交叉下方的视网膜内下象限的纤维，而引起颞侧上象限视野缺损。肿瘤继续向上生长则累及视交叉中层的视网膜内上象限纤维，产生颞侧下象限视野缺损。若肿瘤位于视交叉后方，可先累及位于视交叉后部的黄斑纤维，出现中心视野暗点，称为暗点型视野缺损。若肿瘤偏向一侧生长，压迫视束，可出现同性偏盲，临床上较少见。一般来说，视野的改变与肿瘤的大小是呈正相关的，但如果肿瘤发展缓慢，即使瘤体很大，只要视神经有充分的时间避让，则可不出现视野的改变。

（3）其他神经症状：主要由肿瘤向鞍外生长，压迫邻近组织所引起。

①肿瘤压迫或侵入海绵窦，可导致第Ⅲ、Ⅳ、Ⅵ对脑神经以及三叉神经第一支的功能障碍，其中尤以动眼神经最易受累，导致一侧眼睑下垂、眼球运动障碍。肿瘤长至颅中窝可影响颞叶，导致钩回发作，出现幻嗅、幻味、失语及轻度偏瘫。

②肿瘤突破鞍膈后向前方发展，可压迫额叶而产生一系列的精神症状，如神志淡漠、欣快、智力减退、癫痫、大小便不能自理、单侧或双侧嗅觉障碍等。

③肿瘤长入脚间窝，压迫大脑脚及动眼神经，导致一侧动眼神经麻痹、对侧轻偏瘫，若向后压迫导水管，则可导致阻塞性脑积水。

④肿瘤向上生长压迫第三脑室，可导致多种下丘脑症状，如多饮、多尿、嗜睡、健忘、幻觉、迟钝、定向力差，甚至昏迷。

⑤肿瘤向下生长可破坏鞍底，长入蝶窦、鼻咽部，导致鼻塞、反复少量鼻出血及脑脊液鼻漏等。

二、诊断

垂体腺瘤的诊断需根据临床症状、体征、内分泌检查及影像学检查结果综合确定。

1. 内分泌检查　测定垂体及靶腺激素水平有利于了解下丘脑—垂体—靶腺轴的功能，对术前诊断及术后评估具有重要参考价值。诊断分泌性垂体瘤的内分泌指标是：血清 PRL 水平大于 $100\mu g/L$；随机 GH 水平大于 $5\mu g/L$，口服葡萄糖后 GH 水平大于 $1\mu g/L$，IGF－1 水平增高；尿游离皮质醇（UFC）大于 $100\mu g/24h$，血 ACTH 水平大于 $46\mu g/L$。皮质醇增高者，应做地塞米松抑制试验，必要时可行胰岛素兴奋试验、促甲状腺激素释放激素（TRH）试验以及促肾上腺皮质激素释放激素（CRH）刺激试验。

垂体 ACTH 腺瘤临床表现为库欣综合征，分为 ACTH 依赖性和非 ACTH 依赖性，临床上需依靠多项检查才能明确病因。

2. 影像学检查　除需做 CT 及 MRI 外，有时也做脑血管造影以排除脑部动脉瘤或了解肿瘤供血及血管受压情况。怀疑有空蝶鞍或脑脊液鼻漏者，可用碘水 CT 脑池造影检查。

（1）CT：CT 对微腺瘤的发现率约为 50%，小于 5mm 的肿瘤发现率仅为 30%，做薄层扫描（1 ~ 2mm），发现率可有所提高。微腺瘤的典型表现为垂体前叶侧方的低密度灶或少许增强的圆形病灶；垂体高，女性大于 8mm，男性大于 6mm，鞍膈抬高；垂体柄向肿瘤对侧偏移；鞍底局部骨质受压变薄。大腺瘤增强扫描常均匀强化。瘤内可见出血、坏死或囊性变，该区不被强化。鞍区 CT 薄层扫描加冠状、矢状重建可显示蝶窦中隔与中线间的关系，从而使术者避免在凿开鞍底时偏离中线损伤颈内动脉等组织，减少手术并发症；还可显示鞍底前后左右的大小，对于明显向颅内、海绵窦扩展，或呈侵袭性生长的肿瘤，术中保证鞍底够大，增大显微镜侧方观察范围，利于肿瘤全切。

（2）MRI：MRI 是目前诊断垂体瘤的首选方法。微腺瘤垂体上缘膨隆，肿瘤呈低信号，垂体柄向健侧移位。垂体增强动态扫描可显示微腺瘤与正常组织的边界，增强前后证实微腺瘤的准确率为 90%，直径小于 5mm 的发现率为 50% ~ 60%。大腺瘤可显示瘤体与视神经、视交叉以及与周围其他结构如颈内动脉、海绵窦、脑实质等的关系。术前 MRI 有助于了解肿瘤的质地以及肿瘤与颈内动脉或基底动脉的关系。对于向鞍上或颅内明显扩展或明显侵袭海绵窦的肿瘤，根据 MRI 判断肿瘤质地，选择手术入路，可提高手术切除的范围。

三、治疗

垂体腺瘤的治疗目的在于：控制激素水平、恢复垂体功能、缩小或消除肿瘤、解除颅内占位引起的症状体征等。目前常用的治疗方案包括手术治疗、药物治疗和放射治疗。各治疗方案各有优缺点，手术可快速解除肿瘤对周围组织的压迫，并有效地减少激素分泌，但对已侵犯到鞍旁、海绵窦的垂体腺瘤，手术常不能全切，且风险大、并发症较多；立体定向放射治疗常用于不能耐受手术或是拒绝手术者；放射治疗可控制肿瘤生长，恢复激素水平，但持续时间长，有导致垂体功能减退、放射性脑坏死、脑神经损伤甚至诱发继发性恶性肿瘤的可能；药物治疗并发症少，但起效慢，终生服药，费用昂贵。

1. 手术治疗　如下所述：

（1）经颅手术：经颅手术切除垂体腺瘤很早就应用于临床，现已是非常成熟的术式。适用于：①明显向额颞叶甚至颅后窝发展的巨大垂体腺瘤。②向鞍上发展部分与鞍内部分的连接处明显狭窄的垂体腺瘤。③纤维化、质地坚硬，经蝶窦无法切除的垂体腺瘤。临床上常用手术入路有经额入路、经颞入路、经翼点入路及眶上锁孔入路。随着显微镜及内镜技术的不断发展，经颅手术现在主要用于不适合经蝶手术的患者，如巨大垂体腺瘤、侵袭性的肿瘤、需要联合入路及分期手术的患者。

（2）经鼻蝶手术：经蝶手术入路适用于：①突向蝶窦或局限于鞍内的垂体腺瘤。②向鞍上垂直性生长的垂体腺瘤。③蝶窦气化程度良好的垂体腺瘤患者。手术方式主要包括显微镜下经鼻蝶和内镜下经鼻蝶手术，是目前治疗垂体腺瘤最常用的手术入路，约 96% 的患者可经蝶窦入路手术切除。以前，伴有甲介型或鞍前型蝶窦的垂体腺瘤患者，因术中定位、暴露鞍底困难，曾被列为经蝶入路手术的禁忌证或需额外设备于术中定位鞍底。但随着手术技术发展及设备的创新，CT 仿真内镜重建能显示蝶窦浅、深部结构的三维解剖图像，可模拟经蝶入路手术过程。

神经内镜下经鼻蝶切除术是近 20 年国内外新出现并迅速推广的一项微创垂体腺瘤切除技术，较以往显微镜手术存在明显的优点：①减少了手术对鼻中隔中上部及鼻腔底黏膜的损伤，术后很少发生鼻中隔穿孔。②不造成鼻中隔骨性骨折，不影响术后鼻外形。③照明条件好，并可放大图像，能更好地显示蝶窦内、鞍内、鞍上等解剖结构，可减少术后并发症的发生。④患者术后反应轻，恢复快。但内镜也有其缺点：内镜缺乏立体层次感，对术者熟练度有较高的要求，需在鼻腔内寻找参照物；操作空间相对于显微镜手术更狭小，手术操作需要特殊训练。

2. 立体定向放射外科　随着计算机技术和放射物理学的发展，立体定向放射外科（SRS）在垂体腺瘤的治疗中取得了较好的效果，肿瘤无进展率和生物治愈率都较高。SRS 或 FSRT 技术在确保肿瘤靶区剂量的同时，能使瘤外的照射剂量迅速减少，保护靶区周围的重要组织，故尤为适用于瘤体较小的垂体腺瘤。SRS 主要适用于：①直径小于 10mm 的垂体微腺瘤。②直径大于 10mm，但视力、视野无明显受损的垂体腺瘤，且 MRI 检查肿瘤和视交叉之间的距离应在 3mm 以上。③手术残留或复发者。④不能耐受手术者。

3. 综合治疗　如在手术切除大部分肿瘤后行放疗或药物治疗控制肿瘤生长或于放疗或药物治疗使肿瘤缩小、变软后再行手术，可以起到扬长避短、提高疗效、降低风险的效果。目前，综合治疗也存在一些尚待解决的问题，如放疗与药物治疗的最适间隔时间尚未明确，药物治疗对放疗剂量的影响也尚未明确等，且目前仍无较大的临床研究用于综合治疗的疗效分析。

（赵　彬）

第六节　颅内神经鞘瘤

神经鞘瘤来源于施万细胞，又称施万细胞瘤，神经鞘瘤通常发生于脑神经末梢的胶质——施万结，多为良性肿瘤，WHO I 级。各种年龄、不同性别均可发生，患者多为 30 ~ 40 岁的中年人，无明显性别差异。肿瘤通常为单发，有时可多发，大小不等。有细胞型、丛状型、黑色素型 3 种亚型。肿瘤累及不同脑神经，出现不同临床症状及体征。以听神经鞘瘤为多发，其次是三叉神经鞘瘤。

一、听神经鞘瘤

听神经鞘瘤起源于听神经的神经鞘，多位于上前庭神经，少数位于该神经的耳蜗部，约占颅内肿瘤的 8.43%。听神经鞘瘤开始时多局限于内耳道，引起内耳道直径扩大并破坏内耳门后唇，而后向阻力较小的内耳道外、脑桥小脑角方向发展，故瘤体常为两部分，一部分在内耳道，一部分在内耳道外、桥小脑角。肿瘤充满脑桥小脑角池，后可向脑干和小脑方向发展，压迫耳蜗神经核和面神经核。若肿瘤继续增大，向小脑幕上扩展，甚至可达枕骨大孔附近，压迫三叉神经和后组脑神经。肿瘤可压迫脑干和小脑，当第四脑室受压时可导致梗阻性脑积水。约 10% 的听神经瘤为双侧听神经瘤，双侧听神经鞘瘤与神经纤维瘤病 2 型（NF—2）密切相关。

1. 临床表现　临床早期特征为进行性耳鸣伴听力丧失，之后可出现感觉性平衡失调和发作性眩晕。大多数瘤体较小者表现为单侧听力丧失、耳鸣、前庭功能异常；瘤体较大者出现三叉神经、面神经功能异常以及颅内高压的症状；最后肿瘤体积增大，可出现脑干和小脑受压。

（1）听力丧失：听力丧失是听神经鞘瘤最常见的症状，患者出现渐进性、高频感音神经性听力丧失。

（2）耳鸣：常见，于听力下降之前或同时出现，多为单侧持续性高调耳鸣。

（3）前庭功能异常：约 50% 的患者会出现前庭功能失调，表现为眩晕、平衡功能障碍。早期瘤体较小，患者眩晕症多见；晚期瘤体大，患者平衡功能障碍多见。

（4）三叉神经功能异常：约 50% 的患者出现三叉神经功能异常，以角膜反射消失最常见，其他症状如面颊部、颧骨隆突处感觉麻木或麻刺感。三叉神经症状与肿瘤体积密切相关，听神经瘤直径在 1cm 以下者几乎不出现三叉神经症状，直径在 3cm 以上者 48% 出现三叉神经症状，特大肿瘤者还可出现咀嚼肌薄弱，甚至萎缩。

（5）面神经功能异常：常于晚期出现，瘤体较小的患者很少有此症状。患者常出现面部肌肉抽搐、麻痹。

（6）其他症状：肿瘤占位效应可导致颅内高压、脑积水、脑干和小脑受压症状。颅内高压表现为渐进而持久的头痛、恶心、呕吐、感觉迟钝等。脑干受压出现患侧上、下肢功能障碍。小脑受压出现步态紊乱、共济失调。

2. 辅助检查　如下所述：

（1）神经耳科学检查。

①一般听力检查：出现气导大于骨导并一致下降，双耳骨导比较试验偏向健侧，提示内耳病变；纯音听阈检查表现为以高频为主的听力减退，气导与骨导听力曲线一致或接近一致。若肿瘤压迫内耳道血

管，影响耳蜗血液循环，可产生重振现象。

②语言听力检查：神经性耳聋不仅出现纯音听阈下降，同时还有语言审别能力的下降，即能听到谈话声，而不理解谈话的内容。

③前庭功能检查：目前多采用微量冷水试验法。大多数正常人在耳内注入 0.2ml 的冰水后可出现水平性眼震。若注入量达 2ml 仍未出现反应，则认为注水侧前庭功能丧失。肿瘤越大，前庭功能障碍越严重。

④听觉脑干诱发电位：它是反应脑干内听觉过程神经机制的客观指标。声音由外界传入内耳后，用头皮电极记录耳蜗至脑干的电生理反应。诊断听神经瘤主要依靠波幅和峰潜伏期改变：无反应；仅有Ⅰ波；仅有Ⅰ~Ⅱ波；Ⅰ~Ⅴ波间潜伏期延长。

（2）影像学检查：内耳道 X 线平片包括通过眼眶显示岩锥的前后位或后前位、汤氏位、斯氏位、颅底位，其中以斯氏位最好，前后位和汤氏位可发现约 75% 的听神经瘤，其他不能增加诊断率。CT 能发现约 80% 的听神经瘤，直径在 1.5cm 以下的肿瘤很难发现。MRI 可提供肿瘤的早期诊断，特别是内耳道内的小肿瘤。

3. 诊断及鉴别诊断　中年以上患者出现耳鸣、耳聋、眩晕、平衡障碍等表现，影像学显示脑桥小脑角（CPA）占位时，应考虑听神经瘤。NF—2 型听神经瘤具有一定特点：最常见于青年人，双侧发病多于单侧。双侧肿瘤可同时发生，也可先后发生，两侧肿瘤的大小和听力可明显不同。需与以下疾病相鉴别。

（1）脑膜瘤：为脑桥小脑角第二好发的肿瘤。脑膜瘤的特点为：肿瘤钙化、岩骨侵蚀或增生，且 CT 比 MRI 更明显。33% ~75% 的患者听力丧失，与内耳门之间存在一定距离，且跨过内耳门而不进入。在所有磁共振（MR）序列中几乎均为等信号，因血管变化，在 T_2 上呈高信号。增强后，脑膜瘤比听神经瘤均匀。

（2）表皮样囊肿：由进入神经管的上皮细胞聚集而成，在颅内最常见于脑桥小脑角。特点为：沿蛛网膜下隙生长且压迫周围脑组织。CT 上呈水样均匀影像，MRI 上呈典型沿蛛网膜下隙见缝就钻的表现。听力、前庭功能障碍均不明显。

（3）三叉神经鞘瘤：以三叉神经症状起病，早期无耳鸣、听力下降等症状。内耳道无扩大，可向颅中、后窝两个方向发展。

4. 治疗　对大型肿瘤，尤其有脑干、小脑明显受压症状者，只要无手术禁忌证，不论年龄大小都应争取手术切除。对于中小型肿瘤，选择治疗方式应考虑肿瘤的大小、年龄、症状出现时间的长短、同侧及对侧听力状态、有无合并其他内科疾病、患者的意愿、经济状况等因素，设计个性化的治疗方案。若暂时无法决定，可用神经影像学动态观察。

（1）姑息疗法：对于 65 岁以上、体质虚弱且肿瘤较小的患者，除非肿瘤生长较快，否则密切的临床观察是最好的选择。年轻人采用姑息疗法尚存在争议。

（2）立体定向放射外科治疗：立体定向放射外科治疗听神经瘤具有时间短、无痛苦、手术风险低、神经功能保留较好等优点，但存在某些局限性而不能取代手术：①治疗后占位效应仍存在，不适用于伴有脑积水、脑干受压的患者。②适用于体积较小的肿瘤。③增加了面神经、三叉神经的不必要放射性损伤。④若需要手术介入，可能增加手术难度。

（3）显微神经外科手术治疗：1964 年，House 首次在经迷路入路手术中应用显微镜，听神经瘤手术治疗开始了显微外科时代。近年来，随着神经影像技术、现代显微神经外科技术的不断发展，听神经瘤的手术治疗方式发生了巨大的变化，不但可以完全切除肿瘤，还可保留面神经甚至听神经功能。

①手术入路的选择：听神经鞘瘤手术入路主要包括经枕下开颅乙状窦后入路、经迷路入路和经颅中窝入路。对于大型或巨大型肿瘤，有人还采用经岩骨乙状窦后入路、经岩骨部分迷路切除入路，甚至经岩骨乙状窦前入路。经枕下开颅乙状窦后入路是最常用的入路，优点是该入路显露好，肿瘤与脑干和内听道的关系显示较为清楚，适合切除任何大小的肿瘤，并可保留面神经和耳蜗神经；缺点是手术创伤大，必须暴露、牵拉小脑，手术时间也较长。经迷路入路适用于小肿瘤伴听力完全丧失者，也适用于老

年患者。其优点为手术完全在硬膜外操作，对脑干和小脑影响小，危险性低；缺点为听力永久性丧失。经颅中窝入路适用于小肿瘤，手术主要在耳上硬脑膜外操作，优点是可保留听力，缺点是需牵拉颞叶。

②神经内镜在术中的应用：神经内镜适用于保留听力的听神经鞘瘤切除，尤其是直径在 1.5cm 以下的听神经瘤。显微镜下肿瘤全切除，暴露内听道底部时必须打开迷路，这样就会损伤迷路，而使用神经内镜则多可发现并切除内听道内的残留肿瘤。神经内镜辅助显微手术提高了手术的安全性和有效性，但也有学者提出，应用神经内镜并不提高术后听力保留率。

二、三叉神经鞘瘤

三叉神经鞘瘤起源于三叉神经的颅内段。多发生于三叉神经半月节部，也可发生于三叉神经根部；还可同时累及半月节部和根部，形成哑铃状，跨越颅中、后窝。极个别可破坏颅中窝，向颅外生长。三叉神经鞘瘤占颅内肿瘤的 0.07% ~ 0.33%，颅内神经鞘瘤的 0.8% ~ 8.0%，好发于中年人，早期症状多不典型，易被忽视。

1. 临床表现　以三叉神经损害为主要表现，患者常有一侧面部麻木或阵发性疼痛，患侧咀嚼肌无力及萎缩。肿瘤生长方向不同，导致不同的邻近脑神经和脑组织受损。若肿瘤位于颅中窝，可损害视神经和动眼神经，导致视力、视野障碍，眼球活动受限，眼球突出等。若肿瘤压迫颞叶内侧面，患者可出现颞叶癫痫、幻嗅等症状。若肿瘤位于颅后窝，可累及滑车神经、面神经、听神经及后组脑神经，出现眼球运动障碍、面瘫、听力下降等症状。若肿瘤压迫、损伤小脑，则可出现共济失调。晚期，肿瘤可推挤脑干，导致对侧或双侧锥体束征、脑积水等。若肿瘤骑跨颅中、后窝，除可引起相关脑神经症状外，因肿瘤紧贴、压迫大脑脚，还可影响颈内动脉，导致对侧轻偏瘫、高颅压和小脑损害等症状。

2. 辅助检查　如下所述：

（1）X 线：平片可见典型的肿瘤进入颅后窝的特征性表现，即岩尖前内部骨质破坏；边缘整齐。

（2）CT：肿瘤生长部位不同，CT 表现有所差异。若肿瘤位于岩尖部的 Meckel 囊处，可见患侧鞍上池肿块影有均匀强化效应，若肿瘤中心坏死，瘤内可见不规则片状或条索状强化影以及周边环状强化，并可见岩尖部存在骨质破坏。若肿瘤向颅后窝发展或起源于颅后窝，在 C－P 角可见尖圆形肿块影，还可见小脑、脑干及第四脑室受压、变形等间接征象。若肿瘤位于颅中窝，有时可出现肿瘤侵入眶内、眼球外凸等 CT 征象。

（3）MRI：常见岩骨尖部高信号消失，病灶呈长 T_1 长 T_2 信号，T_2 加权显示病灶信号强度较脑膜瘤高，注射造影剂强化后效应较脑膜瘤弱。

3. 治疗　三叉神经鞘瘤为良性肿瘤，全切后可治愈，手术切除是最佳手段。

（1）开颅手术切除：若患者可耐受全身麻醉和手术，且肿瘤直径在 3.5cm 以上，应选择开颅手术切除肿瘤，以解除肿瘤压迫，维护神经功能。手术应选择最易接近肿瘤且不对重要神经和血管造成严重损害的入路。常用入路如下：

①经颅眶或经颞下入路：适用于颅中窝的神经鞘瘤，也适用于肿瘤累及海绵窦或颞下窝者。

②经岩骨入路或扩大经岩骨入路：适用于位于海绵窦后部、体积小到中等的肿瘤。

③枕下乙状窦后入路：适用于三叉神经根部的神经鞘瘤。

④小脑幕上下联合、经颞下经乙状窦前入路：适用于跨越颅中、后窝的"哑铃形"大型三叉神经鞘瘤。

（2）伽马刀治疗三叉神经鞘瘤：随着显微外科及颅底手术技术的不断发展，70%以上的三叉神经鞘瘤可做到全切或近全切，但三叉神经功能损伤率为 38% ~ 75%，永久性功能障碍发生率为 13% ~ 86%。欧美一些学者认为，海绵窦区的肿瘤即使全切后也有可能因窦内残留极少量肿瘤而导致日后复发。近年来，国内外开展了三叉神经鞘瘤放射外科治疗。伽马刀在改善患者临床症状方面，多数患者可获得症状缓解。不能耐受全身麻醉或不愿开颅且肿瘤直径在 3.5cm 以下者，可采用伽马刀控制、缩小甚至消除肿瘤。对行开颅手术而未能全切仍有残留的患者，也可采用伽马刀进行立体定向放射治疗。

（赵　彬）

第七节　其他颅内原发肿瘤

一、中枢神经系统淋巴瘤

中枢神经系统淋巴瘤是原发于中枢神经系统的恶性淋巴瘤，占恶性淋巴瘤的 0.2% ~ 2.0%，少数可转移至中枢神经系统以外其他部分。目前，原发中枢神经系统淋巴瘤发病率逐渐升高，与艾滋病（AIDS）及移植患者人数增多不无关系。幕上以额叶、深部神经核团最常见，其次是脑室周围；幕下以小脑半球最常见。2007 年，WHO 未给出明确分级。

1. 临床表现　患者主要表现为后背疼痛、不规则发热、不同程度脊髓受压引起的神经功能障碍、癌性脑膜炎、癫痫、颅内压增高以及葡萄膜炎和亚急性脑炎伴室管膜下浸润等特征性综合征。

2. 辅助检查　如下所述：

（1）CT：广泛性溶骨破坏或局限性溶骨破坏边缘硬化，椎旁软组织肿胀。

（2）MRI：病灶呈不均匀长 T_1 长 T_2 信号，增强后病灶强化明显，病灶呈"握雪状"，胼胝体区病灶呈"蝴蝶状"为该病典型表现。病灶周围出现"绒毛样"或"火焰样"水肿对诊断也有帮助。

（3）脑脊液检查：仅当病灶无明显占位效应时可行，一般检查结果均有异常，但无特异性。常见异常有蛋白升高、细胞计数升高等。约 10% 的患者细胞学检查可见淋巴细胞。

（4）其他检查：询问病史、查体、实验室检查，中枢神经系统淋巴瘤患者均应检查是否存在隐匿性全身淋巴瘤，进行眼科检查以便发现可能存在的葡萄膜炎。

3. 治疗　治疗方案的选择取决于神经组织受压程度。若脊髓受压明显且存在神经功能障碍，应首选手术治疗；若脊髓受压不明显或无神经系统阳性体征，应首选放疗。恶性淋巴瘤对放疗和化疗非常敏感。近来文献多主张采取以甲氨蝶呤为主的化疗方案。对不能耐受放、化疗的患者，激素可控制症状，但由于该病对激素极其敏感，使用激素后肿瘤可消退，给诊断带来困难，所以诊断未明确、未行立体定向穿刺检查前应尽量避免使用激素。

手术全切或部分切除肿瘤进行减压并不能改善患者预后，其主要作用在于肿瘤活检，大多采用立体定向技术。活检证实后的标准治疗是全脑放射治疗，剂量通常低于原发脑肿瘤，180 ~ 300cGy/d，总剂量 4000 ~ 5000cGy。非艾滋病患者，放疗联合化疗的生存期长于单纯放疗。

二、生殖细胞肿瘤

生殖细胞肿瘤是来源于生殖细胞的肿瘤，包括生殖细胞瘤、胚胎瘤、内胚窦瘤、畸胎瘤、绒毛膜上皮癌、混合性生殖细胞肿瘤，其中 2/3 为生殖细胞瘤。颅内生殖细胞性肿瘤通常生长于脑中轴线附近，绝大多数生长于松果体区，部分生长于鞍区、基底节区及脑中线其他部位。

1. 临床表现　绝大多数松果体区生殖细胞瘤的首发症状为颅内高压，其后有四叠体受压症状，少数可有性征发育紊乱。个别患者以四叠体受压症状为首发，其后出现颅内高压症状。

（1）颅内压增高：松果体区肿瘤突向第三脑室后部可阻塞导水管腔，向前下发展可使导水管狭窄及闭锁，导致早期发生梗阻性脑积水及颅内压增高，出现头痛、呕吐、视盘水肿、意识状态改变、展神经麻痹等症状。小儿患者颅内高压可见头颅增大、前囟张力增高等。

（2）邻近脑组织受压：肿瘤破坏上丘和顶盖区，引起眼球活动障碍，两眼上视不能，瞳孔对光反射障碍。若肿瘤侵犯皮质顶盖束，则出现 Parinaud 综合征，表现为两眼上视不能；若肿瘤侵犯上丘后半部，则出现两眼下视不能。若肿瘤侵犯导水管周围，包括导水管前部和第三脑室后下部，则出现 Sylvian 导水管综合征，除了上视不能外，还可伴有瞳孔对光反射改变、眼球会聚功能麻痹或痉挛、眼球震颤等症状。肿瘤较大时可压迫上丘及内侧膝状体，出现双侧耳鸣及听力减退，但儿童阳性率较低，可能与表述不正确或检查不合作有关。肿瘤直接侵犯或瘤细胞沿脑脊液播散种植于丘脑，或肿瘤阻塞导水管，或第三脑室前部扩大而影响丘脑下部，则出现尿崩症、嗜睡、肥胖等症状。颅内高压或肿瘤直接侵犯脑干，可引起意识障碍；下丘脑后半部或中脑前半部及腹侧受损，可引起嗜睡、癫痫、单侧锥体束征、双侧锥体束征等。

（3）内分泌失调：突出表现为性征发育紊乱，多有性早熟，以男孩松果体区畸胎瘤为甚。原因为儿童及青春期，松果体区非松果体细胞肿瘤破坏了松果体腺的正常分泌，使其性征发育提前，出现性早熟。也可出现性征发育停滞，甚至不发育。

（4）瘤细胞种植：松果体区的生殖细胞瘤细胞可种植于椎管内而发生脊髓症状，出现神经根痛或感觉障碍。

2. 辅助检查　如下所述：

（1）CT：畸胎瘤在CT上呈多房、密度不均的肿块，可有囊变，并可显示来自第三胚层的骨骼、牙齿、脂肪以及钙化等。胚胎癌的CT表现与生殖细胞瘤相似，但常见钙化，且囊变多见。

（2）MRI：MRI能发现远处传播，且较CT敏感，目前是判断有无远处播散转移的首选检查方式。生殖细胞瘤、绒毛膜上皮癌和胚胎癌等因常有出血，MRI信号强度多变或呈混浊信号。畸胎瘤多房，故信号不均，可见囊变和钙化。因正常松果体腺无血—脑屏障，能被造影剂强化，故出现强化松果体结构并不一定为异常表现。

（3）脑血管造影：一般生殖细胞瘤的供血血管在造影片上较少显影，若出现明显肿瘤新生血管，提示肿瘤恶性倾向。

（4）脑脊液细胞学检查：生殖细胞肿瘤具有沿脑脊液向远处传播的特性，故采用脑脊液细胞学检查寻找肿瘤细胞，对病变性质的判断、治疗方案的选择及预后判定均有重要参考价值，有报道称阳性率约60%，采用微孔过滤脑脊液组织培养技术，瘤细胞检出率明显提高。

（5）内分泌功能检查：检查脑脊液和血浆中黄体激素、促卵泡素、催乳素、生长激素、褪黑激素、睾酮等，对肿瘤性质、疗效的判断以及随访均有重要参考价值。

（6）肿瘤标记物检查：生殖细胞肿瘤标记物，如甲胎蛋白、绒毛膜促性腺激素、胎盘碱性磷酸酶等，在生殖细胞肿瘤患者的脑脊液和血清中均可检测到。卵黄囊瘤可产生甲胎蛋白；绒毛膜上皮癌可产生绒毛膜促性腺激素；生殖细胞瘤可产生胎盘碱性磷酸酶；胚胎癌含有合体滋养层和内胚窦成分，故具有甲胎蛋白和绒毛膜促性腺激素两种标记物。松果体实质细胞肿瘤、胶质瘤等，上述标记物检查均呈阴性。肿瘤标记物的水平与肿瘤组织中所对应的分泌细胞成分的多少呈正相关。脑脊液检查比血清更敏感，血清正常，脑脊液可能升高。

3. 诊断及鉴别诊断　如下所述：

（1）松果体区生殖细胞肿瘤：患者出现四叠体上丘综合征、Sylvian导水管综合征以及内分泌功能障碍时，应考虑此区肿瘤。头颅CT和MRI可明确肿瘤位置，再有临床表现，结合其他检查，特别是脑脊液、血清中肿瘤标记物的检查，可做出初步诊断。松果体区的畸胎瘤几乎全为男性，而胚胎癌大多发生于20多岁的男性。松果体区和第三脑室后部肿瘤的生长方式有助于肿瘤类型的判断：生殖细胞瘤常向第三脑室内生长；多数胶质瘤和恶性淋巴瘤浸润脑实质而不侵犯第三脑室；畸胎瘤和脑膜瘤边界清，与脑实质间存在界面，有别于胶质瘤和其他恶性肿瘤。

（2）鞍区生殖细胞瘤：鞍区生殖细胞瘤以尿崩症、视觉障碍及内分泌功能紊乱为特征，部分患者可有颅内高压。主要与好发于鞍区的颅咽管瘤相鉴别：鞍区生殖细胞瘤好发于儿童，成年人极少见，颅咽管瘤在青年也较多见；鞍区生殖细胞瘤颅内高压症状不明显，而颅咽管瘤常阻塞室间孔，出现颅内高压症状；鞍区肿瘤在CT上常呈圆形、边界清的高密度影，肿瘤明显均匀一致的强化效应，钙化少见，而颅咽管瘤在CT上多呈囊性低密度改变，仅肿瘤包膜呈环形增强，钙化多见。此外，还应与鞍区的垂体瘤、鞍结节脑膜瘤、视神经胶质瘤等相鉴别。

（3）基底节区生殖细胞瘤：基底节区生殖细胞瘤以男性多见，主要特点为偏侧肢体乏力、不全瘫痪。病程进展相对缓慢，病史可迁延数年，病情突然加重常与瘤内出血有关。CT上常在基底节区呈混杂密度影，形态不规则，占位效应明显，瘤内常有出血。增强可有不规则强化现象，瘤周水肿极不明显。基底节区生殖细胞瘤主要与好发于该区的胶质瘤和转移瘤相鉴别。基底节区胶质瘤以成人多见，无明显性别差异，病程较短，且呈进行性加重，CT 可见明显瘤周水肿。基底节区转移瘤以老年人多见，神经症状起病快、进展迅速、症状较重，CT 呈小病灶、大范围水肿特点。

4. 治疗　因生殖细胞肿瘤放疗敏感度高，故成人首选放疗。其中，生殖细胞瘤更是放疗可治愈的肿瘤。在儿童，多采用化疗加放疗加化疗的方法以减少放疗的远期不良反应。除畸胎瘤以外的非生殖细胞瘤性生殖细胞肿瘤，首选化疗。成熟畸胎瘤最好的治疗方法是手术全切，恶性畸胎瘤应最大程度切除肿瘤，术后辅以放疗，剂量 40Gy/次，然后再行化疗。一般生殖细胞瘤放疗总量为 45～50Gy，全脊髓放疗量为 20～30Gy。3 岁以下不主张放疗，5 岁为成人剂量的 75%，8 岁以后与成人相同。

颅内生殖细胞肿瘤病理类型多样，其中在生殖细胞瘤的治疗已取得较高生存率的现状下，目前的研究方向多侧重于减少放疗照射剂量及缩小照射范围方面。

（郭志钢）

第七章

显微神经外科和微侵袭神经外科

第一节　显微神经外科

显微外科是外科治疗中的一种专门技术，其特点是在手术显微镜或放大镜下，用显微外科器械进行外科手术操作，如切、割、剪、分离、吸引、夹闭、电凝、气化和切除以及吻合等。显微外科技术的主要目的是尽可能地减少手术所引起的创伤，尽可能地保存组织及其功能，缩短术后康复期。由于显微外科具有常规（肉眼）外科无法比拟的优越性，它的应用和开展不仅使外科治疗的效果大大提高，过去不能或不能彻底切除的病变现在也成为可能，而且大大拓宽了外科治疗范围。因此，显微外科技术成为五官科、普外科、小儿外科、妇产科、整形外科、手外科、泌尿外科、神经外科、创伤外科、血管外科、心胸外科和器官移植等学科的重要武器之一。

一、术前准备

术前准备基本上同常规神经外科。要获得满意的手术疗效，除与术者的经验、智慧和外科技术、技巧有关外，很大程度上取决于下列因素。

1. 术前准确的诊断　包括病变的部位（定位诊断）和性质（定性诊断）的确定，后者有时在术前难以明确，但应该做好几种病变可能的思想准备。因此，术前应详尽采集病史，进行体格检查、实验室检查和影像学检查（如 CT、MRI 等检查）。

2. 精心设计手术方案和计划　应做好几种方案的准备，这样术者才能面对困难，不慌不忙，胸有成竹。

3. 患者、家属和亲友的合作　应获得他们对手术的同意，并应该使家属对手术的利弊、可能的危险性和并发症有足够的认识和思想准备。

4. 手术室人员的合作　这包括术前、术中外科医生与麻醉师、护士、技术员等的互通信息，使他们对手术有足够的了解和准备，特别是对手术关键步骤有一定认识，取得他们积极、主动的配合，保证手术顺利、平稳进行。

二、手术室人员和仪器的布局

为减少术后伤口感染，手术室必须具备空气净化设备。理想的空气净化设备应达到下列要求：

（1）稀释手术人员和患者带入手术室的细菌。

（2）维持清洁气流从手术台向四周扩散。

（3）防止邻近房间或过道不洁空气流入手术室。

（4）提供温度、湿度适中的工作环境。

在各种层流洁净设备中，以垂直平行气流净化设备适用于手术室，要求手术台外围档清洁区达 1.0 万级，相当于美国外科学会Ⅰ、Ⅱ手术室标准。

手术室人员和仪器布局与安放应合理，便于各自工作不受干扰和相互配合。一般麻醉师的位置应靠近患者头部和胸部，位于患者头部转向侧，洗手护士的位置正好与麻醉师相反。术者和助手的位置因不同部位手术而略有不同。手术显微镜通常放在麻醉师同侧。

三、头部固定

颅脑手术要求头部牢靠固定，不仅便于手术操作，而且根据术时需要可转动手术床来调整头的位置。头部固定装置很多，但以钉式（3或4钉）固定架多用（图7-1）。应用头架固定注意事项：①充分暴露手术切口，头架安放应不阻挡手术切口和影响手术操作。②避免眼、耳等重要器官受伤。③颅钉不穿透颅骨内板，以免损伤硬膜血管而引起颅内出血，特别是在颅骨较薄的额、颞和乳突处要格外小心。④颅骨菲薄（如慢性高颅压、脑积水）、小儿患者应避免用带钉头架。⑤有引流管者，应避免损坏分流管。

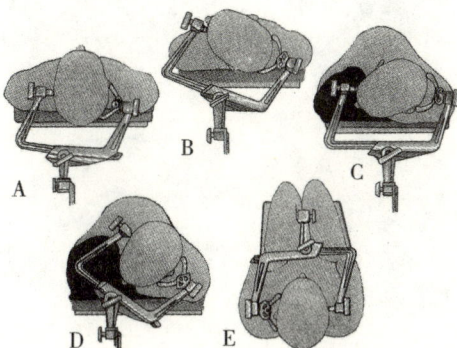

图7-1 不同体位头架的安放

理想的头架应该有手托、自动牵开器等附件。一般头架为金属制品，如手术时需血管造影，则需用碳素材料头架。近来开展术时MRI导航外科，则需要无磁性头架。

四、颅内压控制

为保证神经外科手术顺利进行，良好地控制颅内压力至关重要。正常情况下，颅腔内容物为脑组织、脑脊液（CSF）和脑血流三大物质。一般脑组织为不可压缩，因此，临床上主要通过调控CSF和脑血流来影响颅内压。常用的方法有以下几种：

（一）调整体位

由于颅腔内的静脉系统没有瓣膜，因此颅脑静脉压很大程度取决于头部与心脏之间的高度差。当患者头部抬起，颅腔内静脉压随头与心脏的高度增加而降低，坐位时静脉压可呈负压（此时如发生静脉破裂，易发生气栓）。头抬高10°~20°，可满足大多数颅内手术需要。

（二）控制呼吸

由于动脉二氧化碳分压[$P(CO_2)$]增加，不仅使脑血流量增加，而且通过脑血容量增加而使颅内压升高。因此，手术时进行人工控制呼吸，能有效地控制颅内压。

术时人工控制呼吸注意事项：①气管插管应有气囊。②成人呼吸潮气量以8~15L/min为宜，可间断正压呼吸。③$P(CO_2)$不宜低于2.66kPa（20mmHg）。④人工控制呼吸可伴有轻度低血压，一般不必处理。⑤由于自主呼吸是一个重要的生命体征，在某些部位手术（如下丘脑、第3脑室、脑干和椎—基动脉等），它是一个很重要的监测指标，因此，术时人工控制呼吸应该是可逆性的，即在外科手术操作需要时，恢复患者的自主呼吸。⑥在关闭硬脑膜前，宜恢复患者的自主呼吸，便于检验止血是否可靠和判断脑张力。

（三）脱水剂应用

目前常用20%甘露醇和呋塞米（速尿）。通常在硬脑膜打开前30min，快速静脉滴注20%甘露醇每千克体重1~2g或呋塞米（速尿）40~80mg静脉注射或肌内注射。

（四）脑脊液引流

1. 侧脑室穿刺法（图7-2）

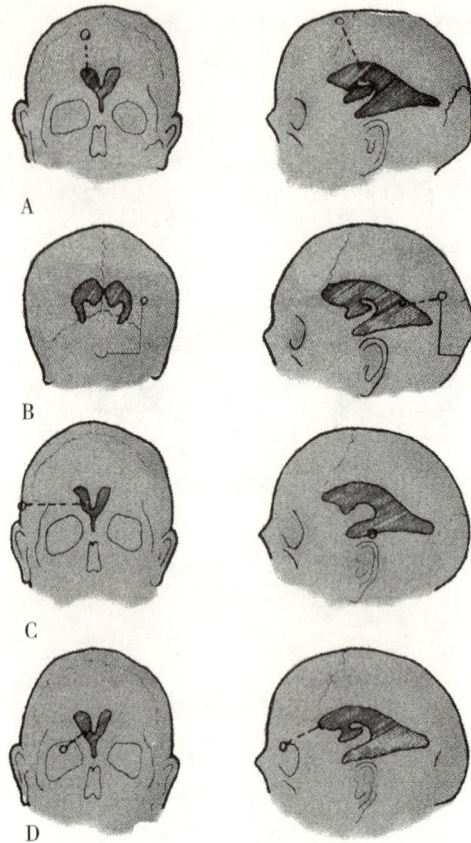

图7-2 侧脑室穿刺
A. 额入法；B. 枕入法；C. 侧入法；D. 眶入法

（1）额入法（穿刺侧脑室前角）：在冠状缝前1cm，中线旁开2.5cm处钻洞和穿刺，穿刺方向与矢状面平行，对准两外耳道连线，深度不超过5cm。

（2）枕入法（穿刺侧脑室三角区）：枕外粗隆上方4~7cm，中线旁开3cm处钻洞，穿刺方向与矢状面平行，对准眉嵴，穿刺深度不超过5~6cm。

（3）侧入法（穿刺侧脑室下角）：在耳郭最高点上方1cm处钻洞，穿刺针与脑皮质垂直刺入。

（4）经眶穿刺法：适用于枕大孔疝紧急抢救时用。方法为在眶上缘中点、眼眶前缘的后方1cm处，用小圆凿经皮凿开眶顶，用脑针向上45°角，并稍指向内侧穿刺，进入侧脑室前角底部。

（5）经翼点入路的脑室穿刺（穿刺侧脑室前角）：由于骨瓣和硬脑膜已经翻开，无法利用骨性标志进行定位，可采用下法：蝶骨嵴残端（标准翼点入路必须切除蝶骨嵴达眶上裂）内侧眶板上方2.5cm，侧裂静脉前方2.5cm，两线相交必须呈90°角，相交点（Paine点）即为穿刺点。垂直皮质刺入5cm（图7-3）。

2. **腰椎穿刺（腰穿）法** 适用于侧卧位或仰卧位，后者需手术床上有洞，便于患者带有腰穿刺针卧于手术床上。学者们研制的国产DSC-1型全功能手术床，具有术时经腰穿引流脑脊液的专用洞，不用时该洞可关闭。一般应在硬脑膜剪开后，经腰穿放CSF，当手术主要部分完成后，拔除或中止腰穿引流CSF（图7-4）。

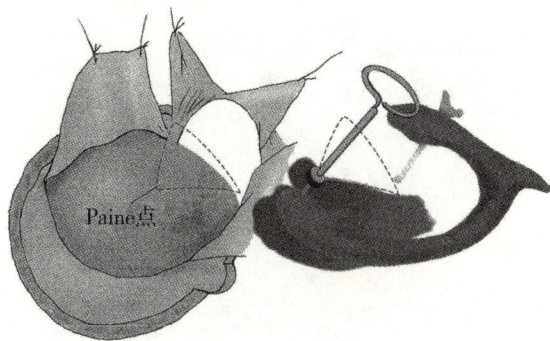

图 7 - 3   翼点入路脑室穿刺法

Paine点

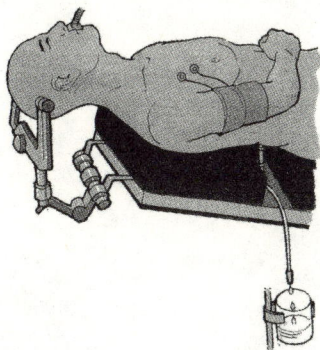

图 7 - 4   术中腰穿脑脊液引流

患者仰卧于腰背开洞的手术床上（注意脑脊液引
流应在硬脑膜剪开后进行）

（五）其他

其他颅内压控制方法还有解除胸腹腔受压以及尿潴留。

五、CT 和 MRI 的定位

大脑半球肿瘤常需要根据 CT 或 MRI 检查进行头皮表面定位，因此掌握正确的定位方法，避免偏差，是手术成功的保证。定位方法如下：

（1）确定 CT 或 MRI 横断面扫描的基础：临床常用眶耳线（OM）、瑞氏基底（RB）线和眉听（EIM）线（图 7 - 5）。

（2）找出眶耳（OM）平面的扫描片和显影最佳的且与 OM 线平行的肿瘤层面扫描片（图 7 - 6）。把上述、两片重叠（即矢状线和横径中点相互重叠），画出肿瘤层面的外耳道连线，求出肿瘤中央距矢状线和外耳道连线的距离。

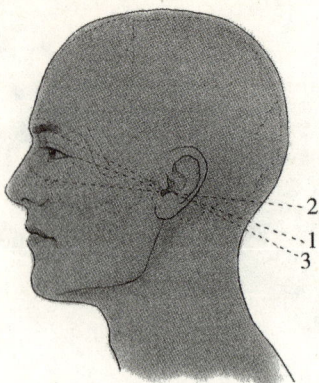

图 7-5　头部 CT 和 MRI 常用的横断面扫描基线
1. 眶耳（OM）线：由外眦至外耳道的连线；2. 瑞士基地（RB）线：眶下缘至外耳道的连线；3. 眉听（EM）线：眉毛上缘中点至外耳道的连线

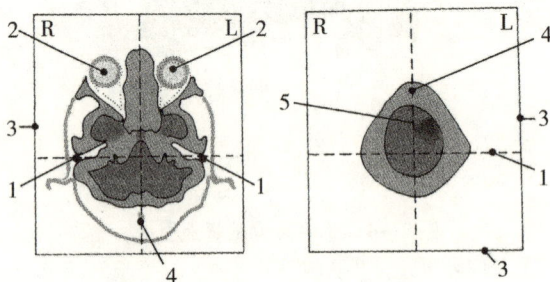

图 7-6　应用头部 CT 片定位法
左图为眶耳（OM）层面；右图为肿瘤层面扫描片
1. 外耳道及其连线；2. 眼球（应为眼球最大横径）；
3. 横径中点；4. 矢状线；5. 肿瘤

　　（3）患者头皮表面的定位（图 7-7）：用甲紫（龙胆紫）画出患者的 OM 线（双侧），经双侧外耳道做 OM 线的垂直线。根据肿瘤层面与 OM 层面的距离，定出患者头皮表面的肿瘤层面，再根据肿瘤层面扫描片测得瘤中央与矢状线和外耳道连线的距离，标出肿瘤在患者头皮的投影。

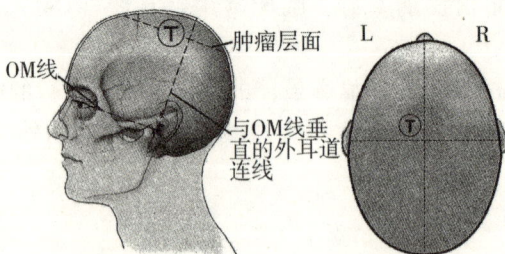

图 7-7　患者头皮表面定位
用甲紫（龙胆紫）画双侧 OM 线及其经外耳道的垂直线，定出肿瘤的层面；标出肿瘤的头皮投影

（4）根据头皮重要标记（图7-8），标记出功能区（如中央沟）。

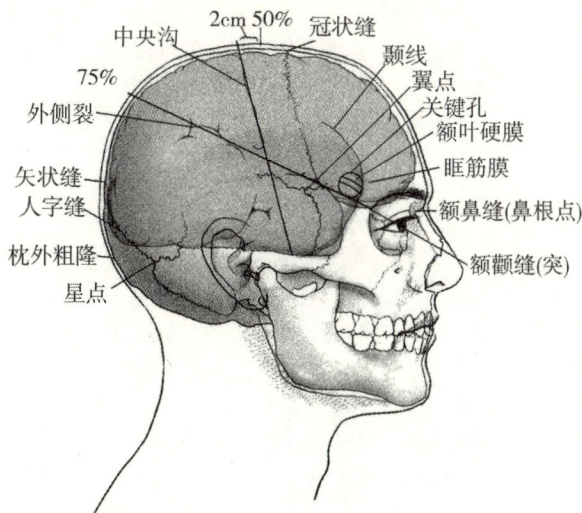

图7-8　头皮的重要标志（仿 Rhoton AL）

（1）鼻根点至枕外粗隆沿矢状线连线的1/2，再加2cm为中央沟上端，颧弓中点与中央沟上端连线与额颧突和75%鼻根点至枕外粗隆连线的交点为中央沟下端，连接中央沟上、下端即为中央沟的头皮投影；（2）外侧裂（额颧突与鼻根点至枕外粗隆连线的前3/4）；（3）翼点（额颧突后3cm，位于外侧裂投影连线上）；（4）星点（颧弓根与枕外粗隆连线中点，触摸凹陷点）

六、吸引器的使用

吸引器是神经外科手术必备的器械，几乎所有神经外科手术都离不开它。因此，正确使用吸引器是神经外科医生的一项基本功。

吸引器吸引管有不同形状、型号和规格，但它们都具备下列功能：

（1）吸除液体（包括血液、脑脊液）以及肿瘤等（图7-9）。
（2）牵拉或支撑组织（图7-10）。
（3）游离组织（图7-11）。
（4）协同双极电凝镊止血（图7-12）。

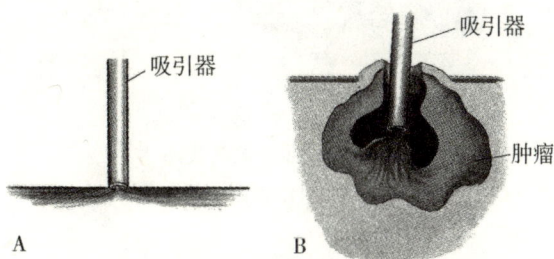

图7-9　吸引器的使用

A. 吸除液（血液、脑脊液）；B. 吸除瘤组织

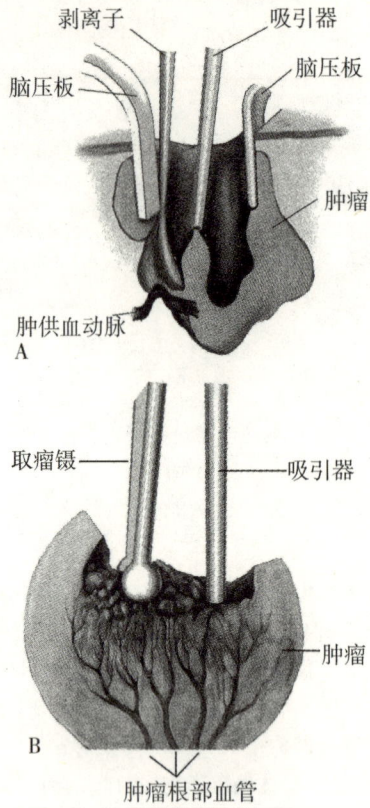

图7-10 吸引器的使用

A. 牵拉瘤壁，利于剥离子游离；B. 取瘤镊夹
取瘤组织时，吸引器顶住肿瘤起固定作用，防
止肿瘤根部剥离而引起出血

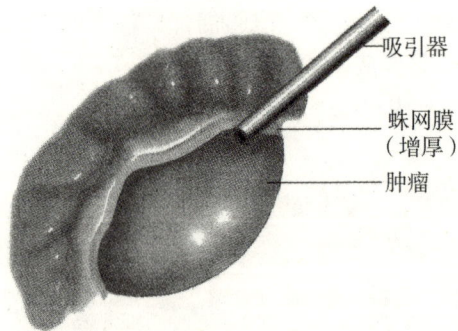

图7-11 吸引器的使用

用吸引器吸引管游离肿瘤包膜

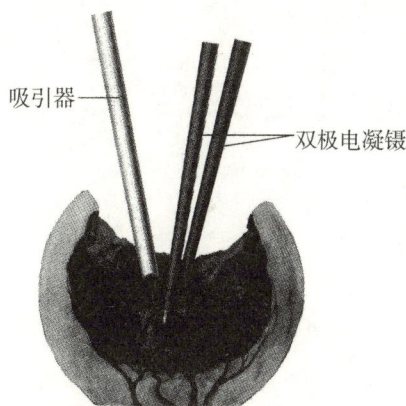

图 7 - 12 吸引器的使用
吸住肿瘤血管，利于双极电凝镊止血

近来出现一种冲洗吸引器，即把吸引器吸引管与可控冲洗管结合起来，它不仅具有吸引器原有的功能，而且利用水的冲洗作用，把组织结构（如蛛网膜等）显露更清楚，利于术者辨认和解剖操作，同时生理盐水或生理溶液（复方甘露醇溶液）有湿润神经血管组织，利于双极电凝起作用，降低和吸收电凝产生的热量。

持吸引器吸引管有两种方法：一种是"持笔"法，宜用于精细手术操作；另一种是"握枪"法，用于一般操作（图 7 - 13）。

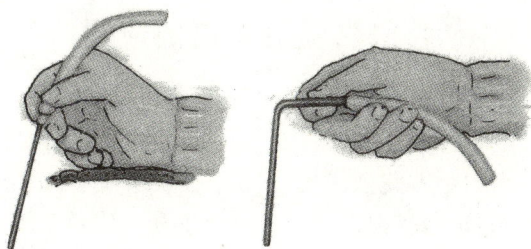

图 7 - 13 吸引器持握的两种方法

由于吸引器具有上述多种功能，因此，理想的吸引器必须符合下列要求：

（1）吸引器吸引管的头端应圆和光滑，避免损伤脆嫩的神经血管组织。

（2）吸引器的吸力必须容易调节（通过选用不同管径的吸引管、关闭或开放吸引器手柄的气孔、调节中央负压系统等）。

（3）吸引器吸引管手柄与吸管之间成钝角（即呈枪状），使操作时术者的手不影响视野。

（4）吸引器吸引管有长短和粗细不同规格，满足不同手术需要（图 7 - 14）：一般浅表手术（如开颅术）用长 8cm 吸引管 +（指手柄以下至管端的距离），深部手术（如鞍旁、脑底动脉环和脑桥小脑角）用 10cm 长吸引管，超深部手术（如经蝶窦、脑干和斜坡）则用 13cm 长吸引管。如浅表手术用长吸引器，术者手臂无法有依托，不仅易疲劳，而且手术操作不稳；短吸引管无法用于深部手术则更显而易见。表 7 - 1 列出不同管径的吸引管的用途，可供参考。

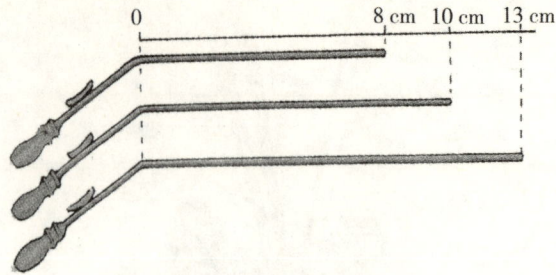

图7－14　不同长度的吸引管

表7－1　不同管径的吸引管

直径*	用途
3F	小神经和血管的显微吻合
5F	垂体腺瘤、动脉瘤手术
7F	大肿瘤的显微手术
10～12F	开颅手术、大出血时

注：＊3F＝1mm 外径。

（5）吸引管色泽应暗，不要抛光，以免其在手术显微镜下闪光，影响术者眼睛。

（6）接吸引管的橡皮管或塑料管应柔软，使用时无阻力和剪力。

七、双极电凝镊的应用

电凝是神经外科手术主要的止血方法，有单极和双极电凝两种方法。由于双极电凝镊的叶片绝缘，仅镊尖之间传导电流，电凝时电流从一镊尖传到另一镊尖，在两镊尖内的组织受到电流的热效应作用，而镊尖外周围组织少受或不受影响。因此双极电凝的止血效果较单极者可靠、安全，而且能在有液体（如脑脊液）环境中发挥作用。目前双极电凝已取代单极电凝，后者仅用于电切割。

对神经外科医生而言，选用合适的双极电凝镊，正确使用双极电凝镊，具有重要的意义。双极电凝镊有不同的长度，应根据手术部位选用。脑深部手术（如颅底），双极镊长度不应短于10～12cm（图7－15）。镊子应呈枪状，以避免持镊手阻挡视线。有人自制附有自动滴水装置的双极电凝镊，使用几乎不发生镊尖黏着或焦痂（图7－16）。每次使用前宜用细砂纸轻轻磨光银铜合金的镊尖，可减少使用中发生粘连。双极电凝镊的电线长度应在2.0～2.5m，过长会引起不规则电流输送。

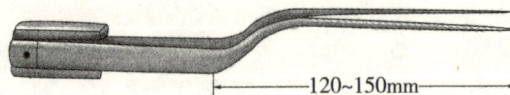

图7－15　双极电凝镊
电源线直接焊在镊柄层端，避免双极电凝镊电源接
触不良或松脱

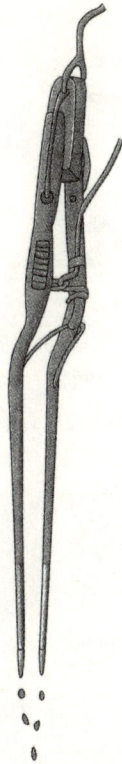

图 7 – 16　滴水双极电凝镊

双极电凝镊具有以下功能：

（1）止血（图 7 – 17）：①止血时双极的镊尖内侧面与血管壁接触或做轻微夹持和松开动作。②镊尖应超过血管的直径。③电凝应使血管壁皱缩、管腔完全闭塞，否则管腔仍可能再通引起出血。④对准备切断的血管，电凝长度为管腔直径的 3 ~ 4 倍，切断血管后，应进一步电凝其残端，使管壁进一步皱缩，管腔闭塞牢靠（图 7 – 18）。⑤对肿瘤供应血管应靠近肿瘤侧切断，对脑皮质回流到静脉窦的血管，应靠近脑皮质切断，以避免一旦发生再出血，较容易止血（图 7 – 19）；⑥动脉小分支出血可用吸引器或小棉片轻压动脉，再用双极电凝止血；⑦较大动脉出血，可用⑥法或暂时阻断夹帮助下进行止血。

（2）分离组织（图 7 – 20）。

（3）夹持、牵拉组织和棉片。

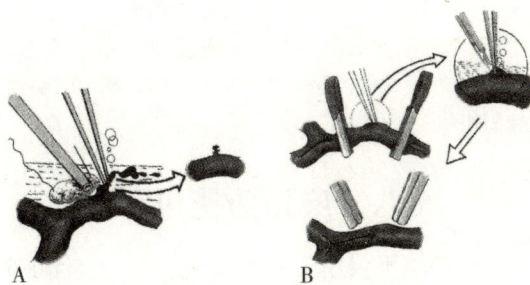

图 7 – 17　动脉出血的止血法
A. 动脉小分支出血的止血方法；B. 较大口径动脉壁
破裂出血的止血法

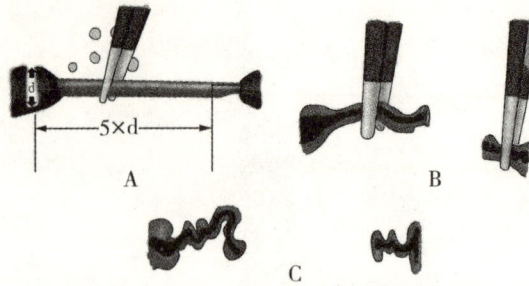

图 7 – 18   正确的双极电凝血管法

A. 电凝长度为血管直径的 3 ~ 4 倍；B. 切断血管后再补充电凝；C. 电凝务必使血管皱缩，管腔完全闭塞

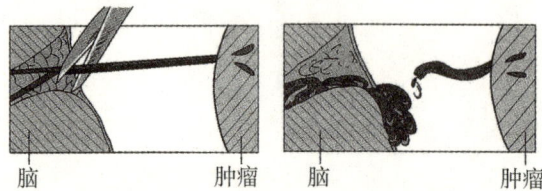

脑　　　　　肿瘤　　　脑　　　　　肿瘤

图 7 – 19   不正确的血管电凝法

A. 太靠近脑组织侧切断血管；B. 血管出血并缩入脑组织间隙，使止血困难

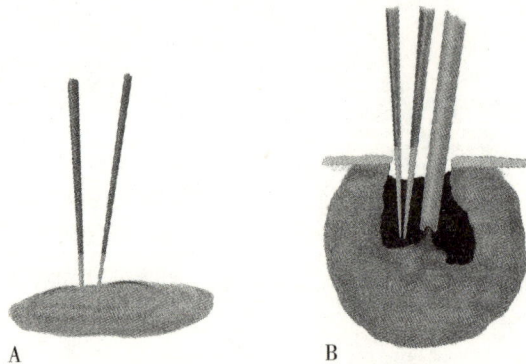

图 7 – 20   双极电凝镊的使用

A. 双极电凝镊做夹紧和松开动作，进行游离组织；
B. 双极电凝镊在瘤内起撑开和支持作用，利于吸引器吸除瘤组织

八、磨钻的使用

由于微机制造工业的发展，高速磨钻不仅用于一般开颅手术，取代手摇钻和线锯，而且用于颅底骨质的磨除。例如，前、后床突的磨除，岩骨、内听道、枕骨髁等骨质切除都需要磨钻。因此可以说开展显微神经外科和颅底外科，高速磨钻是不可缺的工具，熟悉和掌握磨钻的性能和应用技巧，是神经外科医生的基本功。

目前有电动和气动磨钻两种。一般讲，气动磨钻的功率较电动大，但耗气大，需有理想的供气条件，而且多数气动钻为单向（相反，多数电动钻为双向），这是由于在手术时，特别是在重要神经血管结构附近磨除骨质时，要选择钻头运动的方向，如磨右侧内听道，钻头旋转方向应顺时针，磨左侧时应逆时针，以防磨钻打滑而伤及重要结构。

磨钻的钻速一般在 6000~100 000r/min（转/分）。转速超过 25 000r/min 时，切割骨质虽很容易，但外科医生借助磨钻的触觉反馈很差，因此宜用小于 25 000r/min 的转速，特别是在精细操作时。用金刚钻头时则小于 10 000r/min 为宜。

持磨钻方法有持笔法、持枪法和握刀法。多采用前法，特别在精细操作时，后两法用于表浅、非重要区骨质磨除。为增加稳定性，另一手可握在持磨钻手的下方（图 7-21）。

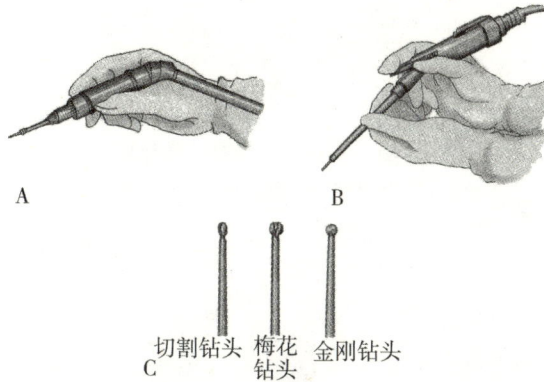

图 7-21 快速磨钻的持法和钻头
A. 持笔式；B. 双手持握法；C. 切割钻头和梅花钻头
刀刃锋利，多用于切割骨质或打洞，金刚钻头多用于
磨除重要神经血管附近的骨质

应在实验室内熟悉和操练磨钻使用，掌握好使用技能后才能上手术台。下面介绍使用注意事项：①用钻头边缘切割骨质，而非用钻头顶端。②磨除骨质时，轻轻来回移动钻头而不是把钻头顶着颅骨。前者手法既能获得最大准确控制磨钻的能力，又能避免钻穿和误伤组织。③选择合适转速。转速太慢，术者常需用力推动钻头，易发生钻头打滑。选用适中的转速（见前），用轻轻间隙性压力于钻头，使其与骨质接触，而不是持续用力把钻头顶在骨质上。④梅花钻头和切割钻头用于一般骨质磨除，金刚钻头则用于精细和重要神经血管结构附近磨除骨质。⑤生理盐水冲洗不仅可消除磨钻产生的热量，减少其对周围组织的热损伤，而且可清洗术野和钻头，利于显露术野和钻头工作。⑥不要盲目深打洞，应由浅至深、由表及里，达半透明内板后，改用小刮匙清除之（图 7-22）。⑦小心清除骨粉，以防其骨化对神经血管结构产生不良影响。⑧用开颅器（铣刀）切割颅骨形成骨瓣时，应充分把颅骨孔附近的硬膜与内板剥离。推进铣刀时应使铣刀与颅骨垂直，遇阻力时做前后摇动式推进铣刀，如仍不能通过，多因颅骨太厚超过铣刀长度（图 7-23，7-24）。

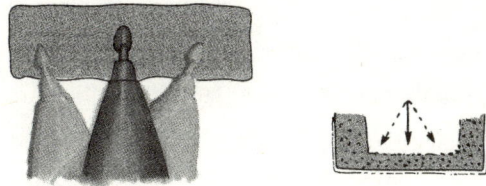

图 7-22 磨钻的使用
钻头左右摆动磨除骨质；横断面示意骨质由浅至深
逐步磨除

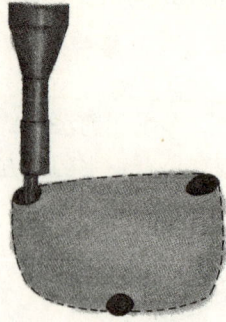

图 7 - 23 开颅器（铣刀）的使用
锯颅骨时，做向前轻微摇动推进，不可左
右摇动，以免铣刀折断

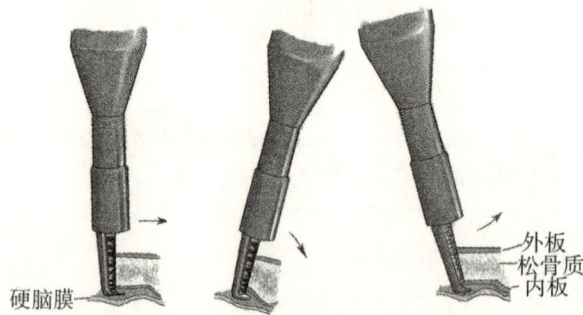

外板
松骨质
内板

硬脑膜

图 7 - 24 开颅器的使用
开颅器向前推进遇阻力，做向前倾推进，阻力消失，示
越过颅骨增厚处，改垂直或略后仰推进。如前倾时仍不
能锯开颅骨，示颅骨厚度超过开颅器长度，应终止使用
开颅器，改用它法

九、超声吸引器和激光器的使用

在切除脑和脊髓肿瘤时，除应用常规器械（如息肉钳）和吸引器外，超声吸引器和激光器也很有用处，特别是后者与手术显微镜配合应用或采用接触式激光刀，可精确地用于脑干和髓内肿瘤切除。但是激光器切除肿瘤慢，超声吸引器却能迅速切除肿瘤，特别用于巨大肿瘤切除。不论用哪一种器械切除肿瘤，都不能代替显微外科操作，即当肿瘤内挖空、体积缩小后，还必须用显微外科技术游离和切除肿瘤包膜。对于肿瘤附着的颅底，激光特别是 YAG（钕钇铝石榴石）激光电凝，可预防肿瘤复发。

1. 超声吸引器（ultrasonic aspirators）　是一种利用超声振荡把组织粉碎、乳化，经负压吸除的外科手术器械。目前常用的有美国 Cooper 公司生产的 NS—100 和 NS—200 型、日本的 SonotecME2000 型、德国的 Sonicar 和瑞典的 Selector。

使用注意事项：

（1）根据手术需要，调节超声振荡强度（0～100%）、吸引负压（0～79.8kPa，CUSA NS—100型）和冲洗量（1～50ml/min）。一般切除质软肿瘤（如胶质瘤）用40%～60%的振荡强度。质较硬肿瘤（如脑膜瘤）用80%～100%的振荡强度。吸引负压和冲洗流量分别在 19.95～39.90kPa 和 30～40ml/min。在重要区域，要用低振荡强度和吸引负压。

（2）握持超声吸引器方法，宜用持笔法。

（3）切除肿瘤时要慎防打穿瘤壁，以免伤及与瘤壁粘连的神经和血管。

（4）超声吸引器多无止血功能，因此应配合应用双极电凝镊，妥善止血。

（5）质硬脑膜瘤、钙化团的切除，超声吸引器作用不好，改用激光。

（6）吸除肿瘤的间歇，应吸引生理盐水，以防超声吸引器吸引管堵塞。

2. 激光器（surgical lasers）　是一种利用激光发生器产生激光，经传导系统作用于生物组织，达到切割、气化和凝固止血等目的的外科器械。常用的激光及其特性见表7-2，图7-25，图7-26。

表7-2　神经外科常用激光及其特性

特性　　　　种类	二氧化碳（CO_2）	钕钇铝石榴石（Nd：YAG）	氩（argon）	钬（holmiun）	半导体激光
波长（μm）	10.6	1.06	0.48～0.51	2.1	8.1～8.5
电磁波谱	远红外线	近红外线	可见光（蓝-绿）	近红外线	远红外线
功率（W）	0.1～100	1～100.0	0.01～20.00	0.1～80.0	
有效功率	高（10%～25%）	中（1%）	低（0.1%）	中	高
水中消光波长（mm）	0.03	60	1000		
水中传导性能	差	好	好	好	差
组织产生瘢痕	少	多	中等	少	少
组织吸收	多	少	中等	少	多
激光类型	连续、脉冲	连续、脉冲、Q转换器	连续、脉冲	连续、脉冲	
传导装置	传导关节	光导纤维	光导纤维	光导纤维	

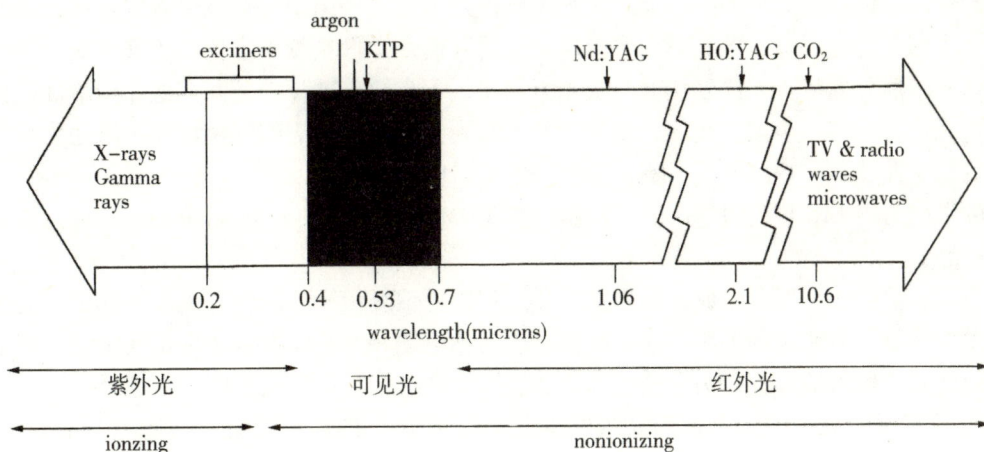

图7-25　不同激光的电磁波谱

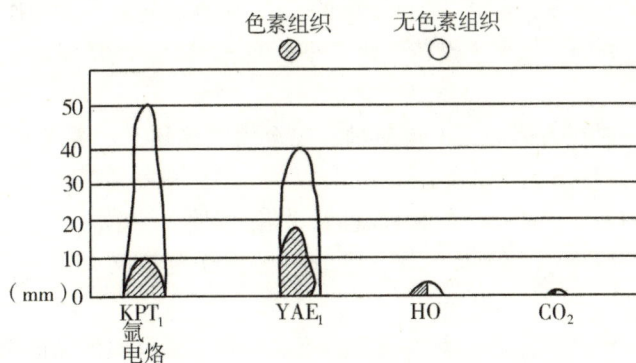

图7-26　不同激光的组织穿透厚度

激光对组织的热效应，依其产生温度高低而异：小于45℃，不引起组织损伤；50℃有轻度水肿、酶活性改变；100℃蛋白质发生凝固、变性；大于100℃则组织炭化和气化。通过调节激光的功率、焦距和光点大小等，可达到焊接、切割、凝固、止血和气化等作用。一般 CO_2 激光切割和气化效果好，止血和凝固作用差，Nd：YAG 和 argon 则止血和凝固作用好，切割和气化差。一般用低功率（1~5W）不聚焦激光凝固肿瘤包膜上的血管，皱缩包膜，以利于显示出蛛网膜平面。瘤体过大时，先用大功率（10~80W）气化瘤内容。切除残留于重要神经血管上的肿瘤，应该用小功率、小光点（0.1~0.5mm）的脉冲激光（图7-27）。

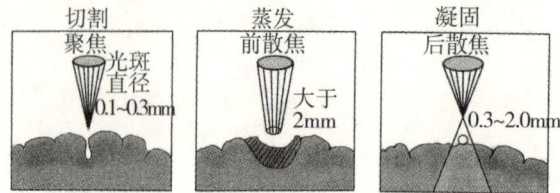

图7-27 激光对脑组织的热效应

在手术时使用激光要注意安全，术者、助手和手术室人员都应戴防护眼镜（如激光安装在手术显微镜，则应在手术显微镜上装特殊的滤光镜片）。手术室内禁用挥发性麻醉剂。

十、电磁刀的使用

电磁刀系统是一种融合电刀、单双极电凝、超声吸引以及激光等多种功能的全新手术器械。电磁刀系统利用刀头形成的高频、高能、低功率输出的电磁场，通过在组织周围形成的场效应，达到气化、切割和凝固的作用，因此不形成回路电流，无须用电极板，对周围组织不形成热效应损伤，组织切口精度高，最适合于深部肿瘤切除，尤其是深部质地坚硬的肿瘤切除等精细手术。由于其对肿瘤周围组织损伤小，因而患者术后并发症少、康复快。与激光刀相比，不需要眼球保护镜和其他保护附件，操作时对患者和医生均无危害。与超声波刀相比，该系统对于质硬深部微小肿瘤的气化治疗效果尤为显著。手柄非常轻便，且呈弯曲状，使视野不受影响，并有利于长时间手术。

常用的电磁刀有 ERBE 公司生产的 ICC 系统和 MDM 公司生产的 EMF 系统，每一种系统又有不同规格的系列产品。

电磁刀基本上由3个部分构成：射频发生器、一根可重复使用的同轴电缆及各种可重复使用刀头电极。射频发生器是射频能量的来源，这种能量通过同轴电缆和刀头电极输送到病变组织。同轴电缆可重复使用，但使用之前需消毒。刀头电极也可重复使用，并有多种类型供不同手术选择。

1. 工作原理 电磁刀系统利用超高频发生器产生 40MHz 的高频能量（一般电刀的频率在 300kHz 至 1MHz），通过同轴电缆传导到由特殊合金材料制造的刀头电极尖端，形成高频、高能、低功率输出的电磁场。通过在组织周围形成的场效应，在局部范围内使细胞内的极性分子快速振荡，导致细胞内水分子蒸发，破坏细胞或使细胞挥发，由此达到对组织气化、切割和凝固止血的作用。因为能量传输系统具有最优化的屏蔽设计，对周围其他电子设备干扰极小，系统产生的能量损耗也极少。

2. 主要特点

（1）无须负极板，使用时在人体中无电流通过，安全性能极佳，对手术室无特殊要求，刀头电极可自我消毒。

（2）使用同一个刀头即能完成切割、气化和凝固，操作方便、简单。

（3）刀头电极在 30~90℃ 的可调温度范围内工作，热损伤范围仅 15μm，无压力切割，组织损伤小，适合难度高的精细手术。

（4）整个人体内不会形成共振，对周围组织无热效应损伤，能有效地保护周围重要组织。

（5）可用于表皮切割，界面规则，术后疼痛轻，止血功能强大，无炭化现象。

（6）刀头可供选择，应用范围广泛，适用于各种类型的手术，尤其是微创和显微外科等手术。

（7）具有过热、过流、过压及过载等保护功能，系统可靠性高。

（8）功能选择及数字输入按键，使系统输出精度高。

（9）含智能系统软件并可升级，提供多组标准操作模式提示，操作方便。

（10）由于可能影响心脏起搏器的正常工作，本系统禁止用于有心脏起搏器或其他电子植入体的患者。

（郭志钢）

第二节　侵袭性神经外科

20 世纪 70 年代以后，在现代医学领域，可以说没有一个学科像神经外科那样全方位地向前飞跃发展。这些除得益于前述的显微神经外科，还应归功于现代科学技术的发展，例如，电子计算机（1964）、微处理器（1971）和神经影像技术，如 CT（1972）、正电子断层扫描（PET）（1975）、经颅超声多普勒（TCD）（1982）和 MRI（20 世纪 80 年代）等。

过去中枢神经系统各项检查多是侵袭性，例如气脑造影、脑室造影和直接脑动脉穿刺血管造影术等，它们不仅令患者痛苦，具有一定的危险性，而且诊断欠准确。由于术前的诊断检查使神经外科医生伤神、费时，影响其把更多的精力投入外科手术。有了 CT 和 MRI 等微侵袭检查方法，不仅大大提高诊断的质量和准确性，大大减轻患者的痛苦，而且使神经外科医生摆脱繁重的诊断手续，集中精力从事外科手术和研究工作。特别是近来神经影像学发展，如功能磁共振成像（fMRI）和 PET，已逐渐从单纯解剖诊断上升到解剖和功能诊断兼顾，这些进展不仅为神经外科的发展创造条件，而且对神经外科医生提出更高的要求。因此，继 20 世纪 60 年代显微神经外科诞生，70—80 年代显微神经外科高速发展，现代神经外科在 90 年代初期又跃上一个新台阶，出现了微侵袭神经外科。

微侵袭神经外科（minimally invasive neurosurgery，MINS）是现代神经外科发展史上的第 2 个里程碑。它是指用微侵袭外科技术医治患者。狭义的 MINS 包括内镜神经外科、立体定向外科、放射外科、神经导航外科、血管内介入外科和锁眼外科等。广义的 MINS 则把显微神经外科和颅底外科也包括进去。德国 Bauer 等（1994）认为大体外科发展到显微外科即将结束，下一步的目标是迈向微侵袭外科，标志着神经外科已从重疾病去除、轻功能保留的旧观点中解脱，发展到两者兼顾的新境界。

一、内镜神经外科

虽然内镜神经外科（endoscopic neurosurgery）是近年来出现 MINS 的主要组成部分，但它早在 20 世纪初已开始应用。为什么历经近百年它才得以重视和发展？理由有：①内镜系统制造工艺的提高，使它向小型、高分辨和立体放大方向发展。②与立体定向外科、神经导航外科和显微外科结合，不仅使内镜神经外科更加准确、安全，而且大大拓宽其应用范围。现代内镜神经外科已不限于脑积水的治疗，已应用于脑室系统、脑实质、蛛网膜下隙、颅底和脊髓内外病变的处理。特别是与显微外科结合，不仅赋予内镜神经外科新生命，而且为两者的发展展现了新天地。例如，德国 Perneczky（1998）提出内镜辅助显微神经外科（endoscopy assisted microneurosurgery）新观点（图 7 - 28）。目前内镜辅助显微神经外科主要应用于下列手术：脑动脉瘤、鞍内和鞍上肿瘤、颅底肿瘤、脑室肿瘤和微血管减压等（详见神经内镜章）。

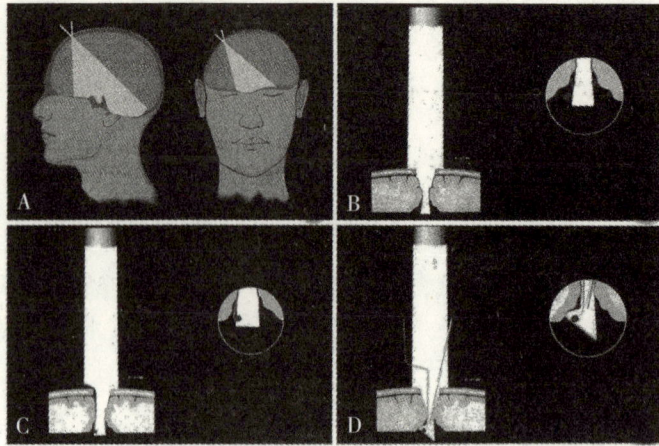

图 7 - 28　内镜辅助显微外科和锁眼外科示意图
A. 锁眼外科的原则：通过小骨窗可获得较大手术暴露，甚至显露
手术入路对侧的结构，注意手术显微镜光线照射的范围，由浅至深
逐渐扩大；B. 显微手术显微镜照射范围存在的盲点，它们是由于
神经血管结构阻挡所造成；C. 需要用脑压板牵拉脑组织，才能显
示被遮挡的血管；D. 显示内镜辅助显微外科，无须牵拉神经血管
结构，就能显露深部靶点。注意内镜在手术显微镜的视野内，弯头
显微器械在内镜的视野内

二、神经导航外科

神经导航外科又称无框架立体定向外科、影像导向外科等。第 1 代神经导航系统是美国 Roberts
（1986）设计和制造。现在导航系统已由简单的导向关节和探头，发展到手术显微镜导航，不仅用于脑
部手术，也可用于脊柱和脊髓外科。除 CT，MRI 定位软件外，出现 DSA，功能 MRI，脑磁图，PET 等
多影像相互融合或重叠定位技术以及术中实时超声、CT 和 MRI 定位校正系统，纠正术中靶灶移位。利
用神经导航，神经外科医生可精确地设计小皮肤切口和骨窗，用对脑组织损伤最小的技术切除肿瘤，肿
瘤切除的程度由外科医生主观判断提高到影像学客观评价。虽然神经导航系统是现代高科技的产物，即
高性能计算机、神经影像技术和立体定向技术等的完美结合，但它毕竟是一个外科手术工具，必须由掌
握显微外科技术的医生操作和应用，才能显示它的作用和价值。由于神经导航辅助显微外科使手术更加
精确、手术并发症显著减少、疗效明显提高，患者住院时间和费用可缩减。对于表浅、定位简单和容易
的病变，应用常规显微外科技术已足够，因此神经导航外科主要适用于颅底外科、脑深部病变、多发和
（或）小肿瘤、胶质瘤、癫痫外科和脑功能区手术等（详见神经导航章）。

三、锁眼神经外科

在 20 世纪初期，神经外科开颅手术的皮肤切口和骨窗都很大，这是因为：①术前诊断方法少而简
陋，定位和定性诊断困难。②没有专科手术器械，多为粗大的普通外科器械。③照明差。④患者因缺少
科学卫生知识，来诊时肿瘤已很大。⑤手术组 3 人 6 只手。因此为了适应上述情况，必需大的手术切
口，才能适合寻找大的肿瘤，才能利于照明光线的进入和容纳大手术器械及 6 只手的操作。20 世纪 60
年代以后，由于影像诊断技术的进步、手术器械的改进、双极电凝和显微外科技术的应用，使神经外科
在诊断和治疗上发生了根本变化。继 Scoville 和 Ore（1960）提出用大钻孔开颅取代标准开颅，Wilson
（1971）首先提出锁孔外科（key - hole surgery）。他认为手术显微镜使我们不仅能看清楚狭小和深在的
术野，而且可以手术操作。由于显微外科费神、耗时，小骨窗开颅和关颅有其明显好处。可是，Wilson
的意见经 20 年后才被接受，主要是因为 Wilson 的主张是为了省时，而不是现在锁孔外科的真正含义。

锁孔外科并非仅指小骨窗手术，它应包括手术前后精心地诊断和处理，个体化的手术方案设计，以求微创来获得起码与标准显微外科手术一样的疗效。近来，由于内镜神经外科和导航外科等的发展，锁孔外科重焕青春。

1. 基本现状和前沿状态

（1）术前手术方案的设计：精心设计手术方案是手术成功的关键。它包括详尽了解病史、体检、影像学诊断和有关实验室检查等。根据每个患者和病变的特点，设计个体化的治疗措施和手术方案。后者包括皮肤切口、肌肉、骨膜、颅骨、硬脑膜和蛛网膜的切开范围，颅内手术入路和神经血管的处理等。下列因素在手术方案设计时应考虑：①皮肤切口要注意美观。②从影像检查（如 MRI、CT）了解肿瘤的性质、质地、与周围神经血管的关系。③对脑动脉瘤必须确定常规锁孔开颅不用内镜能否手术，因为内镜仅增加对瘤颈、穿通支和脑神经的暴露以及帮助准确地放置动脉夹。对动脉瘤来自颈内动脉内侧壁（如颈眼动脉瘤）或基底动脉顶端前外侧或大脑后动脉第 1 段者，因动脉瘤体把瘤颈遮盖，此时经病灶对侧开颅手术比同侧暴露更好，更趋微创。对多发性动脉瘤，应尽可能选用一个手术入路可处理多个动脉瘤，同时必须先处理曾出血者。④掌握和充分利用脑内自然通路，如蛛网膜下隙和脑室系统。

（2）设备和器械：除手术显微镜和一般手术器械外，还应有：①内镜：直径 2～4mm，长 10～15cm 的枪状硬质内镜。物镜视角以 0°常用，30°～110°者酌情备用。②冷光源、摄像机和监视屏。③机械或气动软轴内镜固定装置。④特殊器械：内镜辅助显微外科的特殊器械，如 Perneczky—Zeppelin 动脉瘤夹钳、刀、剪、剥离子等。

（3）常用锁孔入路：常用锁孔入路有眶上锁孔入路、颞下锁孔入路、纵裂锁孔入路、经皮质经侧脑室锁孔入路、后颅窝锁孔入路等。在此仅以眶上锁孔入路为例介绍如下：患者仰卧，头架固定。根据病灶部位头向对侧旋转 10°～60°，侧屈 5°～15°，后仰 10°～15°。向对侧旋转角度，大脑中动脉瘤、颞叶内侧病变为 10°～20°，鞍上和鞍后 20°～40°，嗅沟病变 40°～60°。做眉弓外 2/3 皮肤切口，从眶上孔外侧至颧突。分离并把轮匝肌向前下牵拉，在颞线切开颞肌筋膜和颞肌。切开额筋膜和骨膜，向眶缘分离。在额骨角钻孔，用铣刀形成长 2.0～3.5cm，宽 1.5～2.0cm 骨瓣。对基底动脉瘤，可把眶嵴和部分眶板一起锯下。磨平眶上缘骨窗的内板，以求扩大视野和利于手术操作。弧形剪开硬膜，向眶上缘悬吊。通过开放蛛网膜下隙或脑室释放脑脊液降低脑压，在显微镜直视下放置内镜，并用固定装置固定。能用手术显微镜操作者尽量用显微镜，必要时才辅以内镜（可参阅本章第一节）。术毕应严密缝合硬膜，复位和固定骨瓣，分层缝合肌肉、皮下组织和皮肤。眶上锁孔入路适用于前颅底、鞍区及脚间池病变。

2. 发展方向　由于锁孔外科常需应用内镜，故它除目前内镜神经外科所存在的问题外，还由于骨窗小和手术入路狭窄，不能提供多视角和多入路的操作空间。因此，对巨大肿瘤和复杂的血管病变，锁孔外科手术仍存在困难。眶上锁孔入路皮肤切口位于眉弓上，虽然有眉毛部分遮盖，但从美观角度仍不如发际内冠状皮肤切口。锁孔外科与目前常规神经外科手术都应用显微外科技术，都强调术前、术后精心处理，锁孔外科采用直径小于 3cm 骨窗，常规神经外科骨窗虽然多较大，但在后颅窝手术、额下入路切除眶内或垂体瘤等手术的骨窗也小于 3cm。因此，严格区分锁孔外科与常规显微神经外科入路显然无意义。今后由于显微解剖和手术入路研究的进展，导航和内镜技术以及微电子机械系统（MEMS）的开发和应用，神经外科开颅的切口和骨窗将更趋于小型化。

四、立体定向外科

虽然早在 19 世纪初期，Horeley 和 Clark 已研制成功立体定向仪，但它主要用于动物研究。把立体定向技术应用于人类是 Spiegel 和 Wycis（1947）。但是立体定向外科发展缓慢，直到 CT（20 世纪 70 年代）和 MRI（20 世纪 80 年代）应用于临床后，它才又重新被重视。目前主要用于：脑深部病变活检、功能神经外科手术等。

五、放射外科

放射外科（radiosurgery，RS）又称立体定向放射外科。早在 1951 年，瑞典神经外科医生 Leksell 用立体定向高能 X 线治疗运动障碍性疾病，开创了 RS 的先河。1967 年，他研制出第一台伽马刀（γ 刀）（179 个 ^{60} 钴源），射线集中照射到球心，一次大剂量照射可造成靶灶内组织毁损，很少甚至几乎不影响其邻近组织，宛如利刃，故称 γ 刀。20 世纪七八十年代，第二、三、四代 γ 刀（A，B，C 型）相继问世，^{60} Co 源增至 201 个，且趋智能化。20 世纪 80 年代以后，CT、MRI 和 DSA 等发展，γ 刀的硬、软件等也改进和发展，机械误差缩小到 ±0.1mm。比 γ 刀晚 15 年，Betti 和 Colombo（1982）分别改良直线加速器，应用于临床。20 世纪 90 年代后经定型和批量生产，由于它主要释放 X 线，故称 X 刀。Lawrence（1954）应用粒子束刀于临床，经近半个世纪改进，在设备和技术均有明显发展，形成目前的质子刀。神经外科医生 Adler（1988）提出影像导航无框架立体定向放射外科概念，于 1992 年研制出射波刀。RS 虽称外科，但却没有切口和出血等外科手术的并发症和痛苦；它也有别于一般常规放疗，不依赖病变组织对射线的敏感度，它是一种新型的放射治疗。

（一）基本现状和前沿状态

1. 常用设备

（1）γ—刀：由安装在半球状金属屏蔽系统内的 ^{60} 钴、治疗床、控制系统、立体定向仪及剂量计划系统等组成。近年来由于计算机硬、软件的应用和发展，γ 刀不仅治疗常规程序化，而且已达到自动化临床应用（4C 型 γ 刀）和 Leksell gamma knife perfexion（PFX）。国产 γ 刀主要有旋转型。截至 2012 年底，全世界已有 70 万例患者接受 γ 刀治疗，其中肿瘤占 80%，血管性病变占 12%，功能性疾病占 7%。

（2）X—刀：由改良的直线加速器、可调式治疗床、立体定向仪、剂量计划系统和计算机控制系统等组成。按照设计要求，当治疗半径固定后，从准直器发出的 X 线总是与加速器支架的支撑轴及靶点重合于一点上，此焦点称等中心点。因此，无论直线加速器的支架及治疗床怎样旋转，射线轨迹怎样变化，射线总是交汇于靶点上。本设备除用于 RS 外，尚可做常规放疗用。

（3）质子刀：利用同步加速器或回旋加速器所产生的带电质子，进行 RS。除有 RS 基本设备外，还需加速器、粒子束塑形裂隙器、区域模拟吸引装置、组织相同形补偿装置和峰宽推进器等。虽然质子刀具有粒子束射线特有的 Bragg 峰值效应，在目前 3 种 RS 设备中，其对靶灶周围结构影响最小，疗效较好，但由于它价格昂贵、使用复杂，限制其推广应用。

（4）射波刀：由直线加速器、机器人机械臂、治疗床、靶区定位跟踪系统、呼吸追踪系统、治疗计划系统、计算机网络集成与控制系统组成。经应用和完善，现已为第 4 代射波刀。射波刀使放射外科不仅能治疗颅内、颌面肿瘤，而且可治颅底、头颈、脊柱脊髓、肺、腹盆腔、骨科等肿瘤。

2. 常用设备的比较

目前，γ—刀应用最广泛，为 RS 标准设备。由于质子刀具有 Bragg 峰效应，即带电重粒子射线在穿透组织时，很少释放能量，当其到达一定深度并逐渐停止运动时，释放出全部能量，形成电离吸收峰（Bragg 峰），使该部组织一次接受大剂量照射，而周边组织几乎不受影响，故其治疗效果和安全性最好。随着其设备的简化和价格下降，今后它的应用可能增多。

3. RS 治疗程序（以 γ—刀为例）

（1）定位头架安装：清洗消毒头发后，局部麻醉下安装 Leksell 头架。

（2）定位扫描：根据病灶性质，进行 CT、MRI 或血管造影检查，确定靶灶部位、体积与重要神经、血管关系等。

（3）剂量计算：把各种数据输入计算机，用 Leksell Gamma Plan 剂量计划系统计算出最佳治疗方案。

（4）治疗：按照治疗方案把患者头部固定在准直器头盔内，启动治疗开关，整个治疗过程即可自动完成。

（5）拆卸定位头架。

4. RS 适应证

（1）颅内血管性病变：如 AVM、AVF。

（2）脑肿瘤：如垂体瘤、听神经瘤、脑膜瘤、颅咽管瘤、胶质瘤、转移瘤、淋巴瘤、脊索瘤等。

（3）功能性疾病：三叉神经痛、癫痫、帕金森病、顽痛、精神病等。

5. 并发症及其防治

（1）产生原因：①射线的散射。②病例选择不当，如肿瘤体积过大。③治疗剂量选择不当。

（2）临床表现及病理基础：早期常无不适或仅有短暂头昏、头痛等。并发症出现多在治疗后 1~18 个月，3~9 个月为高峰，少数出现放射坏死可持续数年。并发症产生与靶灶周边正常组织发生血管源性脑水肿有关，少数为白质脱髓鞘和神经元变性坏死，甚至诱发肿瘤。

（3）防治：由于迄今无有效的治疗方案，故防应重于治，应予：①严格掌握 RS 的适应证。②精心设计治疗方案，最大限度避免正常结构的损伤。③治疗：包括类固醇激素、高渗利尿脱水剂、神经营养剂和对症治疗。近来有应用抗凝剂治疗。对药物治疗无效者，可手术切除病灶或坏死脑组织。

（二）发展趋势

1. 放射生物学效应 目前 RS 引起的放射生物学病理的知识主要来自动物实验和零星的尸检病例报道。它们能否指导临床实践？今后加强这方面的基础研究和多中心研究，将深化对 RS 放射生物学效应的认识，促使 RS 更安全、有效地利用。

2. RS 硬、软件 RS 常用的 3 种设备有下列不足：①需要有框架立体定向头架，不仅引起患者不适（小儿需全身麻醉），而且治疗范围有限，不能用于颅外。金属头架在 CT 和 MRI 可引起伪迹。②不能实时、动态追踪和定位靶灶。③当照射非圆形靶灶时，剂量分布不均匀。④难以进行多次分割照射。因此，近来随着导航技术和设备（无框架）的发展，出现了射波刀（cyberknife），它包括安装在电脑控制的机械臂上的 6MV 直线加速器、影像导航系统（2 个 X 线探测器和工作站）和治疗床。此射波刀无上述 RS 设备的缺点，治疗时患者仅戴面罩，可实时动态地定位和照射，准确性达 0.5mm。不仅可多次分割治疗，而且可用于颅外靶灶。

3. 影像学 目前神经影像学虽可达到毫米以下的解剖定位，但是功能定位还不完善，今后 PET、fMRI、MEG 等的发展和与 CT, MRI 多图像的融合，将达到无创性功能定位，甚至达到细胞水平，使 RS 不仅更安全、准确，而且会拓宽应用范围。

4. 增效剂和保护剂 内皮细胞特异性放射增效剂的研制将加速 AVM 早期治愈。脑保护剂应用将减少 RS 的不良反应。

5. 综合治疗 迄今脑胶质瘤仍是不治之症，应用下述综合治疗策略可望攻克此顽疾，如病毒为载体的基因治疗、化疗、RS 和显微外科。

六、血管内神经外科

血管内神经外科（neuroendovascular surgery，NES）又称介入神经放射学（interventional neuroradiology），是近 30 年发展起来的一门新技术。但是，它的起源和发展可追溯到 20 世纪早期。

Moniz（1927）发明脑血管造影术，Seldinger（1953）开创经皮穿刺股动脉插管血管造影，他们均为现代血管内神经外科的诊断和治疗奠定了基础。20 世纪 60 年代末和 70 年代初，Freit 和 Djindjian 等分别发明磁场介导超选择插管法以及经颈外动脉超选择造影和选择性脊髓血管造影术。

脑动脉瘤经血管治疗，早期是经血管外，用下列异物促使动脉瘤血栓形成：银丝加通电（Werner，1941），猪或马毛（Gallagher，1963）。1964 年，Luessenhop 开创经血管内治疗的先河。1974 年，Serbinenko 首创可脱性球囊治疗脑动脉瘤，但因"水槌效应"等缺点和并发症而少用。1991 年，Guglielmi 发明电解铂金微弹簧圈（GDC）开创脑动脉瘤治疗的新纪元。

Brooks（1930）用肌肉栓子经颈部颈动脉小切口放入，由血流带入栓塞颈动脉海绵窦瘘，改变了当时结扎颈动脉的姑息疗法。但是由于栓子流动难控、疗效不稳定，而被以后的球囊法取代。

Sussmann 和 Fitch（1958）首先提出溶栓的概念，并成功应用。可惜以后的研究未能证实有效，故被放弃。1995 年后，由于对脑卒中（中风）病理生理认识的提高，特别是强调早期治疗的必要性，药物溶栓不仅重新得到重视，而且成功地用于硬脑膜静脉窦血栓形成的治疗。在治疗冠状动脉狭窄的启发上，Sundt（1980）手术暴露椎动脉，用 Gruntzig 导管扩张治疗基底动脉狭窄。

Zubkov（1984）开创球囊导管扩张症状性脑血管痉挛的先河。20 世纪 40 年代以来，经颈动脉注入化疗剂治疗中枢神经系统疾病有不少尝试，虽然没有取得令人满意的疗效，但是此微创性给药途径一直吸引着专业人士去做。

（一）基本现状

1. 脑动脉瘤　血管内介入和显微外科手术已成为治疗脑动脉瘤的主要方法，它们相辅相成，而不是相互排斥，只有这样才能为患者提供最好的个体化治疗。

2. 脑 AVM　除单根动脉供血的 AVM 介入可能治愈外，一般介入仅作为放射外科或显微外科手术的辅助治疗。

3. 颈动脉海绵窦瘘（CCF）、硬脑膜 AVF、脊髓 AVM 或 AVF、Galen 静脉瘤　血管内介入是主要治疗方法，有时需辅以外科手术。

4. 颈或椎动脉狭窄、症状性脑血管痉挛　虽然颈动脉内膜剥脱术仍是颈动脉粥样硬化治疗的标准方法，但对不适合外科手术者，特别是椎—基动脉狭窄者，经血管内扩张和血管成形术是可取的方法，特别是近来加用支架，可提高疗效。对症状性脑血管痉挛，药物和机械性扩张，特别是在症状出现前扩张，可取得较好的效果。

5. 急性脑梗死、硬脑膜静脉窦血栓形成　在发病 3～6h 内经动脉溶栓可明显改善患者预后。近来，用碎栓机 Angiojet（Kuether，2000）和低能量激光溶纤（Norbash，2000）也取得了进展。

6. 脑肿瘤　血管丰富的脑膜瘤、实质血管母细胞瘤等术前栓塞。

（二）发展趋势

1. 影像学　MRA 会取代 DSA 吗？虽然 X 线血管成像技术已发展到旋转、立体和腔内重建成像水平，但是它对患者和医生仍存在一定的放射性损伤。虽然目前 MRA 还不能替代 DSA，但是具有 3D、实时导航功能的 MRI 可能是理想的成像手段，它不仅可常规行 MRI，而且可行 fMRI、MRA 和灌注弥漫 MRI 等，提供多种图像融合等功能，将使血管内介入更安全、准确和有效。

2. 栓塞剂和溶栓剂的生物学　栓塞剂和溶栓剂是血管内介入治疗的主要武器，迄今所用的栓塞剂和溶栓剂虽有很大的进步但仍不令人满意。如 GDC 脑动脉瘤近期闭塞率达 70%～100%，长期再通和再出血仍达 10%～20%。近来实验研究显示，改进的 GDC（如加纤毛、聚合物，生物活性物质，如纤维母细胞、细胞外基质蛋白等）可提高栓塞率，但在瘤颈处仍难以形成血管内膜，难以达到解剖闭塞。因此，我们不仅要分析栓塞或溶栓后的形态学和组织学变化，而且要致力于破译这些现象的基因和分子机制。只有阐明清楚这些基本生物学变化，我们才能研制出上调（如治疗动脉瘤时提高组织对缺氧耐受性和组织愈合）或下调（免疫）反应的栓塞剂或溶栓剂。迄今大多数栓塞剂对人体而言是异物，今后生物活性栓塞剂应携带分子信息（如细胞因子、生长因子）或细胞信息（如干细胞），应能参与人体组织愈合的分子机制，可吸收。这不仅使脑血管病血管内治疗更安全、有效，而且将大大拓宽血管内治疗的范围。例如，治疗脑脊髓肿瘤、变性疾病、外伤和功能神经疾病等。

3. 生理和病理学　虽然我们现在能自由地操纵导管在错综复杂的脑血管的"高速公路"上奔驰，但是我们对它的"交通规则"知之甚少！我们认识和利用大动脉和静脉内血流层流的特点在 Willis 环上驾驶导管尚无困难，但一旦血流变成涡流（如在 AVF、AVM 或巨大动脉瘤），我们将束手无策。因此，应加强脑血流生理和病理学研究，特别是利用高科技手段（如计算机），对脑血流进行 3-D、实时的、量化的监测。今后，利用这些智能化监测系统，对复杂的脑血管病变，术前可进行治疗计划的设计、教学和演练，围手术期通过血流等因素分析，可及时发现和处理危险因素。

（三）医学教育

1. 医学知识的普及和"绿色通道"的建立　据统计，在发达国家仅有 2% 急性脑梗死者接受及时的溶栓治疗。因此，加强科普卫生知识教育，提高国民医学常识；健全医疗网络和抢救"绿色通道"具有重要意义。

2. NES 队伍和多学科合作　当前，NES 作为一门新兴分学科正在蓬勃发展，如何加强 NES 队伍的建设，加强多学科合作和在多学科介入中神经外科所起的作用，如何规范血管内介入患者的选择、技术操作和术前后处理以及适应证和禁忌证都是我们面临的问题。在解决上述问题中虽存有争论，但是解决这些争论的最好方法和对是非判断指标应是：患者的利益至高无上。

七、颅底外科

颅底外科内容详见第十四章。

（郭志钢）

第八章

神经导航

　　微侵袭神经外科（minimally invasive neurosurgery，MINS）是现代神经外科发展史上的一个里程碑，它是指在微侵袭外科理念指导下，用 MINS 技术医治患者。而神经导航是微侵袭神经外科的重要组成部分，神经导航的出现使得神经外科手术发生质的飞跃，提升到一个新水平，不仅能对复杂的神经结构及病灶进行精确三维定位，而且能客观地判断肿瘤的切除范围和程度。可是，在神经导航出现之前，对神经结构和病灶的准确定位一直是神经外科医生手术时面临的一大挑战。早在 1908 年，Horsley 和 Clarke 首次报道了应用于动物实验的立体定向装置，1947 年，Spiegel 和 Wycis 发明了应用于人的立体定向装置。但直至 CT 和 MRI 的出现，立体定向神经外科才得到真正的发展。可是传统的有框架的立体定向技术有一定局限性，只能进行活检等手术，而且笨重的框架不但妨碍手术操作，还给患者带来不适。1986 年，美国 Roberts 发明了首台安装在手术显微镜上、运用超声定位的无框架立体定位系统；几乎在同时，德国的 Schlondorff 和日本的 Watanabe 发明了关节臂定位系统，并由后者首次将其命名为"神经导航系统（neuronavigator）"。神经导航又称无框架立体定向外科（frameless stereotaxy）或影像导向外科（image-guided surgery）。神经导航系统不仅有三维空间定位系统，而且有近实时导航功能，即可引导外科医生寻找颅内病灶。它不仅可做活检，而且可做显微外科各种手术。因此，神经导航外科已超越传统立体定向外科或影像导向外科的范畴，成为开展微侵袭神经外科的重要工具。

　　传统上神经外科手术是这样进行的：神经外科医生复习患者术前的 CT 和（或）MRI 影像资料，把病变的位置和周围结构记在心里，然后离开影像资料，在患者头皮上划出皮肤切口和预计的骨窗位置。为了弥补这种手术定位的误差（常以厘米计），皮肤切口常做得很大。术中外科医生也必须依靠术野的结构、病灶的可能部位以及外科医生的经验和判断来指导手术操作。同样为了弥补这种方式可能带来的误差，手术操作速度必须减慢，直到暴露出病灶或重要神经血管结构。切除无包膜或边界不清的肿瘤，切除的程度全凭外科医生的主观判断。因此，现代神经外科虽然有先进的影像诊断手段（如 CT、MRI）、手术显微镜和显微外科技术，但外科手术方案的设计和皮肤切口、骨窗位置、皮层切口、颅内病灶的定位和寻找、病灶切除程度等，主要依靠外科医生的经验和技术，缺少科学的判断和检验指标。

　　现代神经导航系统把患者术前的影像资料与术中患者手术部位的实际位置通过高性能计算机紧密地联系起来，能准确地显示神经系统解剖结构及病灶的三维空间位置与毗邻（图 8-1）。因此，相比有框架的立体定向神经外科，神经导航系统不但可用于包括活检在内的所有手术，而且还具有以下优点：①术前设计手术方案（选择最便捷、安全的手术入路）。②准确定出手术实时的三维位置（现在到了什么地方）。③显示术野周围的结构（周围有什么结构）。④指出目前手术位置与靶灶的空间关系（应向什么方向前进）。⑤术中实时调整手术入路（应如何达到靶灶）。⑥显示手术入路可能遇到的结构（沿途有什么）。⑦显示重要结构（应回避的结构）。⑧显示病灶切除范围。

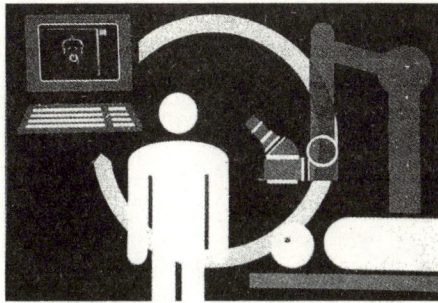

图 8 - 1　神经导航系统把患者、外科医生和
影像资料紧密地联系在一起

第一节　神经导航系统的硬件组成与相关技术

从第 1 代神经导航系统发明至今，二十余年来，虽然各种型号的导航系统相继问世，但它们的组成和工作原理却是大同小异的。

一、导航工作站

由于需快速处理大量数据图像资料，神经导航系统采用 UNIX 操作系统或 Windows 操作系统（图 8 - 2）。

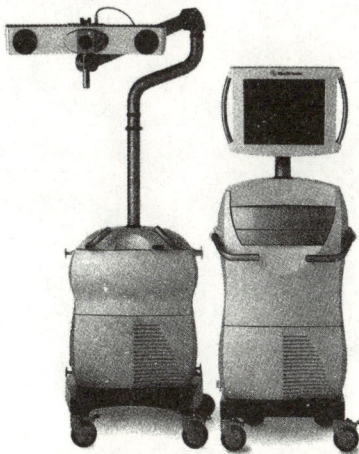

图 8 - 2　Medtronic Treon 神经导航系统

二、术中定位装置

术中定位装置包括三维数字转换器（3 - diamentional digitizer）和定位工具（如定位探针）。神经导航要求术中能随时跟踪显示定位工具，如探针尖的三维位置和投射轨迹（trajectory）。各种运用不同原理的三维数字转换器均要求能提供连续、实时的定位信息。在影像资料扫描层厚为 3mm 的情况下，其更新率不少于 30 次/s，67% 测量中的准确性达到 0.25mm，95% 测量中小于 1mm。目前最常用的是主动和被动光学定位装置，其他也包括关节臂、电磁、摄像等多种技术（见下述）。

三、坐标

坐标（fiducial）是一类标志物，当患者做完 CT 或 MRI 检查后，这些标志物可同时从患者身上和影像图像上看到，用于把两者准确地联系起来。目前有 3 种坐标：皮肤坐标、固定坐标和解剖坐标。皮肤坐标是一种圆形含氯化镁海绵的塑料制品，可根据病灶部位粘贴在皮肤上。使用方便、经济、无创伤，缺点是皮肤有一定活动性，患者行 CT 或 MRI 检查时对皮肤的压迫牵拉，俯卧位手术时皮肤的松弛下垂均可能影响注册误差。固定坐标也是一种塑料制品，固定于颅骨或上颌下（后者称为上颌托板坐标，用于颅底手术），固定坐标有创，患者有不适感，虽然无皮肤坐标会移动的缺点，但临床应用发现两者在注册准确性上并无明显差别。所以，现在使用最多的是皮肤坐标。解剖坐标为对耳屏、鼻根、眼外眦等头部固有标志，由于在影像图像上难以精确确定这些结构，所以其准确性不如前两者。

四、软件功能

每种导航系统都有特有的软件，但其基本功能相似。以 Medtronic Treon 为例，软件用于将图像资料通过光盘或电缆输入工作站，并重建三维图像；可将多种影像图像进行融合；将患者术野解剖结构与影像图像进行注册；用于术前设计手术方案，观察手术入路；术中实时导航，探针尖在术野移动时，显示器上同步连续显示探针尖在相应 CT 或 MRI 上的三维位置，并可根据需要显示投射观察（trajectory view）、向前看（look ahead）、探针眼睛（probe eye）等多种视角。三维图像可进行图像任意旋转，表面结构变成透明或半透明而显示内部感兴趣结构。图像可静止或连续活动，并配有标尺，可准确测量任何两点之间的距离。图像质量除与影像资料的质量有关外，还取决于工作站的性能（图 8 - 3）。

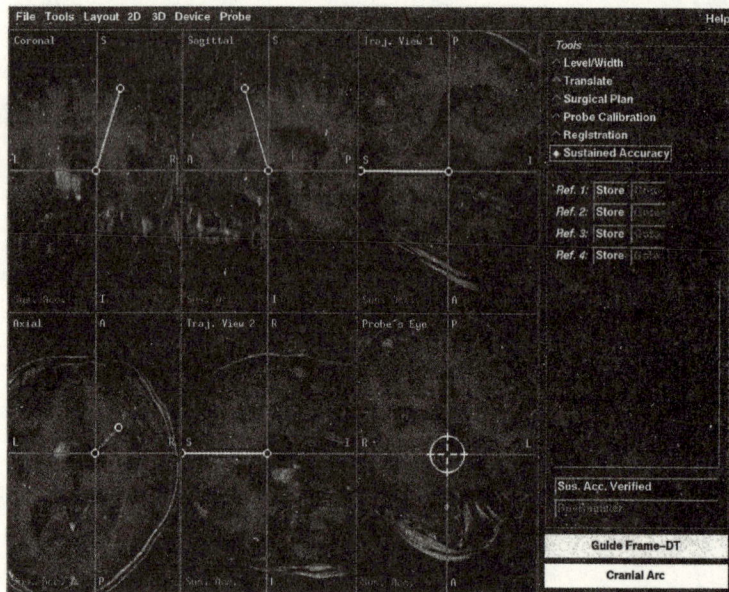

图 8 - 3 导航系统可以各种角度和方式显示感兴趣结构

五、影像资料

随着影像学技术的提高，除了 CT 和 MRI 检查等解剖学资料应用于神经导航以外，功能性影像技术包括正电子发射断层扫描（positron emission tomography，PET）、单光子发射 CT（single photon emission CT，SPECT）、功能 MRI（fMRI，functional MR）、弥散张量成像（diffusion tensor imaging，DTI）显示传导束以及脑磁图（magnetoencephalography，或称 magnetic source imaging）等也开始与神经导航结合起来。功能性影像资料的作用包括两个方面：第一，用以检查脑血流变化的影像技术，如 PET、fMRI，以及用以检查磁偶极的技术，如脑磁图可用来发现脑实质中特殊的功能结构如运动区、视觉区等所谓"功能区"，在这种神经导航手术中，医生切除病灶的同时可避免损伤此功能区。第二，SPECT 及脑磁图可用以定位和切除不正常皮质，同时保护正常功能，而此种功能异常的脑皮质往往在解剖学影像资料上是正常的。但是功能性影像资料分辨率较低，例如，PET 的最高分辨率是 256×256 像素，扫描层厚为 3.7mm，而 CT 则为 512×512 像素，扫描层厚为 1mm。因此，必须将功能影像资料与解剖学影像资料进行图像融合（image fusion）。图像融合技术包括两种：其一，对点融合，即将两种影像资料通过一些对应点如眼球、门氏孔、固定坐标等进行吻合，如 StealthStation 的 ImMerge；其二，表面融合法，如 Analyze 技术，用以检查血管结构的 MR 血管造影（MRA）、CT 血管造影（CTA）也可通过融合技术用于术中导航。

（黄　锐）

第二节　影像空间与物理空间的注册

立体定向技术的基本原理是对空间信息的数学定量，并通过相关操作将此一系列信息相互准确地联系起来。建立空间关系的注册有助于根据图谱确定影像资料中的解剖结构，进行多种影像资料的融合以及跟踪或指导手术器械准确到达图谱或影像图像上的靶灶。随着 CT 和 MRI 的出现，立体定向技术发展迅速，尤其是神经导航技术应用于临床，扩大了适应证，手术精度大大提高。在手术室，患者卧于手术床上以 Mayfield 头架固定后，带有发射红外线的二极管（infrared light emitting diode，IRED）或反射红外线的铝合金小球的参考头架固定于 Mayfield 头架上，然后进行注册。目前主要有以下两种注册方法。

一、坐标注册

神经导航最简单、最常用的注册方法就是将影像图像和术中的一系列有序可见的点进行吻合，即把患者的影像资料（如 CT、MRI 等）与手术床上患者术野准确地连接起来。最少需要 3 对非线性的点就能完成这种注册，而有些神经导航装置使用更多的吻合点以增加注册的准确性。Treon 选择术野与影像资料上 4 个或 4 个以上相应的坐标点进行点对点吻合的注册方法。这些标记点在术前影像扫描前安装于头皮（如皮肤坐标、维生素 E 胶囊、颅骨固定螺丝等）。解剖标记点，如乳突尖、眼外眦、内眦、对耳屏、鼻根等，也可用作注册点。首先在导航显示器上使用鼠标确定各个坐标的中心位置，然后在手术室使用导航探头轻触坐标中心，从而与影像图像中相应的坐标进行吻合（图 8 - 4）。

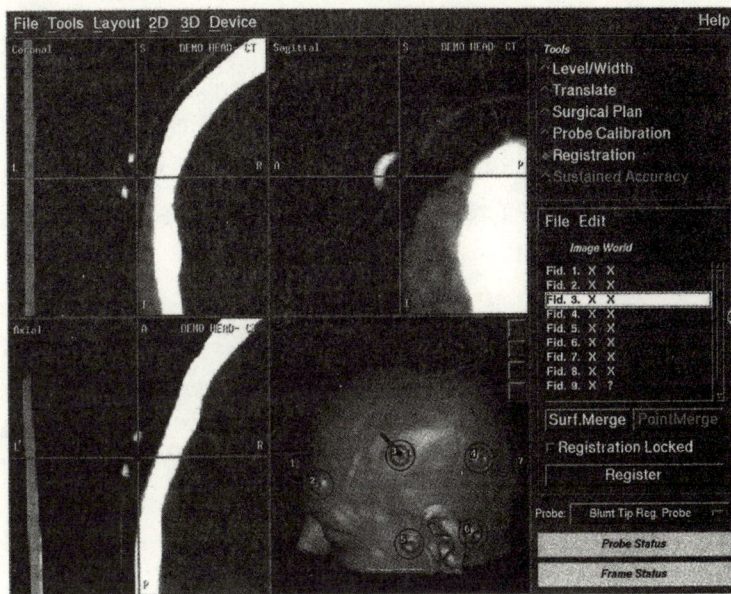

图 8 - 4　坐标注册

这些在两个坐标系统（物理和手术野坐标系统）中一系列有序的点，通过刚性物体转换方法将其吻合完成坐标注册，包括闭合形式法（closed - form solutions）和迭代法（iterative solutions），前者如矩阵单值分解法（singular value decomposition of a matrix）、矩阵特征值—特征向量分解法（eigenvalue - eigenvector decomposition of a matrix）或单位四元数法（unit quaternions）等。通过以上方法，并将数值最小化就可完成注册。

对于皮肤坐标与注册准确性的关系有人进行了模型实验，CT 和 MRI 扫描层厚 2mm，与临床应用相同。其中 CT 的 MFE（平均坐标误差，mean fiducial error）和 PA（预计靶点准确性，predicted accuracy）分别为（0.965 ± 0.055）mm 以及（0.432 ± 0.023）mm；MRI 的 MFE 和 PA 分别为（1.002 ± 0.079）mm 以及（0.677 ± 0.069）mm。但在临床应用中由于扫描的层厚、扫描时头部移动、扫描与手术时间间隔、头钉对头皮的牵拉等影响以及手术时间的关系，MFE 和 PA 常大于实验误差。本组 252 例患者首次 MFE 和 PA 分别为（3.60 ± 1.60）mm 和（3.12 ± 1.77）mm，经去除"不准确"的皮肤坐标后 MFE 下降为（2.12 ± 0.89）mm（0.31 ~ 6.54mm），PA 下降为（2.74 ± 0.99）mm（0.51 ~ 5.18mm）。随着经验的积累，本组病例注册准确性也逐渐提高，本组有 5 例因 MFE > 4mm 加用表面注册，其中 4 例为前 20 例患者。学者们发现这些"不准确"的皮肤坐标通常位于枕部、后颅窝（扫描时患者仰卧皮肤压迫移位部位肌肉较厚处）及相对于病灶对侧（安妥体位后，此处坐标靠近地面，注册准确性不高）。在颅底肿瘤尤其是后颅肿瘤手术中，皮肤坐标多需粘贴在枕颈部肌肉较厚处。患者平卧位行 CT 或 MRI 扫描，扫描机的头托会压迫、牵拉枕颈部肌肉以及皮肤坐标。在手术室安装 Mayfield 头架时，头钉往往也会牵拉皮肤坐标，加上该处肌肉较厚，注册时探针接触皮肤坐标时更可能压迫之。因此，相对于幕上手术，后颅手术中导航注册准确性可能会稍差。除了常规注册方法以外，学者们认为以下方法有助于提高注册准确性：①术前粘贴皮肤坐标不要过少，虽然 4 个坐标即可完成注册，但有时需去除不准确的坐标，故建议最少使用 6 个坐标，并分散排列，如果定位对精度要求较高，特别是应用 MRI 时，最好使用 10 个注册坐标。②粘贴皮肤坐标时避开平卧位时头部的着力点。③安装 Mayfield 头架时尽量防止牵拉皮肤坐标。④注册时导航系统会自动告诉医生相对不准确的坐标，此时，如多次选择坐标中心点注册准确性仍不满意，可使用注册探针在此坐标附近如四周及深、浅位置进行注册，尝试是否能提高注册准确性，从而选择最佳注册；⑤可选用解剖标志作为注册点。本组 82 例颅底肿瘤 MFE 为 2.25mm，非颅底肿瘤 170 例 MFE 为 2.11mm，经 t 检验无显著性差异（P > 0.05）。

二、表面注册

在上述使用 4 个或 4 个以上参考点注册的方法中，相应的点的排列顺序在两个坐标系统中都是已知的。而表面注册法使用一系列无序的点进行注册，是运用形态匹配方法将手术床上患者头部外形轮廓与重建的三维图像进行吻合的注册方法。表面注册的优点是使用头部的自然结构，而非额外的术前影像。在坐标注册后可进行表面注册进一步提高注册准确性。Medtronic Treon 神经导航系统配备了 Fazer 注册仪，提供了一种全新的注册方法称为激光表面轮廓注册法（图 8 - 5）。

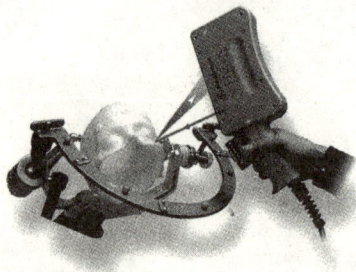

图 8 - 5　Fazer 表面注册

Fazer 注册仪能发出低能量激光，将激光点对准患者的皮肤后就能通过内置的激光感应接受装置来接收经过皮肤反射的激光，并同时计算 Fazer 注册仪与皮肤上激光照射点之间的距离。在连续照射测量多个点后，就可以获得一组多个点的距离数值，输入导航系统后 Fazer 注册软件可根据这组数据进行计算分析，并能显示出由这些点组成的三维曲线。依此类推，在连续照射测量更多个点后就可计算并获得一个三维的曲面。在实际操作过程中将 Fazer 注册仪发出的激光点对准头面部的皮肤进行连续移动，用以采集 300 个注册点并同时完成一条完整的三维闭合曲线。导航系统能够据此计算并通过三维重建获得所扫描区域的三维形态轮廓，继而用采集获得的三维轮廓曲面与导航系统内通过影像资料重建所得的头颅三维图像在相同的扫描采集区域进行图像配准注册。由于人体的面部是头颅区域中三维轮廓曲面起伏最显著的区域，故采用在此区域进行激光扫描和数据采集而获得的三维轮廓来配准注册的误差最小。因此，头面部也是进行头颅导航手术时系统所默认的数据采集区域。数据采集完毕后，导航系统会自动进行 Fazer 注册，一般仅需几分钟左右就能完成注册。使用 Fazer 注册方法后只能保证提供有限的准确导航区域。这个区域是以激光扫描采集的轮廓中心为球心，半径为 8cm 的球形区域。

1. 注册方法及注意事项

（1）切记只有在注册时才能开启激光，开启激光后切勿照射到患者或其他人的眼部。

（2）注意调整气管插管的位置，原则上勿使之影响鼻部的原始形态。

（3）扫描时应尽量保持激光束与照射处皮肤表面垂直，注册仪与皮肤表面的距离应保持在 89～190mm 之间，以免影响注册的准确性。

（4）在整个扫描移动过程中应始终保持注册仪处于导航系统的红外线接收装置接收视野之内，也就是屏幕上所显示的注册仪工作状态条始终保持为绿色。

（5）扫描移动时应紧扣扳机，平稳匀速移动注册仪，以期获得连续、稳定的数据，提高注册成功率。

（6）注意扫描区域不要涉及耳朵（因其解剖形态变异较大）。此外，由于经蝶手术不需剃头，因此扫描时应保持扫描区域内没有头发。

（7）导航系统完成 Fazer 注册至少需要 300 个注册点，Fazer 注册仪发射激光的频率约为每秒 10 次左右。照此计算就要注意控制移动速度，在匀速移动的前提下将完成扫描移动的时间控制在 30s 以上，系统推荐的扫描时间为 30～45s 之间。

（8）激光扫描完成后即可由导航系统进行自动注册，如果系统提示注册未成功，可重复进行上述步骤直至满足导航对注册的要求。Treon 导航系统内部设定可以满足导航要求注册误差值小于 4mm。

2. 神经导航 Fazer 激光注册仪注册准确性的实验研究　用传统的坐标注册后，导航系统会给出提示本次注册准确性的平均坐标误差（MFE），但在用 Fazer 法注册后，系统并不会像以往那样给出注册误差的数值，由此造成无法直观地判断注册的准确性。因此，有必要在实际应用中对其注册的准确性进行验证。

传统的导航注册技术要求术前 1d 剃头，并在头部粘贴导航标记物后行导航影像扫描。在手术导航前采用标记点配准注册法进行注册。激光表面注册法（Fazer 注册法），具有无须剃头、无须粘贴标记物的特点。有人选择 40 位经蝶手术的垂体瘤病例作为实验对象，术前均行头颅 CT 和增强 MRI 的导航扫描。将 CT 和增强 MRI 的图像使用 automerge 软件自动融合。然后均采用 Fazer 注册法进行导航注册，注册成功后在头面部选取鼻尖、左眼外眦、右眼外眦以及在术中选取骨性鼻中隔、蝶窦嘴、鞍底共 6 个解剖标志点，作为靶点来进行注册配准检验，记录每个点的误差，计算平均注册误差，并进行统计学分析。首先通过对整体的平均注册误差数据样本进行分析，计算 Fazer 注册法误差值的 95% 可信区间。其次对 6 个靶点组进行方差分析，检验各个靶点的注册准确性。再次，将数据分为头颅表面组和头颅深部组进行统计分析，检验体表和深部导航的准确性。结果发现：

（1）采用 Fazer 注册法的平均注册误差均数为（1.528 ± 0.851）mm，其单侧 95% 可信区间为 $1.528 + 1.64 \times 0.851 = 2.923$mm。

（2）对按靶点分组的 6 组数据进行方差分析发改 $F = 1.546$，$P = 0.176$（>0.05），即 6 组样本数据的均数间无统计学差别，可以认为在 6 个靶点所测得的导航配准误差相同、准确性相仿、导航与解剖位置无关。

（3）头颅表面靶点误差均数为（1.5475 ± 0.9228）mm；头颅深部靶点误差均数为（1.5100 ± 0.7743）mm；校正 t 检验结果，$t = 0.341$，$P = 0.733$（>0.05），即两组样本均数无统计学差别，可以认为在头颅表面或在头颅深部进行导航准确性相仿。

学者们采用自己设定多个靶点来计算平均注册误差的方法对 Fazer 注册法的准确性来进行研究。根据对以上研究结果的分析，证实采用 Fazer 注册法所得到的平均注册误差数值小于 2.923mm，完全符合导航系统的工作要求。采用融合后的图像进行导航的靶点误差值的均数为（1.528 ± 0.851）mm，完全可以满足临床手术的精度要求，且不同的解剖方位并不影响导航准确性。

3. 优点及其存在的问题　在临床实际应用 Fazer 注册法进行导航的过程中体会到相对于传统的坐标注册法而言具有很多优点，然而仍有一些问题，而使到目前为止尚不能完全代替标记点注册法。

（1）优点。

①不用在术前 1d 粘贴头部皮肤坐标，术前导航影像资料可以随时在术前的数天内完成扫描，甚至无须剃头，减少了人力、物力的投入，同时可以避免在术前给患者增加不必要的麻烦及心理压力。这也是 Fazer 注册法的最大优点。

②使得导航前注册过程简单快速准确：完成激光扫描仅需不到 1min，系统自动计算并完成注册也只需 1min 时间。由于注册过程中采集大量注册点数据来进行计算注册，故计算结果较可靠，注册成功率高。且注册时无须接触患者皮肤，避免了因皮肤移动可能导致的注册误差。

③由于 Fazer 注册仪同时具有短距离发射激光和接收反射激光的功能，因而在最大程度上减少了激光与其他人体、物体接触的机会。同时由于工作距离短，所测得的数据准确性高。

（2）尚存的问题

①对患者手术时的体位要求较高：由于 Fazer 注册仪工作时要始终严格保持在导航仪红外线接收装置的视野范围内，且要求扫描时始终保持 Fazer 注册仪发出的激光与扫描点皮肤垂直，故当患者手术时体位为侧卧位甚至是俯卧位时会因患者头部阻挡红外线接收而造成不能完成扫描，直接影响注册。因此，平卧位、脸朝上的体位最适宜采用 Fazer 注册法。头部过伸或过曲的体位并不影响注册扫描，而手术时头部向侧方转 45° 以内的体位也还是能完成扫描工作。而当患者手术时需要摆放侧卧位或俯卧位时，扫描就根本无法完成。必须在术前就要按标记点注册法进行准备，术中要采用坐标注册方法进行注册。

②使用 Fazer 注册方法后只能保证提供有限的准确导航区域，这个区域是以激光扫描采集的轮廓中心为球心，半径为 8cm 的球形区域。因此，在手术前应准确估计病灶离激光扫描区域的距离，应控制在 8cm 以内。虽然理论上有此限制，但据目前的经验，在平卧位、脸朝上的体位前提下，8cm 的距离足以适用于几乎绝大多数的手术。

③尽管在 Fazer 注册仪的技术指标上表明输出的是低能量激光，最大输出激光能量小于 1mW，激光波长范围 625～670nm，理论上对患者的皮肤无伤害，但仍存在对人体眼睛的潜在危险，故其使用说明上也一再着重指出切勿照射患者或工作人员的眼部。在使用过程中于注册前均用黏性敷贴遮挡保护患者双眼，同时严格遵守只有在进行注册时才开启。

三、注册准确性的检查

注册误差是产生神经导航手术误差的重要一环。皮肤坐标的移动以及不能精确地确定解剖坐标是引起注册误差的两个主要因素。

多中心临床资料分析发现 CT 加坐标注册、MRI 加坐标注册、CT 加表面注册、MRI 加表面注册的注册准确性分别为 1.8mm、3.1mm、3.0mm 及 4.8mm，认为 CT 加坐标注册是最佳方法。

鉴于目前各种检查法，均有其局限性，因此不能单靠某一种方法，应把它们结合起来，以求获得最大的可靠性。

1. 注册检查　注册完成后，系统根据每个注册中使用过的坐标计算出平均注册误差。由于注册中用过的坐标已存在偏差，故不能用于坐标检查（见下述）。

2. 解剖标志检查　不仅可检查注册准确性，而且可判断术中头部与头架之间有否移动或脑移位。方法：注册后用探头尖轻触患者特别的解剖标志点，显示器上二维影像图像十字游标同步显示探头尖的位置，影像图像中此解剖结构与十字符号之间的距离即可测量出。所用的解剖标志应在二维图像上可见，且足够小，以求准确测量。常用的有鼻尖、外耳道、眼外眦等。此法使用简便快速，但较粗略。

3. 坐标检查　检查患者头皮上的坐标与显示器上的坐标是否一致。这些坐标必须是注册时未用过的（又称保留坐标）。探头尖轻触保留坐标中心，显示器十字游标与二维图像中坐标之间的距离即可测量出。本法简便，但保留坐标在行 CT 或 MRI 检查时必须无移动。另外，本法仅能检查坐标邻近区域的准确性，而且这些保留坐标常远离手术野。

4. 体表检查　检查患者头皮表面与图像皮肤是否一致。用投射观察技术，即把探头尖垂直轻触患者头皮表面，显示器十字游标与图像间的距离和相对位置关系（如上面、表面或下面）即可显示。可用于设计皮肤切口。但本法不能发现头部旋转误差。

上述方法相互独立，又可相互补充。当发现它们之间不一致时很可能是固有的局限性所致。因此，外科医生在手术时应保持清醒头脑，由于术中影响定位准确性的因素甚多，因此对注册准确性不能绝对相信，应根据手术具体情况和术野内部解剖标志复核。

（黄　锐）

第三节　术中定位装置

术中定位装置包括三维数字转换器（3—diamentional digitizer）和定位工具（如定位探头）。神经导航定位装置要求术中能随时跟踪显示定位工具如探头尖的三维位置和投射轨迹（trajectory）。各种运用不同原理的三维数字转换器均要求能提供连续、实时的定位信息。在影像资料扫描层厚为 3mm 的情况下，其更新率不少于 30 次/s，67% 测量中的准确性达到 0.25mm，95% 测量中小于 1mm。

一、主动关节臂定位装置

1985 年，Kwoh 等开始将 PUMA 工业机器人应用于 CT 引导下的立体定向手术，Drake 等也报道使用 PUMA 机器人关节臂切除儿童脑肿瘤。但在手术中发现 PUMA 机器人关节臂相当笨拙。以后 Elekta 公司的 SurgiScope 以及 Zeiss 公司的 MKM 导航系统将主动关节臂（机器人）与手术显微镜结合起来。

二、被动关节臂定位装置

1987 年，Watanabe 等首次描述的"神经导航系统（neuronavigator）"即为被动关节臂定位装置。虽然较主动关节臂定位装置更方便准确，但关节间的灵活性仍较差。此后，瑞典的 ISG Viewing Wand 系统在经过长期临床前实验后，广泛应用于临床。被动关节臂定位装置具有 6 个有位置觉的关节，根据探头的位置和角度可做 6 种自由活动，通过应用三角学原理经计算机算出每个关节的角度位置，从而计算出探头尖的位置和角度，确定其空间位置。感受器分为模拟和数字两种，前者小巧价廉，但准确性低，需要术中重新校准；后者准确性较高，但昂贵。ISG Viewing Wand 有长（21.2cm）、短（13.6cm）两种长度的定位探头供临床选择。理想的关节臂定位装置应平衡好、轻巧，在任何方向上活动自如，能稳固地固定在头架上且不影响手术操作。目前认为关节臂定位装置较其他装置较少出现故障，准确性最高，不需"直视"，已是一种成熟的技术。但它较笨重，临床应用不方便，不能安装在标准的手术器械（如双极电凝器、吸引器）上，不能直接对解剖结构进行跟踪，且随着手术的进行，定位准确性也随之下降。由于关节臂的长度和角度有限，在某些深部手术中，其定位探头不能够触及术野靶点。

三、超声定位装置

定位原理是利用附于定位工具（如探头、内镜、显微镜等）上的 1 个或多个发声器发出的超声波为接收器接收，根据超声波发射和接收之间的时间差可确定定位工具的三维位置。1986 年，Roberts 等首次报道的"无框架立体定向系统"的超声定位装置，发声器安装在手术显微镜上，接受器安装在手术室天花板附近。近年来，Barnett 等将发生器与手持定位工具结合起来，加强了使用灵活性。优点是价廉；缺点是发生器与接收器间必须无阻挡，且易受各种因素干扰。温度、相对湿度变化、气流等均会影响超声的速度，而手术室的其他噪声和回声也会影响其准确性，因此常需要长探头、大接收器，后者必须安装在术野1m范围以内。近年来，已在提高超声定位装置准确性方面进行了改进，如其软件算法能补偿温度和湿度等的影响、过滤杂回声波等。

四、红外线定位装置

由于使用方便、可靠、准确，基于红外线定位的手术导航系统是当今最常用的导航装置。第一台红外线定位装置生产于美国圣路易丝大学（Saint Louis University），其制造目的是为了取代超声定位装置。

1. 主动红外线定位装置　初期多数神经导航系统如 Stealth Station 均为主动红外线定位装置。它包括定位工具（如探头、标准手术器械如双极等）、红外线发射装置（IREDs）以及线形或二维接受器（charge—coupled devices, CCDs）。IRED 小巧，可安装于探头和标准手术器械上，因此较关节臂更灵活轻巧，而且使手术器械起多功能作用。把 IRED 安装在参考头架（reference arc）上，并把后者固定于头架上，可监测手术中头部与头架之间难以察觉的移动并可及时纠正，即所谓动态跟踪（dynamic referencing），定位准确性不会随着手术进行而下降。CCD 接收附于探头及参考头架上的发射红外线，并将此信息传入计算机，从而实时确定探头的三维位置。红外线定位准确性高、使用方便，与超声装置和关节臂装置不同，不会增加手术室噪声，手术室的光线不会影响准确性，红外线波长也不会干扰手术，Stealth Station 机械误差为 0.3mm。缺点：定位工具与参考头架上 IRED 与 CCD 之间必须"直视"，不能有障碍物阻挡红外线的接收，在使用手术显微镜时，使用手持探头易被显微镜阻挡，但可以通过合理地安放 CCD 来解决这个问题。以 Stealth Station 为例，探头和参考头架上的 IRED 分别为 3 个和 5 个，CCD 对红外线非常敏感，至少分别有 2 个和 3 个 IRED 发出的红外线被接收，就能测得定位工具的位置和角度，而多装的 IRED 是为了在增加定位准确性的同时减少"直视"的问题。

2. 被动红外线定位装置　基本原理和方法与主动红外线定位装置相同，也使用二维或线形 CCD。所不同的是定位工具无须连接电缆，而安装几个能反射红外线的铝合金小球。红外线发射装置和接收装置安装在手术野附近，由前者发出的红外线经小球反射后被接收器接收，再经工作站处理，从而确定定位工具的空间位置。因为铝合金小球反射红外线的原理，尽管未消除"直视"问题，但能减小"直视"对手术的影响。由于此反射红外线的小球小而轻，可安装在任何手术器械上，且无须连接电缆，故较主动红外线定位工具更方便、灵活，目前应用较主动红外线工具更广泛。其缺点同主动红外线定位装置。

五、被动紫外线定位装置

定位原理与红外线定位装置相似。荧光标记物可吸收紫外线频率并在可见光频率辐射能量。其优点是荧光标记物更容易与背景区分，CCD 也更价廉。但在此波长的紫外线可能对人眼有伤害。

六、电磁定位装置

Kato 等以及 Manwaring 在内镜手术中通过电磁场或电磁波进行定位。主动电磁发生器发射超低电磁场，由探头或手术器械上的被动感受器接收。优点是价廉、简单、小巧，定位工具与接收器之间无须直视，有利于一些在深部手术全程使用的笨重的手术仪器如显微镜等。理论上，电磁装置可穿透手术巾、医生的手臂等阻隔。但由于手术室中大量金属物体影响其准确性，临床少用。

七、机械摄影定位装置

Heilbrun 等报道的机械摄影装置，定位原理是通过两个不同视角的数码摄影头拍摄术野决定定位工具的三维位置。优点是使用灵活、价廉，可以利用现今成熟的摄影技术，无须高解析度彩色系统。其准确性可达到 1.5mm。手术器械和显微镜均可作为定位工具。缺点是需"直视"，要求术前安放的摄影头位置在术中保持不变以及当今摄影技术的分辨率不高等。

八、手术显微镜定位装置

把上述定位装置如主动和被动红外线、超声发射器或关节臂感受器安装在手术显微镜上，通过激光测量镜片焦点的长度来确定手术显微镜的位置。以华山医院使用的德国 Moller 显微镜为例，其装有 4 个与导航系统匹配的红外线发射器，使后者为红外线接收器"看到"，经过校正后即可将手术显微镜的焦点中心看作手持定位装置的探头尖，不但能在显示器上显示出显微镜焦点的三维位置和动态跟踪，而且可先使用鼠标在显示器上选定靶点，然后由显微镜自动在患者头部术野找到目标（auto—position）。除了定位和导航外，还可把手术显微镜所看到术野的相应 CT 或 MRI 图像在镜片上重叠出现，即在显微镜两个目镜中，看到术野结构同时看到相应的 CT 或 MRI 图像（head up display，HUD）。这样手术医生不必为了看显示器上的图像而中断手术。瑞典 Elekta 公司的 SurgiScope 导航显微镜将显微镜控制支架安装在手术床上方的天花板上，在手术医生控制下进行手术实时导航。德国 Zeiss 公司的 MKM 显微镜导航系统还能识别多达 20 个医生的语音，使用语音控制显微镜的术中导航。缺点：①在应用于手术入路设计方面（如皮肤坐标的注册、皮肤切口、开颅等）不如手持定位工具方便。②定位准确性较手持定位工具差，我们经临床应用发现两者误差平均为 3mm。③显露范围有限。④重叠在显微镜上的影像图像的分辨率不如手术显微镜，不能清晰地显示小的结构，如小血管等。

九、其他定位技术

如惯性导航、激光或全球定位系统等在应用的可靠性、准确性和实用性方面还有待确定。

（徐　宁）

第四节　导航定位精度

一、容易混淆的概念

无偏斜（unbiaseness）、精确性（precision）和准确性（accuracy）常容易混淆。假设一组观察数据是无偏斜的，但如果这组数据是分散的而非集中，那么它们是缺乏精确性的。反之，如果一组数据较为集中但其中间值远离真实值，那么虽然数据精确度较高，但却是有偏斜的。准确性则包含了无偏斜和精确性两个概念：准确的测量应该是无偏斜以及是精确的。

很多临床应用报道"导航准确性"仅为 1 个均数，而非均数 ± 标准差，后者才能正确反映临床应用准确性或靶点定位误差。如果 2 个相反的数值相互抵消，那么最终的平均误差数值并非所有误差的平均值，且后者可能更接近真实值。而 99% 可信区间能反映导航系统 100 次定位中 99 次的可靠程度。

在评价准确性时，必须分清与导航相关的 3 个独立的概念。第一，坐标定位误差：这是系统定位图像（CT、MRI）上的坐标和术野上坐标匹配的准确性。第二，坐标注册误差：这种残差（residual error）是将影像资料上和术野进行注册后的根均方差的总和。在 Treon，称为 MFE，它在数学上与坐标定位误差有关，在数值上要更大些，临床报道多为此数据。第三，临床更有用的数据是靶点定位误差 TA（target accuracy），与坐标注册误差间接相关，但常更大。有一点非常重要，我们发现注册时如果去除相对不准确的坐标常可降低坐标注册误差，似乎可得到更好的注册（在初期我们也确实这么做过），但实际运用时却发现靶点定位的准确性反而降低了，后者却是临床医生最应关心的焦点。由于"不准确"的坐标常远离手术野，当去除这些远离手术野的坐标时，会留下一群集中安放的坐标，如果靶点与这些坐标较远，那么靶点定位误差会很大。这时，坐标注册误差是有偏斜的。

最简单最直观也是最关键的方法是，当手术医生观察到手术野解剖结构的定位总是与相应的影像图像上有准确对应的话，那么导航系统就是准确的（精确而无偏斜）。

二、影响神经导航准确性的因素

1. 图像资料　图像资料是影响导航准确性的重要因素，图像资料受下列因素影响。

（1）扫描层厚及观察野（FOV，field of view）：CT 和 MRI 扫描层太厚，必将影响重建图像的准确性。如颅骨仅部分摄入照片，骨的信号强度将被信号低的软组织或空气中和，导致颅骨信号变低而不能显示为骨质（部分容积均化）。用薄分层摄片可减小这种误差。神经导航要求 CT 和 MRI 为无间隙连续扫描，扫描层厚越薄，视野（FOV）越小，准确性就越高。有报道运用 StealthStation 进行尸体实验，CT 扫描层厚 1.5mm，FOV 为 9.6cm 时，平均坐标误差不超过 1mm。但是扫描层厚越薄，扫描时间就越长，在临床应用中不仅影响放射科工作，CT 扫描时患者接受的辐射量更大，而且在扫描时除患者头部移动的可能性也越大。因此如果允许误差在 2~3mm 范围，摄片层厚可为 2~3mm。

（2）CT 和 MRI 扫描时患者头部活动，可引起某一张图片的解剖结构与相邻上下两张图像不一致，即使是肉眼难以察觉的移动，在三维重建图像上也非常明显，特别是在解剖结构突然变化，如从骨或软组织边缘到空气界面，受压或牵张的解剖结构。因此，在扫描时应告诫患者不要活动外，可使用约束带，但使用时应注意不要扭曲患者头皮及皮肤坐标，以免影响皮肤坐标的准确性。

（3）扫描时间：CT 和 MRI 扫描至手术之间，患者颅内靶灶可能因疾病进展、脑肿胀或脑室引流等发生变化，将影响定位的准确性。因此要求扫描与手术时间间隔尽量缩短，一般可在手术当天上午或前 1d 进行。

（4）扫描机本身的系统误差：对于扫描方法（CT/MRI）与准确性的关系，有不同报道。CT 通过 X 线获取信息，图像不会发生扭曲变形，相反 MRI 扫描由于磁场不稳定及气—水、气—脂伪影的影响，图像易产生扭曲，有报道两者偏差可达 3~5mm。多数人认为 CT 扫描的准确性高于 MRI 检查。但是，MRI 检查较 CT 检查有更好的解剖分辨率，对于功能区、后颅窝及小型、不强化的病灶更宜采用 MRI 扫描，而 CT 扫描适用于浅表病灶、颅底病变（如听神经瘤手术定位内听道、半规管）及一些 CT 有特征性表现的病变（如钙化的海绵状血管瘤）。有人曾选择 252 例作为实验组，其中 192 例采用 MRI 图像注册，其 MFE 为（2.07±0.82）mm（0.48~5.74mm），PA 为（2.83±0.98）mm（0.83~5.08mm）；另 60 例采用 CT 图像注册，其 MFE 为（2.28±1.06）mm（0.31~6.54mm），PA 为（2.43±1.00）mm（0.51~5.18mm）。比较 MRI 与 CT 注册准确性，经 t 检验，$P_{MFE}=0.100$（>0.05），$P_{PA}=0.007$（<0.01）。CT 与 MRI 的 MFE 无明显差别。分析原因：①CT 多为前期病例，注册技术不如后期。前 126 例中，CT 有 52 例；后 126 例中，CT 仅 8 例。②前期 CT（前 52 例）扫描层厚为 2.5mm，高于 MRI 和后期 CT 的 2mm。③虽然 MRI 图像易发生扭曲，但通过纠正方法（见下述），可以弥补其产生的误差。

因此，对前/后 126 例分别讨论。前 126 例的 MFE 和 PA 分别为（2.35±0.89）mm（0.31~6.54mm）和（2.75±0.98）mm（0.51~5.18mm）；后 126 例的 MFE 和 PA 分别为（1.89±0.83）mm（0.48~5.47mm）和（2.73±1.01）mm（0.83~5.08mm）。t 检验，$P_{MFE}=6.26E-5$（<0.01），$P_{PA}=0.86$（>0.05）。提示随着经验的积累、注册技术的提高，后期病例 MFE 明显小于前期病例。

前 126 例中，CT 层厚 2.5mm，MRI 2mm。CT 检查 52 例，MFE 和 PA 分别为（2.40±1.07）mm（0.31~6.54mm）和（2.41±1.02）mm（0.51~5.18mm）；MRI 检查 74 例，MFE 和 PA 分别为（2.32±0.74）mm（1.07~4.34mm）和（2.96±0.90）mm（1.04~4.85mm）。t 检验，$P_{MFE}=0.62$（>0.05），$P_{PA}=0.002$（<0.01），提示在相同注册技术前提下，CT 和 MRI 的 MFE 无显著差别，但 CT 的 PA 较 MRI 更高。

后 126 例中，CT 和 MRI 层厚均为 2mm。CT 病例 8 例，MFE 和 PA 分别为（1.54±0.63）mm（0.67~2.43mm）和（2.52±0.88）mm（1.24~3.84mm）；MRI 共 118 例，MFE 和 PA 分别为（1.91±0.83）mm（0.48~5.47mm）和（2.74±1.02）mm（0.83~5.08mm）。t 检验，$P_{MFE}=0.22$（>0.05），$P_{PA}=0.55$（>0.05）。CT 和 MRI 的 MFE 和 PA 均无显著差别。其原因可能使我们通过纠正方法弥补 MRI 图像扭曲产生的误差，同时由于本组 CT 病例仅 8 例，而 CT 的 MFE 和 PA 均较 MRI 为小，如果 CT 检查病例数的增加，有可能显示两者的统计学差异。

分别比较前/后各 126 例 CT 和 MRI 准确性。其中 CT，$0.01<P_{MFE}=0.033<0.05$；$P_{PA}=0.78$（>0.05）。而对于 MRI，$P_{MFE}=0.0008$（<0.01）；$P_{PA}=0.13$（>0.05）。说明随着注册经验的积累和注册技术的提高，后期 CT 和 MRI 病例的 MFE 均较前期有减小，以 MRI 病例更显著。提示 MRI 图像存在扭曲，注册技术的提高能纠正图像扭曲造成的误差；而 CT 图像无扭曲，注册技术的提高对改善注册误差作用较小。

临床结论：①CT 和 MRI 的 MFE 无显著差别，而 CT 的 PA 较 MRI 为高。②改进注册技术可提高 CT 和 MRI 的 MFE，但对 PA 影响不大。③MRI 图像存在扭曲，但通过提高注册技术可纠正图像扭曲产生的误差。因此认为 MRI 检查较 CT 扫描有更好的解剖分辨率，对于功能区、后颅窝及小型、不强化的病灶更宜采用 MRI 扫描，而 CT 扫描适用于浅表病灶、颅底病变（如听神经瘤手术定位内听道）及一些 CT 有特征性表现的病变（如海绵状血管瘤的钙化灶）。

（5）窗宽和窗水平：窗宽和窗水平是调整扫描机的重要参数，用来压缩扫描图像的数据。如扫描机至少可采集 4096 个不同强度的信号，但照片或显示器仅能显示 256 个不同强度的信号，因此进行数据压缩是必要的。窗宽大虽可获得更多的信号，但其区别相近信号之间差别的能力却降低；窗宽小正好相反。窗水平指采样区域的中央部。当窗水平高、窗宽小时，仅显示高信号的结构，低强度信号则不显示。因此导航系统使用者应学会正确调节这些重要的参数。

（6）被扫描物体有磁性。

2. 神经导航系统的机械误差 神经导航系统的机械精度决定了它到达靶点的可重复性。如果神经导航引导手术重复地到达一个特定的不准确的点，那么这个错误来自于机械误差，也就是说是有偏斜但是精确的。神经导航的准确性则是指导航定位工具的尖端能可重复地准确到达预定的靶点。这不仅需要机械误差足够小、无偏斜，也同时需要机械精度。StealthStation 的机械精度为 0.3mm。

3. 注册 注册又称配对，是把患者的影像资料（如 CT、MRI）与手术床上患者术野准确地连接起来。注册是产生导航误差的重要一环。

4. 术中准确性 关节臂定位装置如 ISG Viewing Wand 等的定位工具固定在手术床上，随着手术的进行，患者体位可能应手术要求需要变动或患者头部与手术床之间发生难以察觉的移动，因此定位准确性也随之下降。Lawton 等报道 ISG Viewing Wand 关节臂临床应用 3mm CT 扫描，平均误差 1.86mm，其中 87% 者误差小于 2mm，随着手术进行，准确性下降，但超过 90% 者误差小于 5mm；Patel、Sipos、Welch 等亦认为关节臂导航随着手术的进行，其准确性也降低。相比关节臂导航系统，基于红外线跟踪定位的神经导航系统稳定性较高。StealthStation 导航系统具有动态跟踪功能，只要参考架与患者头部相对位置保持固定，患者呼吸、手术床移动或红外线接收系统位置移动均不影响定位的正确性。

虽然患者头部已头架制动，但术中头部与头架之间仍可能发生难以察觉的移动。因此应不时检查导航准确性，尤其在对重要神经结构定位前。做骨瓣前，在设计的骨窗周围通过颅骨钻小孔的方法建立再注册点，并储存于计算机中，术中随时复核以发现和纠正头部移动。虽然至少建立 3 个坐标就可以修正注册，但为了防止某一坐标失灵（如做骨瓣时被破坏），应用 4 个坐标。因为头部移动时可能某一坐标不受影响，故每次检查至少一个以上坐标，本法仅能发现颅骨移动，不能发觉脑组织或其他组织的移位。

本组对制成骨窗后持续准确性（sustain accuracy，SA）及病灶切除后进行比较，分别是（1.21 ± 0.90）mm 及（1.28 ±1.00）mm（P > 0.05），除了相差最大的 1 例为 6.02mm 外，两者相差一般小于 1.5mm，可以达到神经导航外科的要求。虽然理论上只要患者头部与参考架的相对位置保持固定就不影响导航准确性，但临床手术中患者头部与 Mayfield 头架之间、Mayfield 头架与参考架之间难免发生难以察觉的位移。另外，拱形参考架的支撑点位于一侧而非中央，手术医生不经意的压迫、手术铺巾的牵拉都可能使参考架与患者头部发生位移，从而影响准确性。

5. 术中解剖结构移位与术中影像技术 由于神经导航采用的影像资料来自术前，随着手术的进行，脑组织发生移位，影响术中定位的准确性。影响因素包括病理生理性和物理性因素，其中病理生理性因素有肿瘤性质、部位、体积，瘤周脑水肿，麻醉剂、脱水剂的使用，机械性通气等；物理性因素有重力、脑脊液流失、骨窗范围、患者体位、脑室引流、脑组织牵拉及组织切除等。Kelly 等最早使用将小的金属球安放在肿瘤周围进行跟踪的方法发现并纠正术中脑移位。而对术中影像资料的采集，并与术前资料结合是纠正术中脑移位的主要方法，包括：

（1）术中超声：术中超声装置使用灵活、简单、安全，与术前 CT 或 MRI 进行比较，不但可以发现脑移位及残留病灶，而且可监测颅内出血。Chandler 认为"术中超声仍是提供术中连续性图像信息的唯一技术"。缺点是分辨力较低，不能发现小的（直径小于5mm）、深在的病灶，不能做出实质性肿瘤的定性判断，不能明确病灶边界。Yamakawa等发明一种超声引导的内镜，其纤维镜外径3.4mm，配有固定装置、吸引器、镊子、电凝器等，手术可通过2cm的骨孔中进行。

（2）术中CT检查：发明CT后第6年，即在1978年，M. N. Shalit首次在颅脑手术中使用CT（Elsint）检测肿瘤残留情况。优点：组织分辨力较超声检查高，使用较灵活，CT机装有轮子，需要时可随时推到手术室使用；缺点是术中CT非实时显像，需停止手术行CT扫描后再手术，且要求手术床及头架等器械，可透过X线，增加手术医生及患者的X线暴露。

（3）术中MRI检查：MRI检查对软组织（如脑、血管和肿瘤等）成像的分辨力明显优于CT扫描，更优于超声检查。应用术中MRI（intraoperative MRI, iMRI）检查可以实现颅脑结构的动态成像，因此更适合于指导颅内肿瘤、脑血管病或其他各类脑部病变的手术进程。自20世纪90年代开始，iMRI硬件设备和软件技术迅猛发展，从MRI诊断室进入神经外科手术室，从固定磁体发展至可移动磁体，从低场强发展至高场强，从结构影像导航发展至功能影像导航，成为微侵袭神经外科最令人关注的一个技术创新领域。术中MRI的发展主要有如下：

①1991年，F Jolesz和PMcL Black报道GE公司发明的首台术中MRI：它是使用0.5T的开放性MRI，手术野位于MRI磁场容积内。这种术中MRI的优点是在手术中任何阶段随时可按需要进行MRI扫描，而无须移动患者。缺点是：a. 由于手术是在强磁场中进行，所有的手术室内的仪器和器械均要求非磁且适用于MRI。b. 手术操作空间狭小。c. 场强固定为0.5T，限制MRI应用范围。d 并非所有手术均需术中MRI，故利用率不高，资源浪费。

②Tronnier和Fahlbusch发明另一种术中MRI（Siemens）：将MRI机器安置在标准手术室旁，中间隔以磁场防护门，手术室使用标准手术器械。此种MRI为0.2T的开放性系统。通常在手术患者关颅前，将患者移送到手术室隔壁的MRI室，进行MRI扫描，医生可根据扫描情况，如发现肿瘤残留或有手术并发症如出血等，再决定手术操作。缺点：进行MRI检查时需将患者移送至手术室旁的MRI室，不但延长手术时间，间断手术操作，需重新消毒手术野，而且MRI扫描的次数也有限。为避免移送患者，Sutherland等发明了将1.5T的MRI悬挂在天花板上，术中可根据需要通过轨道滑行到手术室患者处，进行MRI扫描。

③根据磁场强度从磁场中心向外随距离增加而迅速递减的原理，Rubino等测试了在弱磁场强度中使用标准手术器械的安全性和兼容性，设计了0.2T的MRI系统（Siemens）。根据场强大小，Rubino等提出Ⅰ区位于磁场中心至10mT之间，在此范围内只能使用无磁无铁的器械；Ⅱ区位于0.5~10.0mT之间，在此范围内，标准手术器械经测试证实不受磁场吸引，能正常工作；Ⅲ区位于0.5mT以外的区域，可安全使用各种手术设备。这种术中MRI的工作台即为手术台，术中MRI扫描更方便。在弱磁场区域（Ⅱ区）可进行所有神经外科手术，如需MRI扫描，可将患者滑入Ⅰ区，从手术模式改为扫描模式的时间少于1min，根据扫描层数及序列的不同，术中MRI图像获得的时间为3~10min。检查结束，患者再滑回Ⅱ区的手术台。这种术中MRI集中了前两种术中MRI的优点，不但可使用标准手术器械和设备，而且可按需获得"实时"的MRI图像。

④真正意义上进入手术室的MRI系统，磁体和扫描的基础设计均有创新：例如，PoleStar N - 20 0.15T MRI采用垂直双平面永磁体，它是适用于普通手术室的低场强开放式术中磁共振系统，由MRI成像系统和手术导航系统两部分组成，前者包括扫描器、可移动系统支架、头部固定系统、射频屏蔽罩、射频接收线圈以及监控器等；后者包括导航参考架、红外线追踪器以及导航探针等。随系统支架自由升降移动的扫描器由一对垂直排列的永磁体、梯度线圈和射频发射线圈构成。

一般把MRI磁体的场强小于0.5T称为低场强，0.5~1.0T为中场强，1.0~1.5T为高场强，大于2.0T称为超高场强。目前，对于小于0.4T的低场系统，都可以用新型永磁材料来实现。以PoleStar系统为例，永磁体场强从早期的0.12T（N—10），正逐渐提高到目前0.15T水平（N—20）。从扫描野（FOV）大小、磁体开放度、梯度性能、磁体重量及机械振动等指标综合考虑，0.35T场强的永磁体可能是最终发展目标。中、高场系统多采用超导磁体，临床应用型iMRI最高场强已达3.0T。

当场强下降时，信噪比也随之下降。因此，低场强 iMRI 的成像质量总体上不如高场强 iMRI。高场强 iMRI 的技术优势还在于：①在保证信噪比的前提下，提高磁体场强可缩短 MRI 信号采集时间。②采集化学位移信息，实现磁共振波谱（magnetic resonance spectroscopy，MRS）对组织代谢物的化学定量分析。③增强磁敏感效应，应用血氧饱和水平依赖（BOLD）和弥散张量成像（DTI）技术，实现脑功能成像（fMRI）。④梯度线圈的场强和切换率高，可以实现 DTI、弥散成像（DWI）、灌注成像（PWI）和血管成像（MRA 和 MRV）等。高场强 iMRI 在中枢神经系统的结构与功能成像中具有明显优势，但也存在高成本、强噪声、射频脉冲能量在人体内累积、金属伪影增加等缺点。

低场强 iMRI 可利用自身的性能特点与成像技术的改进来提升信噪比，弥补图像质量与高场强者差距。此外，低场强 iMRI 的噪声轻，射频脉冲能量在人体内累积较弱，心电门控信号畸变小，患者更安全舒适，也更易合作。低场强 iMRI 通过配置高性能的梯度系统、射频系统及计算机系统，已经实现了多数与高场 iMRI 相当的脑结构成像（图 8-6），且相对价格低、体积小、操作简便，在一定范围内易推广。例如，可安装于常规手术室内的 PoleStar N—20 iMRI，医生可在手术过程中自行操作移动或升降磁体，并兼容大部分常规手术器械。但目前市场上低场强 iMRI 仍无法直接用于脑功能成像、血管成像与组织代谢物定量分析。但是，可利用基于脑组织变性数学或物理模型的非刚体配准技术实现术中脑移位补偿，把术前高场强 MRI 采集的 BOLD 或 DTI 成像与术中 MRI 图像融合，以达到指导手术的目的。

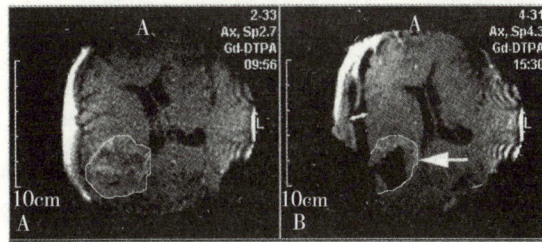

图 8-6　低场强 iMRI 通过配置高性能的梯度系统、射频系统及计算机系统，已经实现了多数与高场 iMRI 相当的脑结构成像

高场强 MRI 已由单纯的脑结构成像扩展至脑功能研究与代谢分析新领域。fMRI 新技术主要包括：①BOLD 由日本科学家小川诚二（Seiji Ogawa）首先提出，以血红蛋白为内源性造影剂，通过脑皮质功能区神经元激活时血氧饱和水平变化实现成像。通过计算机图像后处理技术将 BOLD 影像叠加于脑结构图像上，即可精确地描绘运动、语言、视觉、情感、认知、记忆和学习等多种高级神经功能区在脑皮质的个体化分布图。②DTI 可以实现皮质下神经功能传导通路的三维示踪成像（tractography）。应用多影像融合技术将 DTI 与 MRI 结构影像融合，可清晰显示病灶与神经传导束的毗邻关系，用于功能神经导航手术。目前已有 I 级循证医学证据显示基于 DTI 锥体束成像的功能神经导航可以显著提高运动区脑胶质瘤的全切除率，同时保护运动传导通路，降低术后致瘫率，延长患者术后生存时间，改善生活质量。应用高场强 iMRI 进行术中实时 DTI 成像，动态更新导航影像，纠正"脑移位"。③MRS 是目前唯一无创性活体研究机体生理或病理代谢变化的技术。最常用的是氢质子（^{1}H），即^{1}H—MRS。相比较常规 MRI 只能从形态学显示病变，^{1}H—MRS 可从代谢方面判定病变性质及增殖活性。在许多疾病的发生过程中，其代谢变化较病理形态改变为早，而 MRS 对检测代谢变化的敏感性很高，因此对疾病能早期检出。^{1}H—MRS 可用来确定脑胶质瘤代谢异常边界，比 MRI 更接近实际的病理学边界，为手术、放疗或活检提供参考。随着 MRI 设备与图像后处理技术的进步，MRI 空间信号与 MRS 化学信息得以整合，称之为磁共振波谱成像（MRS imaging，MRSI）。MRSI 不仅能用数值或频谱表达单位体素（voxel）内的化学定量信息，也能用图像形式来表达机体的代谢分布信息。这就为 MRSI 应用于神经导航手术提供了依据。术中实时 MRSI 有可能成为高场强 iMRI 的一个重要发展方向，通过对脑胶质瘤手术切缘组织性质的实时分析，引导手术切除范围更靠近实际的肿瘤组织学边界（图 8-7）。

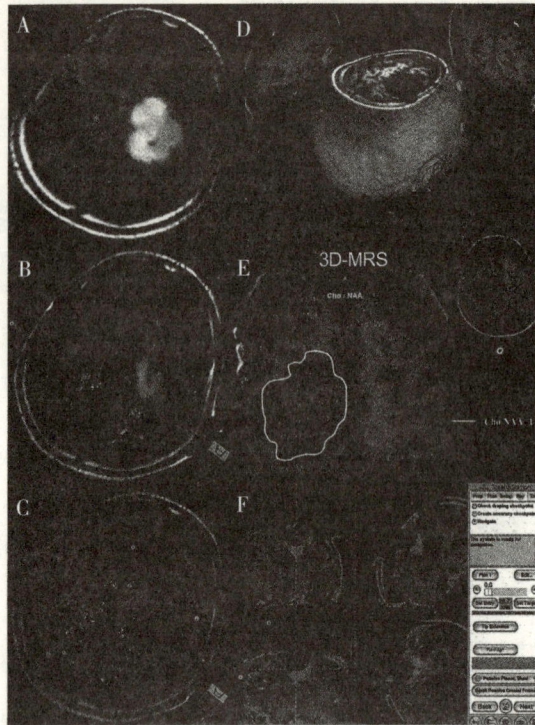

图8-7 术中实时 MRSI 通过对脑胶质瘤手术切缘
组织性质的实时分析，引导手术切除范围

iMRI 具有下列优点：①为神经导航提供实时影像，纠正脑组织变形和脑移位误差，提升导航定位精度。②提高肿瘤切除率及防止重要神经血管结构损伤。③为立体定向穿刺、活检和植入等手术提供实时引导和精确定位。iMRI 准确显示立体定向仪操作轨迹和植入刺激电极位置，所有刺激电极均精确达靶点，仅给予一个低刺激电压就能有效治疗震颤。iMRI 使得穿刺靶点从"看不见"变成"看得见"，由此可提高脑深部病变立体定向穿刺手术的成功率。④术中发现某些隐匿或早期并发症，如脑梗死及出血等。

（徐　宁）

第五节　神经导航技术在脑肿瘤手术中的应用

颅内肿瘤是神经外科的常见疾病，其年发病率为（4～10）/10 万。手术切除是颅内肿瘤最基本的治疗方法。传统上，神经外科手术是这样进行的：神经外科医生复习患者术前的 CT 和（或）MRI 影像资料，把病变的位置和周围结构记在心里，然后离开影像资料，在患者头皮上画出皮肤切口和预计的骨窗位置。为了弥补这种手术定位的误差（常以厘米计），皮肤切口常做得很大。术中外科医生也必须依靠术野的结构、病灶的可能部位以及根据经验和判断来指导手术操作。同样为了弥补这种方式可能带来的误差，手术操作速度必须减慢，直到暴露出病灶或重要神经血管结构。切除无包膜或边界不清的肿瘤，切除的程度全凭外科医生的主观判断。因此，现代神经外科虽然有先进的影像诊断手段（如 CT、MRI）、手术显微镜和显微外科技术，但外科手术方案的设计和皮肤切口、骨窗位置、皮质切口、颅内肿瘤切除范围仍仅仅依靠手术医生的主观判断。

立体定向外科已有近百年的历史。"立体定向（stereotactic）"一词来源于希腊语"stereo"和"taxic（或拉丁语 tactus）"，前者指三维，后者指系统或安排、接触。在医学上，意为借助附于患者的外部框架对体内手术兴趣点进行准确的几何学定位。随着 CT 和 MRI 的出现，立体定向技术的应用越来越广泛。Kelly 等发明了特殊的计算机软件，应用于肿瘤的等体积切除。在此基础上，许多医生将显微镜、激光、超声等与传统立体定向技术结合起来，使立体定向指导的神经外科手术在功能区肿瘤手术中成为有用的工具。1986年，Roberts报道发明了无框架计算机系统将CT影像与手术显微镜结合起来，根据超声波进行术中实时定位。但手术室的噪声、相对湿度、气流变化均影响定位的准确性。Watanabe等报道应用关节臂的导航系统，ISG Viewing Wand关节臂广泛应用。但在术中连续跟踪目标时，关节臂导航装置较为笨拙。此后，Kato等分别报道了应用磁场、惯性、激光、机械摄影等原理的导航系统，均因准确性不满意而未得到广泛应用。第一台红外线定位装置生产于美国圣路易丝大学（Saint Louis University），其制造目的是为了取代超声定位装置。

一、注册

在手术室，根据病灶位置进行安置体位、Mayfield头架固定、安装参考架、注册。所谓注册是利用导航探针将患者头皮上的皮肤坐标与术前影像资料上显示的皮肤坐标联系起来，其中的误差即注册误差，后者由导航系统自动计算出。Treon提供两种注册方法：坐标注册（PointMerge）和激光表面轮廓注册（SurfaceMerge）。①坐标注册：选择术野与影像资料上4个或4个以上相应的坐标点（皮肤坐标、固定坐标或解剖坐标）进行点对点吻合的注册方法。在手术室使用未消毒的探针轻触坐标中心，从而与影像图像中相应的坐标进行吻合。如MFE>5mm，需根据系统提示修正"不准确"的坐标再次注册。虽然MFE必须小于4mm，但为了提高术中定位准确性，应尽量减小MFE以及PA。②激光表面轮廓注册：我们使用Fazer激光轮廓注册技术，在患者头面部随机选取300个点运用形态匹配方法将手术床上患者头部外形与重建的三维图像进行吻合的注册方法（详见上述）。

二、设计手术入路

注册成功后，根据导航显示器上的水平面、矢状面冠状面，以及投射轨迹确定病灶的三维位置，选择设计皮肤切口。同时根据需要，导航指引下确定中线、冠状缝、中央沟、外侧裂、乙状窦等结构的皮肤投影。

三、术中持续准确性

为防止手术操作引起患者头部与参考架间发生难以察觉的移动，在形成骨瓣前须使用高速气钻在骨窗周围钻4个小穴，即建立4个再注册点（divot），分别于制成骨瓣后及切除病灶后复核，以监测术中导航的持续准确性，即动态跟踪（dynamic referencing）。

四、临床应用价值

对不同性质及不同部位的病灶，神经导航系统能发挥不同的优越性。

1. 术前准确与合理的设计手术方案 包括皮肤切口、骨窗位置、脑皮质切口和手术入路等。对大脑半球胶质瘤、矢旁和镰旁脑膜瘤及海绵状血管瘤、转移瘤等皮质下肿瘤，可在术前及导航注册成功后根据病灶体表投影包括病灶的三维位置、距离皮质的最短路径、与相邻的脑沟脑回等重要解剖结构的关系，从而设计最佳手术入颅。不但避免不必要地扩大骨窗范围及过度牵拉损伤脑组织，而且又可防止由于术前定位不准确所造成的肿瘤位于骨窗边缘，从而再扩大骨窗等窘境。

2. 术中指导手术操作

（1）病灶切除术。

a. 定位病灶：适用于靶灶或手术入颅处于无解剖标志或复杂结构的区域，或靶灶或手术入路与重要神经血管结构毗邻。对海绵状血管瘤等其他皮质下肿瘤，缺乏明显的解剖标志，病灶又常常位于功能区，导航系统提供实时精确定位，有助于病灶切除及减小正常组织损伤。

b. 术中定位解剖位置：对于颅底肿瘤，导航在听神经瘤手术中有助于定位内听道、半规管等重要结构，岩斜脑膜瘤、三叉神经鞘瘤手术中神经导航可用于定位包括基底动脉在内的颅底结构。在经蝶入路中，术中保持中线方向非常重要。在矢状位上前后方向偏离会误入前颅底或斜坡，向侧方偏离易损伤颈内动脉、海绵窦、视神经等。对于有些定位困难的病例，为了确定蝶窦前壁及鞍底，以往需要术中暂停手术操作，进行 X 线摄片来帮助定位，不但耗时长（需时 20～30min），而且只能提供矢状位的二维信息。对于蝶窦发育不良者，由于解剖标志不清、定位困难，过去曾认为是经蝶入路的禁忌证。使用导航技术不仅准确定位中线、蝶窦前壁和鞍底，而且非常迅速，每次仅需数秒钟，还可随时定位，以了解手术当时的三维位置，因此可以很好地解决上述难题，适用于靶灶或手术入路区域的正常解剖标志被病变或过去手术所破坏或干扰，无法识别的病例。如在经蝶术后肿瘤复发病例，由于前次手术造成的蝶窦前壁和鞍底结构不清，再次经蝶手术时常会"迷路"，不但延长手术时间，而且可能误入前颅底、斜坡等处，造成脑脊液漏等并发症，导航提供给医生足够的信心，手术医生根据术中导航可准确、顺利地到达鞍区。

c. 判断病灶切除程度：颅底肿瘤如大型岩斜脑膜瘤、三叉神经鞘瘤等位置较深，即使有经验的外科医生也常常会"迷路"，神经导航可随时告诉术者"我已到了哪里、周围有什么结构、病灶还剩多少"等重要信息。

d. 确定肿瘤边界：适用于靶灶边界在影像图上清晰，但在术野与正常组织分界不清的病例。胶质瘤往往在影像图像上有边界，但在术野与正常脑组织分界不清。以往仅凭手术医生的经验决定切除范围，神经导航将医生的经验与三维影像资料联系起来确定肿瘤边界。

（2）导航辅助内镜手术：通用适配器可固定在任何手术器械上，如固定于硬性内镜，经过校正和证实即可将硬性内镜作为定位工具，即手术中内镜的头端三维位置可在显示器上同步显示。

（3）导航活检手术：在利用导航活检针进行病灶活检前，须对其进行校正和证实，即确定活检针头端与术野之间的关系。方法为顺着导航支架套管插入导航活检针并固定，校正和证实活检针，确定活检针与导航支架的相互关系。取出活检针，在导航显示器上确定靶点三维位置以及穿刺入路，然后通过蛇形固定器固定导航支架，此时显示器上动态显示穿刺入颅，调整导航支架的三维位置，使进入点、穿刺入路以及靶点与所设计的手术入颅吻合。最后将导航活检针插入导航支架至原固定位置，即活检针的头部到达靶灶，进行活检。

（4）导航穿刺术：导航脑室穿刺探针头端的三维位置可在导航显示器上实时显示。术前在导航显示器上设计穿刺点、靶点（脑室）以及入路。脑室穿刺探针为中空，将脑室引流管置入导航脑室穿刺探针内，沿已设计的手术入路插入探针，即将脑室管插入脑室。

3. 术中 MRI 与神经导航手术　自从框架立体定向技术和无框架的神经导航技术发明之后，神经外科手术的精确性得到了飞跃式的提高，但是，这些技术都尚存不足，由于系统误差、注册及图像变形等均可引起一定的误差。此外，它们都只是依据术前的影像资料，而不能提供术中实时的图像，且在开颅及打开硬脑膜后脑移位的发生是不可避免的，脑脊液丢失、肿瘤切除等更会加重移位和变形，因此传统导航虽然提高了手术精度，尤其是在手术切口、骨瓣设计及颅底手术中起到了重要作用，但脑移位等误差却限制了其使用。术中成像技术既能克服基于术前影像导航的局限性，又能提供实时更新的图像，不仅纠正了误差，而且能给予手术医师更多的指导性信息。其中，术中磁共振成像（iMRI）既可提供清晰、精确的图像，又无放射线之弊，而且还可整合功能磁共振成像（fMRI）等，以帮助外科医生最大限度地保护重要结构及减少对功能区的损伤。

五、神经导航的发展

1. 人马工具　随着科学技术的发展，神经导航日趋精良。可是，神经导航充其量仅是个工具，它必须由人使用才能发挥其用途。因此，人的智慧和"三基"（基本理论、基本知识和基本技能），特别是显微外科技术是保证导航外科成功的关键。另外，任何先进、尖端的仪器和设备都不可能十全十美，均有其优点和缺点。神经导航系统也不例外，存在其固有的缺点，影响其准确性。因此，在使用时应有充分认识，以求最大程度发挥其优点，最大限度地减少或避免其负面影响。面对今后科技的高速发展，各种高精度诊断和治疗仪器设备将层出不穷，我们应清醒地认识到"人与物"的正确关系的重要性，强调"三基"是医学可持续发展的根本。

2. 神经导航硬件的发展

（1）快速处理系统的开发和应用：个人计算机性能的提高有可能取代目前的工作站，导航系统不仅体积小、可携带，而且成本也望降低。

（2）高分辨、3D 监视屏的开发，有利于脑保护、重要结构的显示。

（3）iMRI 硬件的优化：由于磁体制造工艺的发展，有可能既保证获取高质量图像，又能提供宽敞的手术空间，不仅有利于患者体位的摆放，而且便于不间断外科手术操作，使 iMRI 导航外科真正达到术中实时定位和导航。

（4）硬件开发：设备高度的自动化、智能化，使导航系统应用更简便，可自动注册和校正偏差。

3. 神经导航软件的发展

（1）多图像融合：多种医学影像自动融合不仅提供更多的信息和选择，而且使神经导航外科更安全、可靠和有效。可提供病灶解剖准确定位（T_1、T_2W）、病灶周边皮质功能区（fMRI）、白质传导束（DTI）、肿瘤的边界和浸润范围（hMRS）以及脑血供（弥散 MRI 和灌注 MRI）、脑代谢（PET）、脑血管（MRA、MRA、CTA、CTV、DSA）、癫痫病灶及其传播（脑磁图）的信息。

（2）虚拟仿真（VR）技术开发和应用：随着科技发展，具有多功能和官能的 VR 技术出现，不仅可用于年轻医生学习和培养，而且可作为复杂、疑难手术的术前复习和准备。

（3）脑移位的自动纠正：通过开发基于数学或物理的脑移位纠正软件，有望自动纠正脑移位，提高导航外科的准确性和安全性。应用此软件，使低磁强术中 MRI 可在术中融合高磁强 MRI 的功能图像，实现低磁强术中 MRI 的功能导航外科。

（徐　宁）

参考文献

[1] 张亚卓, 等. 内镜神经外科学 [M]. 北京: 人民卫生出版社, 2012.

[2] 何永生, 黄光富, 章翔. 新编神经外科学 [M]. 北京: 人民卫生出版社, 2014.

[3] 王忠诚, 张玉琪. 王忠诚神经外科学 [M]. 武汉: 湖北科学技术出版社, 2015.

[4] 赵继宗, 周定标. 神经外科学 [M]. 北京: 人民卫生出版社, 2014.

[5] 周良辅. 现代神经外科学 [M]. 上海: 复旦大学出版社, 2015.

[6] 李新钢, 王任. 外科学（神经外科分册）[M]. 北京: 人民卫生出版社, 2016.

[7] 焦德让, 刘暌. 中枢神经系统难治性病变外科治疗与思考 [M]. 北京: 人民卫生出版社, 2015.

[8] 张建宁. 神经外科学高级教程 [M]. 北京: 人民军医出版社, 2015.

[9] 雷霆. 神经外科疾病诊疗指南 [M]. 北京: 科学出版社, 2015.

[10] 皮特. 神经重症监测技术 [M]. 北京: 人民卫生出版社, 2015.

[11] 程华, 李脊. 图解神经外科手术配合 [M]. 北京: 科学出版社, 2015.

[12] 杨树源, 张建宁. 神经外科学 [M]. 北京: 人民卫生出版社, 2015.

[13] 赵德伟, 陈德松. 周围神经外科手术图解 [M]. 沈阳: 辽宁科学技术出版社, 2015.

[14] 李晓兵. 神经外科疾病诊疗新进展 [M]. 西安: 西安交通大学出版社, 2014.

[15] 郭剑峰. 临床神经外科诊断治疗学 [M]. 上海: 科学技术文献出版社, 2014.

[16] 赵继宗. 神经外科 [M]. 北京: 中国医科技出版社, 2014.

[17] 张赛, 李建国. 神经创伤学新进展 [M]. 北京: 人民卫生出版社, 2014.

[18] 景慎东. 实用临床神经外科诊疗学 [M]. 西安: 西安交通大学出版社, 2014.

[19] 张天锡. 神经外科基础与临床 [M]. 上海: 第二军医大学出版社, 2013.

[20] 易声禹, 只达石. 颅脑损伤诊治 [M]. 北京: 人民卫生出版社, 2014.

[21] 段国升, 朱诚. 神经外科手术学 [M]. 北京: 人民军医出版社, 2011.

[22] 王咏红. 常见心脑血管危重疾病的防治 [M]. 南京: 江苏科学技术出版社, 2013.

[23] 饶明俐, 林世和. 脑血管疾病 [M]. 北京: 人民卫生出版社, 2012.

[24] 杨华. 神经系统疾病血管内介入诊疗学 [M]. 北京: 科学出版社, 2016.